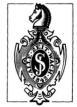

Detlef Mathey   Joachim Schofer

Invasive
Kardiologie

Mit 116 Abbildungen und 17 Tabellen

Springer-Verlag
Berlin Heidelberg New York London Paris
Tokyo Hong Kong Barcelona Budapest

Professor Dr. med. Detlef Mathey
Priv.-Doz. Dr. med. Joachim Schofer

Othmarscher Kirchenweg 168
2000 Hamburg 50

ISBN-13: 978-3-642-84204-7

Die Deutsche Bibliothek – CIP-Einheitsaufnahme
Mathey, Detlef: Invasive Kardiologie / Detlef Mathey ; Joachim Schofer. – Berlin ; Heidelberg ;
New York ; London ; Paris ; Tokyo ; Hong Kong ; Barcelona ; Budapest : Springer, 1991
ISBN-13: 978-3-642-84204-7   e-ISBN-13: 978-3-642-84203-0
DOI: 10.1007/978-3-642-84203-0

NE: Schofer, Joachim:

Die Wiedergabe von Gebrauchsnamen, Handelsnamen, Warenbezeichnungen usw. in diesem Werk
berechtigt auch ohne besondere Kennzeichnung nicht zu der Annahme, daß solche Namen im Sinne der
Warenzeichen- und Markenschutz-Gesetzgebung als frei zu betrachten wären und daher von jedermann
benutzt werden dürften.
Produkthaftung: Für Angaben über Dosierungsanweisungen und Applikationsformen kann vom Verlag
keine Gewähr übernommen werden. Derartige Angaben müssen vom jeweiligen Anwender im Einzelfall
anhand anderer Literaturstellen auf ihre Richtigkeit überprüft werden.

Gesamtherstellung: Konrad Triltsch, Würzburg
27/3145-543210 – Gedruckt auf säurefreiem Papier

Vorwort

Kardiovaskuläre Erkrankungen sind in den industrialisierten Ländern häufigste Krankheits- und Todesursachen. Ihre Behandlung hat durch die enormen Entwicklungen der invasiven Kardiologie in den letzten Jahren einen großen Wandel erfahren. Eine detaillierte Kenntnis der modernen Kardiologie ist deswegen eine Voraussetzung für jeden Allgemeinmediziner, Internisten und kardiologisch tätigen Arzt.

Das vorliegende Buch ist sowohl für Ärzte geschrieben, die sich in ihrer Ausbildung befinden als auch für solche, die ihre Ausbildung bereits abgeschlossen haben und eine kompakte und vollständige Information zum Thema invasive Kardiologie suchen. Wir haben in diesem Buch versucht, das breite Spektrum aller heute klinisch angewandten invasiven Verfahren vom zentralen Venenkatheter bis hin zur Valvuloplastie hinsichtlich ihrer Indikationen, ihrer praktischen Durchführung, ihrer Komplikationen und Ergebnisse sowie der therapeutischen Konsequenzen, die sich daraus ergeben, anschaulich darzustellen. Hierbei sind soweit wie möglich gesicherte Erkenntnisse und eigene Erfahrungen einer langjährigen Tätigkeit auf diesem Gebiet eingeflossen.

Ein solches Buch kann nicht durch die Hilfe anderer zustande kommen. Für die Überlassung von Angiogrammen bei kongenitalen Vitien danken wir Herrn Professor Dr. med. E. Keck, für die Überlassung von einigen Koronarangiogrammen danken wir Herrn Professor Dr. med. K. von Olshausen. Das intravaskuläre Ultraschallbild verdanken wir Herrn Dr. med. A. Kreis. Für ihre unermüdliche Arbeit bei der Fertigstellung des Manuskriptes danken wir Frau M. Rübe. Herrn Dr. Wieczorek und Frau Hensler-Fritton vom Springer-Verlag danken wir für die hilfreiche und freundliche Zusammenarbeit.

Hamburg, Juni 1991   Detlef Mathey

Joachim Schofer

Inhaltsverzeichnis

I. Intensivstation

A. Zentralvenöser Zugang

Das Legen eines zentralen Venenkatheters ist die häufigste invasive Maßnahme auf der Intensivstation. Das Spektrum möglicher Komplikationen ist
groß. Hieraus ergibt sich die Notwendigkeit, sich mit dieser invasiven Maßnahme gründlich vertraut zu machen.

Indikationen

- Schock als Folge einer Hypovolämie oder eines kardialen Pumpversagens
- Herz-Kreislauf-Stillstand
- Zufuhr bestimmter Medikamente (z. B. alphamimetisch wirksame Kate-
  cholamine, Kaliumlösungen, einige Antibiotika) und hypertoner Lösun-
  gen zur parenteralen Ernährung
- Peripherer Zugang nicht möglich
- Messung des zentralvenösen Drucks

Zugangswege

Mit steigendem Risiko kommen folgende Zugangswege in Betracht:
Kubitalvenen, V. jugularis externa, V. jugularis interna, V. subclavia, V. femoralis.

1. Kathetereinführung über die Kubitalvenen

Der Zugang über eine Kubitalvene ist mit dem geringsten Risiko ernsthafter
Komplikationen verbunden und besonders bei Blutgerinnungsstörungen der
Zugang der Wahl. Die medial gelegene V. basilica ist der lateral gelegenen
V. cephalica vorzuziehen, weil diese rechtwinklig in die V. axillaris bzw. subclavia
einmündet und der Katheter diese Stelle häufig nicht passieren kann (Abb. 1).

a) Technik

Die Punktion wird unter sterilen Bedingungen durchgeführt. Nach der Punktion wird der Stauschlauch gelöst und der in einer sterilen Plastikhülle befind-

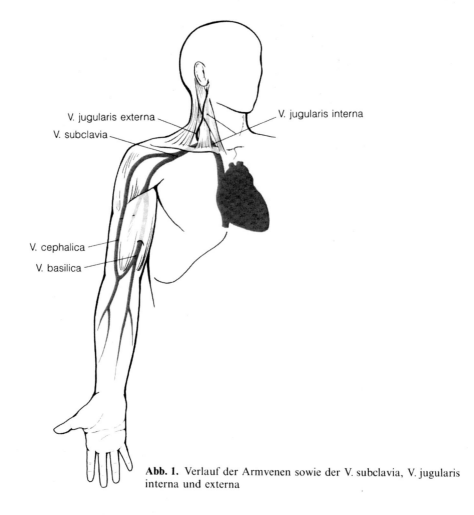

Abb. 1. Verlauf der Armvenen sowie der V. subclavia, V. jugularis interna und externa

liche Katheter mit der Punktionskanüle verbunden (Abb. 2). Der Katheter wird dann vorgeschoben; dies muß ohne Widerstand möglich sein. Bei erschwertem Vorschieben kann eine Abduktion des Patientenarmes unter Umständen die Katheterpassage erleichtern. Um ein Abschneiden des Katheters zu vermeiden, darf dieser niemals über die Punktionsnadel, sondern nur simultan mit der Punktionsnadel zurückgezogen werden.

Ist der Katheter gelegt, kann die Position seiner Spitze mit Hilfe der Plastikhülle, die nun vom Kathetersystem entfernt wird, ausgemessen werden. Hierzu wird diese entlang dem Verlauf des Katheters auf den äußeren Brustkorb gelegt. Anschließend ist der steife innere Draht aus dem Katheter zu entfernen und eine intravenöse Infusionslösung anzuschließen. Um eine Luftembolie zu vermeiden, darf das Lumen des Katheters niemals offengelassen werden. Der Anschluß an eine Infusion sollte unter Valsalvamanöver oder in

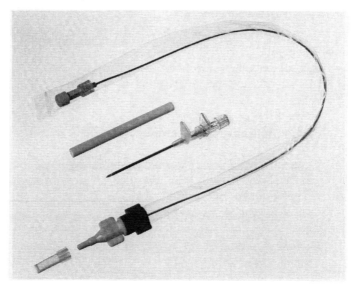

Abb. 2. Zentraler Venenkatheter mit Punktionskanüle

30° Kopftieflage des Patienten erfolgen. Wenn die intravenöse Lösung frei einläuft, sollte die Infusionsflasche unter das Thoraxniveau gebracht werden, um den freien Rückfluß des Blutes zu überprüfen. Ist dies der Fall, liegt der Katheter sicher intravasal. Anschließend muß eine röntgenologische Kontrolle der Katheterlage erfolgen. Die Spitze sollte sich in der V. cava superior etwa in Höhe der Trachealbifurkation befinden. Nun wird der Katheter durch eine Hautnaht im Bereich der Punktionsstelle fixiert, eine antiseptische Salbe (Polyvidon-Jod) auf die Punktionsstelle aufgebracht und diese steril verbunden. Erst jetzt dürfen hypertone Lösungen über den Katheter infundiert werden.

b) Erfolgs- und Komplikationsrate

Mit der oben beschriebenen Technik kann ein zentraler Venenkatheter im ersten Versuch über die V. basilica mit 70%iger Erfolgsrate, über die V. cephalica mit 40–50%iger Erfolgsrate plaziert werden. Verschiedene Manöver, wie die Abduktion des Patientenarmes um 90°, eine Kopfdrehung des Patienten auf die ipsilaterale Seite oder die Infusion einer Lösung während des Vorschiebens des Katheters können die Katheterplazierung bei schwieriger Prozedur erleichtern.

Die häufigsten Komplikationen sind

– sterile Phlebitis
– Infektion
– Thrombose der V. jugularis interna oder der V. subclavia

Seltene Komplikationen sind:

- Perforation im Vorhofbereich mit Perikardtamponade
- Luftembolie
- Katheterembolie
- Ödem der betroffenen Extremität

2. Kathetereinführung über die V. jugularis externa

Die V. jugularis externa wird aus der posteroaurikulären und retromandibulä-
ren Vene gebildet, verläuft quer über den M. sternocleidomastoideus, taucht
an seinem hinteren Ende durch die tiefe Faszie und verläuft hinter dem
M. sternocleidomastoideus zur V. subclavia, die sie hinter dem mittleren Drittel des Schlüsselbeines erreicht (Abb. 3). Gelegentlich ist die V. jugularis externa nur als venöser Plexus ausgebildet. Über ihren gesamten Verlauf enthält
sie Klappen; die Einmündung in die V. subclavia verläuft nahezu rechtwinklig.
Beides erschwert das Vorführen des Katheters. Mit Hilfe eines J-Führungsdrahtes, der eine Länge von 35 cm hat, können diese Schwierigkeiten häufig
überwunden werden.

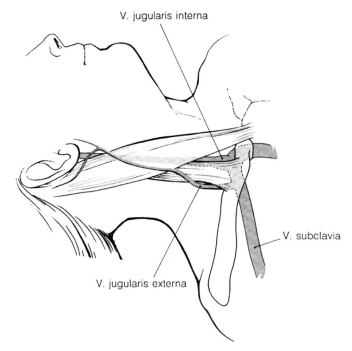

V. jugularis interna

V. subclavia

V. jugularis externa

Abb. 3. Verlauf der V. jugularis externa sowie der V. jugularis interna in Beziehung zum
Verlauf des M. sternocleidomastoideus

a) Technik

Die Punktion der Vene erfolgt unter sterilen Bedingungen in 30° Kopftieflage mit einer leichten Kopfwendung zur gegenüberliegenden Seite. Die Punktionsstelle ist etwa in der Mitte des M. sternocleidomastoideus gelegen. Ist die V. jugularis externa punktiert, wird der Katheter wenige Zentimeter in die Vene eingeführt und die Nadel entfernt. Über den Katheter wird nun der J-Führungsdraht vorgeschoben und über die Mündungsstelle der V. jugularis externa in die V. subclavia hinweggeführt. Über den Draht wird dann der Katheter in die V. cava superior gelegt. Nach Entfernen des Führungsdrahtes wird eine Infusion an den Katheter angeschlossen und die Katheterlage röntgenologisch überprüft. Im Anschluß daran Fixierung des Katheters durch Naht und steriler Verband der Punktionsstelle unter Verwendung einer antiseptischen Salbe.

b) Erfolgs- und Komplikationsrate

Die Erfolgsrate über die V. jugularis externa ist auch unter Verwendung eines J-Führungsdrahtes nicht größer als 70–80%. Eine Katheterfehllage ist mit ca. 30% relativ häufig. Aus diesen Gründen wird dieser Zugangsweg, obwohl mit einer geringen Komplikationsrate verbunden, nur selten verwandt. Neben den bei zentralen Venenkathetern allgemein bekannten Risiken, wie Infektion, Phlebitis, Thrombose, Luftembolie, Katheterembolie sind zusätzliche Komplikationen nicht beschrieben worden.

3. Kathetereinführung über die V. jugularis interna

Die V. jugularis interna liegt anterolateral zur A. carotis (Abb. 3). Sie verläuft zwischen den beiden Muskelansätzen des M. sternocleidomastoideus und der Clavicula und mündet hinter der Clavicula in die V. subclavia ein. Im Gegensatz zur V. jugularis externa ist die Anatomie dieser Vene konstant, und zwar unabhängig vom Körperbau des Patienten. Die Punktion der rechten V. jugularis interna wird bevorzugt, da sie häufiger gelingt und aufgrund einer rechts tieferstehenden Pleurakuppe und eines kleineren Lymphgefäßes risikoärmer ist. Vor der Punktion sollten Gerinnungsstatus und Thrombozytenzahl bekannt sein.

a) Technik

Prinzipiell gibt es für die V. jugularis interna 3 Punktionstechniken: die anteriore, die mediale und die posteriore. Am häufigsten verwendet werden die mediale und die posteriore.

Medialer Zugang (Abb. 4a)

Der Patient wird in 30° Kopftieflage positioniert, um die Vene zu füllen und das Risiko einer Luftembolie zu reduzieren. Der Kopf des Patienten wird leicht auf die entgegengesetzte Seite gedreht und unter die Schulter ein zusammengerolltes Kissen gelegt. Mit der linken Hand des Untersuchers wird der Verlauf der A. carotis identifiziert. Durch leichtes aktives Anheben des Kopfes des Patienten können der sternale und der klavikuläre Anteil des M. sternocleidomastoideus sichtbar gemacht werden. Die Spitze dieses Dreieckes markiert die Punktionsstelle. Nach Desinfektion der Haut und steriler Abdeckung wird hier eine 1%ige Lidocain-Lösung injiziert. Bereits mit dieser Anästhesienadel wird die Vena jugularis interna aufgesucht, indem folgendermaßen vorgegangen wird:

Einführung der Nadel im 30°-Winkel zur Haut mit Stichrichtung zur ipsilateralen Mamille. Während des Vorführens ständige Aspiration und zwischendurch Gabe kleiner Lidocainmengen, sofern die Nadel extravasal liegt. Nach maximal 5 cm Einstichtiefe sollte die Vene getroffen sein. Ist dies nicht der Fall, wird die Nadel zurückgezogen und eine erneute Punktion mit ca. 5–10° nach medial veränderter Stichrichtung wiederholt.

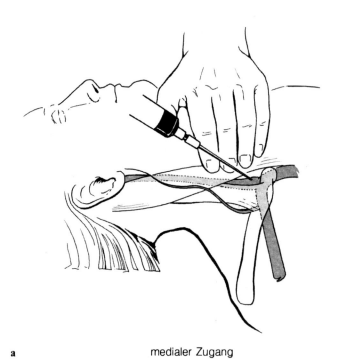

a   medialer Zugang

Abb. 4a–c. Punktionstechnik der V. jugularis interna. **a** Medialer Zugang; **b** posteriorer Zugang; **c** anteriorer Zugang

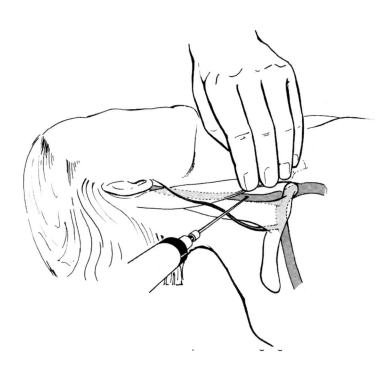

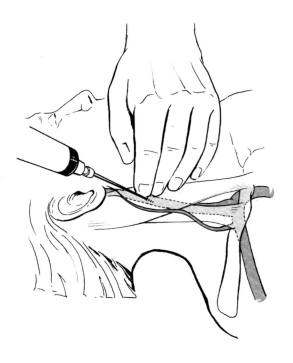

Ist die Vene erreicht, werden Nadel und Betäubungsspritze entfernt, ohne daß die linke Hand, unter der sich die A. carotis befindet, bewegt wird. Eine Verschiebung der Haut würde die anatomische Orientierung für die nun folgende Punktion erschweren. Die Punktionsnadel wird wie oben beschrieben durch die Haut geführt und nach Passage der Haut mit ca. 0,5 ml Kochsalzlösung gespült, um die Kanüle von möglichen Gewebsstücken zu befreien. Unter ständiger Aspiration wird dann die Punktionskanüle in die Richtung vorgeführt, in der mit der Anästhesienadel die Vene bereits erreicht wurde.

Bei schwallartiger Aspiration von venösem Blut wird die Spritze während eines Valsalva-Preßversuches des Patienten dekonnektiert und der Kanüleneingang mit einem Finger zugehalten, bis der Katheter angeschlossen ist. Der Katheter wird jetzt in die V. cava superior eingeführt, was ohne Widerstand möglich sein muß. Die Lage der Katheterspitze kann wieder mit Hilfe der Plastikhülle kontrolliert werden. Die Spitze sollte etwa über dem mittleren Manubrium sterni lokalisiert sein. Keinesfalls darf der Katheter über die liegende Punktionsnadel zurückgezogen werden. Nach Entfernen der Punktionsnadel wird eine Infusion angeschlossen. Bei freiem Einlaufen der Flüssigkeit wird die Infusionsflasche unter das Herzniveau gebracht, um die intravasale Lage zu sichern. Bis zur endgültigen Röntgenkontrolle der Katheterlage darf keine hypertone Lösung über den Katheter infundiert werden. Nach Röntgenkontrolle wird der Katheter mit Hilfe einer Naht fixiert, die Punktionsstelle mit einer antiseptischen Salbe versorgt und steril verbunden.

Posteriorer Zugang (Abb. 4 b)

Die Position des Patienten entspricht derjenigen beim medialen Zugang. Durch aktives Heben des Kopfes des Patienten wird die laterale Grenze des M. sternocleidomastoideus sichtbar. Die Punktionsstelle befindet sich gerade oberhalb des Punktes, an der die V. jugularis externa den lateralen Rand des Muskels kreuzt. Mit der linken Hand des Untersuchers wird die A. carotis lokalisiert. Die Nadel wird im 30°-Winkel zur Haut in Richtung auf das Jugulum unter ständiger Aspiration vorgeführt. Sie sollte nicht weiter als maximal 7 cm eingeführt werden.

Die nachfolgenden Schritte sind mit dem Vorgehen bei der medialen Punktion identisch.

Anteriorer Zugang (Abb. 4 c)

Die Punktion erfolgt mitten durch den sternalen Anteil des M. sternocleidomastoideus kurz unterhalb der Stelle, an der die V. jugularis externa den Muskel kreuzt. Die Stichrichtung ist ca. 30° zur Haut in Richtung auf die ipsilaterale Mamille oder den Übergang vom mittleren zum medialen Drittel der Clavicula. Die Nadel sollte nicht weiter als 5 cm vorgeführt werden. Bei erfolgloser Punktion wird die Stichrichtung um ca. 5–10° nach lateral verändert. Die nachfolgenden Schritte sind wie oben angegeben.

b) Erfolgs- und Komplikationsrate

Die Erfolgsrate liegt bei 95–98%. Nach Punktion der linken Seite kann es häufiger zu Katheterfehlpositionen kommen, so etwa in die linke V. mammaria interna, die der Einmündungsstelle der V. jugularis in die V. subclavia gegenüberliegt, oder in die kontralaterale V. subclavia, V. axillaris oder V. jugularis interna.

Die Komplikationsrate beträgt bis zu 5%. Für diesen Zugang spezifische Komplikationen sind

– Pneumothorax (unter 1%); er ist häufiger bei Punktion der linken V. jugularis, da die Pleurakuppe auf dieser Seite etwas höher steht. Das Risiko eines Pneumothorax ist bei positiver Druckbeatmung erhöht.
– Fehlpunktion der A. carotis (1–5%); bei normalen Gerinnungsverhältnissen erwachsen hieraus selten Komplikationen, wenn die Arterie für ca. 5–10 min komprimiert wird. Solche Komplikationen sind größere Hämatome, die zur Trachealkompression führen können und chirurgisch ausgeräumt werden müssen.
– Verletzung des Ductus thoracicus; kommt bei Punktion der linken V. jugularis vor mit der seltenen Folge eines Chylothorax.
– Nervenschädigung; das Ganglion stellatum sowie der zervikale Truncus symphaticus verlaufen direkt unterhalb der A. carotis und können insbesondere bei arterieller Fehlpunktion geschädigt werden. Hierbei kann ein Horner-Syndrom entstehen. Selten sind Schädigungen des N. phrenicus, des N. vagus und des Plexus brachialis beschrieben worden.
– Punktion der Trachea oder eines endotrachealen Tubus

c) Kontraindikationen

Nicht korrigierbare Blutgerinnungsstörungen,
frühere Operationen oder deformierende Narben nach Verbrennungen, die die anatomischen Verhältnisse verändert haben,
– bekannte größere arteriosklerotische Plaques in der ipsilateralen A. carotis, die bei arterieller Fehlpunktion eine zerebrale Embolie auslösen können;
– hochgradige Stenosen der kontralateralen A. carotis, so daß bei arterieller Kompression auf der punktierten Seite neurologische Symptome auftreten können;
– bei vitaler Gefährdung des Patienten durch das Auftreten eines Pneumothorax.

4. Kathetereinführung über die V. subclavia

Verglichen mit der Punktion der V. jugularis interna ist die Punktion der V. subclavia mit einer etwas höheren Erfolgsrate, aber auch mit einer höheren

Komplikationsrate verbunden. Die V. subclavia hat einen konstanten Durchmesser von ca. 2 cm unabhängig von ihrem Füllungszustand. Sie verläuft in dem Bereich, in dem sie für eine Punktion zugänglich ist, unterhalb des M. subclavius unmittelbar unter dem medialen Drittel der Clavicula und erreicht dort die V. jugularis interna, mit der sie die V. anonyma bildet. Etwas oberhalb der Vene und weiter posterior gelegen verlaufen die A. subclavia sowie der Plexus brachialis; beide Strukturen sind von der Vene durch den M. scalenus anterior getrennt. Der N. phrenicus und die Pleurakuppe stehen mit der Jugularis-Subclavia-Verbindungsstelle in Kontakt. Aus dieser Nachbarschaft ergeben sich die Risiken für die Punktion der V. subclavia. Die rechte Seite wird für die Punktion bevorzugt, weil die rechtsseitige Pleurakuppe etwas tiefer steht und auf der linken Seite der kräftige D. thoracicus verläuft.

a) Technik

Infraklavikulärer Zugang (Abb. 5 a)

Die Punktion wird in 30° Kopftieflage zur Vermeidung einer Luftembolie durchgeführt. Durch Plazieren eines zusammengerollten Kissens zwischen die Schulterblätter des Patienten wird die Punktion häufig erleichtert. Der Kopf des Patienten wird auf die entgegengesetzte Seite gedreht. Die Punktionsstelle befindet sich unmittelbar unterhalb und etwas medial vom Mittelpunkt der Clavicula. An dieser Stelle weist die Clavicula häufig eine leichte Biegung auf.
   Die Punktion erfolgt unter sterilen Bedingungen. Die Punktionsnadel wird ca. 1 cm unterhalb der Clavicula angesetzt. Der Zeigefinger der linken Hand des Untersuchers befindet sich im Jugulum des Patienten, der Daumen auf der Clavicula. Die Nadel wird parallel zur Thoraxvorderseite so dicht wie möglich an der Unterseite der Clavicula entlang geführt, um eine Verletzung der Pleura zu vermeiden. Eine Stichtiefe von 4–6 cm sollte nicht überschritten werden. Ist venöses Blut leicht zu aspirieren, sollte die Nadel ca. 2–3 mm weiter vorgeführt werden, bis sie sicher im Lumen der Vene liegt. Bei erfolgloser Punktion sollte die Nadel unter Aspiration langsam zurückgezogen werden, manchmal gelangt man auf diesem Wege in die Vene. Ist das nicht der Fall, kann ein erneuter Versuch mit einer gering nach kopfwärts veränderten Stichrichtung unternommen werden. Nach drei erfolglosen Versuchen sollte der supraklavikuläre Zugang gewählt werden (s. unten).
   Die Katheterplazierung erfolgt wie unter Punktion der V. jugularis interna beschrieben. Nach abgeschlossener Prozedur müssen beide Lungenfelder auskultiert und zur Kontrolle der Katheterlage und zum Ausschluß eines Pneumothorax ein Röntgenbild angefertigt werden. Da sich ein Pneumothorax häufig erst verzögert entwickelt, empfiehlt es sich, ca. 6 h nach Punktion die Thoraxröntgenuntersuchung zu wiederholen.

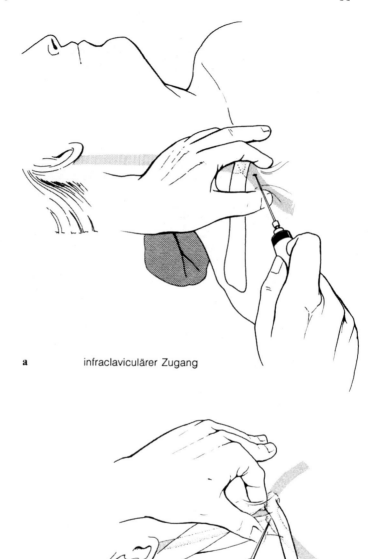

a   infraclaviculärer Zugang

Abb. 5a, b. Punktionstechnik der V. subclavia. **a** Infraclaviculärer Zugang; **b** supraclaviculärer Zugang

b   supraclaviculärer Zugang

Supraklavikulärer Zugang (Abb. 5 b)

Der Operateur steht am Kopf des Patienten auf der Seite des zu punktierenden Gefäßes. Die Punktionsstelle befindet sich im Winkel zwischen dem Oberrand der Clavicula und dem lateralen Rand des M. sternocleidomastoideus. Die Stichrichtung verläuft zur kontralateralen Mamille. Ca. 1–1,5 cm unterhalb der Haut ist dann der Zusammenfluß der V. subclavia mit der V. jugularis interna erreicht. Die Stichtiefe sollte 4 cm auf keinen Fall überschreiten. Im Falle einer erfolglosen Punktion kann die Strichrichtung leicht in kaudaler Richtung verändert werden.

Es wird dann, wie oben beschrieben, der Venenkatheter gelegt.

b) Erfolgs- und Komplikationsrate

Die Erfolgsrate der Punktion der V. subclavia beträgt 97% und ist damit etwas höher als die für die V. jugularis interna. Ernsthafte Komplikationen kommen dagegen mit 2–9% etwas häufiger vor. Dabei handelt es sich um:

Pneumothorax (0,5–2%); gewöhnlich ist bei dieser Komplikation das Anlegen einer Bülau-Drainage notwendig. Die Pneumothoraxgefahr ist am größten bei Patienten mit maschineller Beatmung;
Fehlpunktion der A. subclavia (0,5–1%); meist hat die arterielle Fehlpunktion keine Konsequenzen, wenn die Punktionsstelle unterhalb der Clavicula für 10 min komprimiert wird. Bei Gerinnungsstörungen allerdings kann, weil die Arterie selbst nicht direkt komprimiert werden kann, eine chirurgische Intervention zur Blutungsstillung notwendig werden;
Hämatothorax nach Verletzung der Pleura und eines Gefäßes;
Hämatom an der Punktionsstelle;
Verletzung des Plexus brachialis, des N. phrenicus, des N. vagus oder des N. laryngeus recurrens;
Punktion der Trachea, des Thymus, der Schilddrüse oder des Ductus thoracicus;
Thrombose der Vena subclavia (25–35% bei langdauernder Katheterlage); sie bleibt häufig klinisch stumm. Besonders gefährdet sind Patienten in schlechter klinischer Verfassung, insbesondere Patienten mit stark erniedrigtem Herzzeitvolumen. Die Thromboserate kann durch eine Heparin-Infusion über den Katheter gesenkt werden. Eine Vena-subclavia-Thrombose kann zur Lungenembolie führen. Eine Lungenembolie sollte bei jedem Patienten mit Subclaviakatheter in Betracht gezogen werden, der akut dyspnoeisch wird oder in hämodynamische Probleme gerät.

c) Kontraindikationen

Gerinnungsstörungen;
vorausgegangene Operationen oder deformierende Verbrennungsnarben an der Punktionsstelle;

schwere respiratorische Insuffizienz, bei der der Patient einen Pneumothorax nicht tolerieren würde.

5. Kathetereinführung über die V. femoralis

Unter allen zentralvenösen Zugängen ist der über die V. femoralis technisch der einfachste. Wegen der besonderen Gefahr von lebensbedrohlichen thromb-embolischen Ereignissen hat er sich als dauerhafter zentralvenöser Zugang nicht durchgesetzt. Sein besonderer Vorteil liegt jedoch darin, daß die Punktion während einer Reanimationsmaßnahme durchgeführt werden kann, ohne daß die Herzmassage dazu unterbrochen werden muß. Aus diesem Grund und wegen der hohen Erfolgsrate hat sich dieser zentralvenöse Zugang in solchen Situationen bewährt.

a) Technik (Abb. 6)

Die Punktion wird beim liegenden Patienten unter leichter Abduktion des Beines durchgeführt. Die Punktionsstelle befindet sich medial der A. femoralis, die mit der linken Hand etwa 2–3 cm unterhalb der Leistenfalte getastet wird. Nach Rasur der Leiste und steriler Abdeckung werden Haut und subkutanes Gewebe oberhalb der Vene anästhesiert. Anschließend wird an dieser

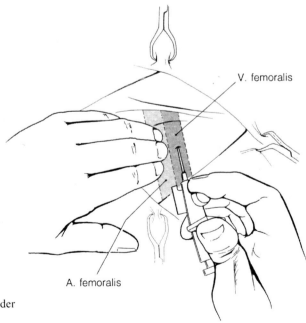

V. femoralis

A. femoralis

Abb. 6. Punktionstechnik der V. femoralis

Stelle mit einem Skalpell eine kleine Hautinzision durchgeführt. Die Punktionskanüle wird in einem 60°-Winkel nach kranial in Venenrichtung unter permanenter Aspiration vorgeführt. Bei freiem venösen Rückstrom wird die Nadel mit der linken Hand fixiert und mit der rechten Hand der Venenkatheter eingeführt. Hierzu wird die Punktionsnadel etwas flacher gehalten, so daß zwischen Haut und Punktionsnadel ein spitzerer Winkel entsteht. Die Katheterspitze wird gewöhnlich in die V. cava inferior unterhalb der Nierenvenen positioniert. Falls das Vorführen des Katheters Schwierigkeiten bereitet, sollte zunächst ein Führungsdraht über die Nadel vorgeführt und über diesen dann der Katheter in die V. cava inferior vorgeschoben werden. Zur Kontrolle der Katheterlage sind eine Abdomenübersichtsaufnahme, evtl. auch eine Thoraxaufnahme erforderlich.

b) Erfolgs- und Komplikationsrate

Bei 93–100% der Patienten gelingt eine adäquate Positionierung des Katheters; inbesondere bei Patienten mit Herz-Kreislauf-Stillstand und fehlendem arteriellem Puls ist die Erfolgsrate höher als bei anderen venösen Zugängen.

Der Venenkatheter über die V. femoralis kann zu 3 wesentlichen Komplikationen führen:

arterielle Fehlpunktion (bis zu 6%); sie ist jedoch leichter zu handhaben als Fehlpunktionen der A. carotis oder A. subclavia, da hier eine direkte Kompression des Gefäßes möglich ist. Aus diesem Grund stellt eine Antikoagulation auch keine Kontraindikation gegen die Punktion der V. femoralis dar;

Infektion, die jedoch mit 1–1,5% nicht häufiger auftritt als bei Venenkathetern über die V. subclavia oder V. jugularis und seltener ist als beim Zugang über die Kubitalvenen (3–3,5%);

Thrombembolie. Genaue Daten über die Häufigkeit liegen nur für Patienten mit temporärer transvenöser Schrittmacherstimulation über die V. femoralis vor. Hier wird die Inzidenz einer Lungenembolie bei einer Dauer der Katheterlage zwischen 1–25 Tagen mit 6–20% angegeben. Etwa ein Drittel aller Patienten wies autoptisch oder phlebographisch eine Venenthrombose auf. Hämodynamisch instabile Patienten sind besonders gefährdet. Eine niedrig dosierte Heparin-Therapie bewirkt keine effektive Thrombembolieprophylaxe.

Seltene Komplikationen sind arteriovenöse Fisteln, Einblutungen in das Skrotum durch Verletzung der A. epigastrica inferior und retroperitoneale Hämatome.

Die Indikationen für einen Zugang über die V. femoralis sollten beschränkt werden auf

antikoagulierte Patienten, bei denen ein Kubitalvenenzugang nicht möglich ist;

- Patienten im Herz-Kreislauf-Stillstand; bei diesen Patienten sollte der Katheter entfernt werden, sobald ein anderer venöser Zugang gelegt ist;
- Patienten mit Lungenstauung, die eine Kopftieflage nicht tolerieren.

6. Katheterbedingte Infektionen

a) Definition

Katheterbedingte Infektionen sind solche, die lokal oder systemisch als direkte Folge des Venenkatheters anzusehen sind. Die primäre Kathetersepsis ist eine septische Episode mit positiver Blutkultur, für die kein anderer Grund als der Katheter selbst besteht und bei der an der Katheterspitze derselbe Keim gezüchtet werden kann wie in den peripheren Blutkulturen.

b) Häufigkeit und Risikofaktoren

Die Häufigkeit von katheterbedingten Infektionen wird mit bis zu 5% angegeben und liegt bei Kathetern über die V. jugularis, die V. subclavia und die V. femoralis bei etwa 1–1,5%, bei Kathetern über die Kubitalvenen bei 3–5%. Das Infektionsrisiko steigt proportional mit

- der Liegedauer des Katheters;
- der Anzahl der zentralen Venenkatheter;
- der Nichtbeachtung der Regeln, die beim Legen eines Venenkatheters eingehalten werden müssen;
- der Häufigkeit, mit der mit dem liegenden Katheter unsachgemäß umgegangen wird.

Maßnahmen zur Verminderung der katheterbedingten Infektionen

- Jede Punktionsstelle, in deren Nähe eine Operation vorausgegangen ist oder ein lokales Trauma bzw. eine Infektion besteht, sollte gemieden werden.
- Ein jodhaltiges Desinfektionsmittel sollte großzügig und in breitem Umfang auf die Punktionsstelle aufgetragen werden und für wenigstens 30– 60 s einwirken, bevor es mit einer alkoholischen Lösung abgewischt werden kann.
- Die Punktion muß nach steriler Abdeckung unter sterilen Bedingungen erfolgen.
- Auf die Punktionsstelle wird nach Plazieren des Katheters eine antiseptische Salbe aufgetragen.
- Ein Verbandswechsel an der Punktionsstelle sollte jeden 2. Tag vorgenommen werden.
- Kubitalvenenkatheter sollten alle 2–3 Tage ausgewechselt werden, da bei längerem Liegen die Infektionsrate sprunghaft ansteigt. Wenn von vorn-

herein davon ausgegangen werden kann, daß ein venöser Zugang länger als
2–3 Tage benötigt wird, sollte ein anderer Zugangsweg gewählt werden.
– Bei parenteraler Ernährung steigt das Risiko einer katheterbedingten Infektion, wenn derselbe Zugang auch für Blutentnahmen oder Infusionen
anderer Substanzen benutzt wird. Wegen der besseren Pflege der Punktionsstelle hat sich für eine dauerhafte parenterale Ernährung die V. subclavia als Zugang der ersten Wahl herausgestellt. Dies trifft insbesondere für
Patienten mit Tracheostoma zu, für die der Zugang über die V. jugularis
besonders ungünstig ist.

c) Behandlung von katheterbedingten Infektionen

Bei Patienten, die mit liegendem zentralvenösem Katheter eine Sepsis entwik-
keln, müssen alle Zugänge entfernt werden. Vor der Katheterentfernung sollten Blutkulturen aus dem Katheter selbst entnommen werden und die Katheterspitze für eine Kultur verwandt werden. Beide Blutkulturen werden mit
peripher entnommenen Kulturen verglichen. Nach Entfernen der Katheter
sollte der Patient, wenn möglich, nur mit einem peripheren venösen Zugang
versorgt werden. Ist weiterhin ein zentralvenöser Zugang notwendig, sollte
dieser nach Beginn der antibiotischen Therapie an einer neuen Stelle plaziert
werden.
   Bei Patienten mit intaktem Immunsystem und geringem bis mäßigem Fieber ($< 39,0\,°C$) ohne sicheren Nachweis einer katheterbedingten Infektion
durch die Kultur ist das weitere Vorgehen weniger klar definiert. Ist die Punktionsstelle lokal infiziert, sollte der Katheter entfernt werden. Bei blander
Punktionsstelle sollten über den Venenkatheter sowie über eine periphere
Punktion Blutkulturen gewonnen werden und der Patient beobachtet werden.
Die Indikation für eine antibiotische Behandlung wird dann nach dem klinischen Verlauf gestellt. Wenn alle Blutkulturen nach 24 h negativ sind, kann
davon ausgegangen werden, daß der Venenkatheter steril ist und dem Patienten damit die Risiken und Unannehmlichkeiten einer erneuten zentralvenösen
Punktion erspart bleiben. Wenn eine Blutkultur positiv ist, sollte der Katheter
entfernt werden.

B. Arterielle Verweilkanüle

Nach dem zentralvenösen Zugang ist das Legen einer arteriellen Verweilkanüle
die zweithäufigste invasive Prozedur auf der Intensivstation.

Indikationen

Hämodynamische Überwachung, z. B. bei Therapie mit Natriumnitroprus-
sit, Adrenalin, Dopamin usw.;

- Bestimmung des Herzzeitvolumens nach der Fick-Methode;
- Blutentnahme.

Auswahl des Gefäßes

Die bevorzugte Arterie ist die A. radialis. Ist ihre Punktion erfolglos, sollte eine Kanülierung der A. dorsalis pedis versucht werden. Zugang der dritten Wahl ist die A. femoralis. Bei Patienten im Kreislaufschock ist diese Arterie allerdings wegen ihrer leichten Erreichbarkeit häufig der einzig mögliche arterielle Zugang. Die A. brachialis sollte aufgrund einer höheren Komplikationsrate nur dann verwendet werden, wenn ein Zugang über die drei obengenannten Arterien nicht möglich ist.

Kontraindikationen

- Nichtausreichender Kollateralfluß;
- unzureichende apparative oder personelle Ausstattung.

1. Punktion der A. radialis

Zunächst muß mit einem modifizierten Allen-Test überprüft werden, ob bei einem thrombotischen Verschluß der punktierten Arterie die arterielle Blutversorgung der Hand gefährdet wäre. Hierzu werden die Aa. radialis und ulnaris komprimiert und der Patient zu wiederholten Faustschlüssen der Hand aufgefordert, bis diese sich weißlich verfärbt. Nach Beendigung der Kompression der A. ulnaris wird dann die Zeit bis zur Rötung der Hand ermittelt. Sie sollte 10 s nicht überschreiten. Wenn auf diese Weise der Nachweis erbracht ist, daß die Kollateralversorgung der Hand über die A. ulnaris gewährleistet ist, kann die Punktion der A. radialis begonnen werden.

Hierzu wird die nichtdominante Hand des Patienten durch eine Unterlage in eine Hyperextensionsstellung von ca. 30° gebracht. Arm und Hand können durch Pflasterfixation an der Unterlage zusätzlich immobilisiert werden.

Der Verlauf der Arterie wird durch Palpation bestimmt. Die Arterie verläuft unmittelbar lateral der Sehne des M. flexor carpi radialis. Die Punktionsstelle liegt etwa 3 cm proximal der distalen Beugefalte des Handgelenkes unmittelbar dort, wo das Gefäß in den Karpaltunnel eintritt.

Die Punktionsstelle wird desinfiziert, die arterielle Punktion wird unter sterilen Bedingungen durchgeführt.

Rechts und links der Arterie werden etwa 0,5 ml Lidocain 1% infiltriert, um eine schmerzfreie Punktion zu gewährleisten und einem Gefäßspasmus vorzubeugen. Die Punktion wird mit einer möglichst dünnen Plastikverweilkanüle mit innerer Nadel (Größe 1,0 mm) durchgeführt. Hierzu wird die Kanüle in einem 30–45° Winkel zur Haut entlang dem Verlauf der Arterie nach proximal eingeführt (Abb. 7a). Bei freiem Rückfluß des Blutes aus der offenen inneren Nadel wird diese in einem flachen Winkel von ca. 15° zur Haut ange-

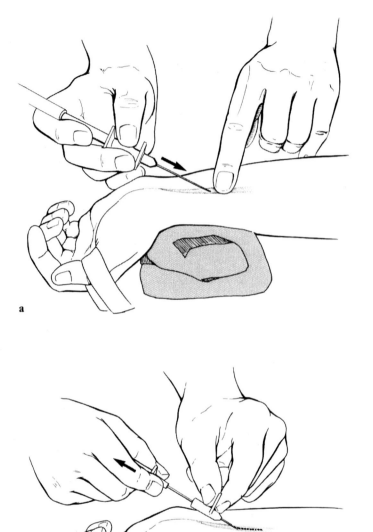

Abb. 7a, b. Punktionstechnik der A. radialis. **a** Einführung der Punktionsnadel. **b** Einführen der Plastikkanüle in die Arterie und Entfernen der inneren Nadel

stellt und die äußere Plastikkanüle unter Rückzug der inneren Nadel in die Arterie vorgeführt. Das Vorführen des Katheters muß ohne Widerstand erfolgen. Ist dies nicht der Fall, muß das gesamte System entfernt werden und die Punktion nach kurzer Kompression wiederholt werden.

Alternativ zur oben beschriebenen Technik kann das Gefäß mit der Punktionsnadel durchstochen werden, die innere Nadel in die Plastikkanüle und diese dann langsam soweit zurückgezogen werden, bis Blut in pulsierender Weise aus dem Lumen austritt. Wenn dies der Fall ist, wird die Plastikkanüle in das Gefäß vorgeschoben (Abb. 7b).

Dann werden mit einer Spritze Blut und möglicherweise vorhandene Thromben aspiriert. Die Kanüle wird darauf an ein Druckmeßsystem angeschlossen und mit einer kleinen Hautnaht befestigt.

Sämtliche Konnektionsstellen zwischen Katheter und Druckmeßsystem müssen dicht schließen und ständig überwacht werden. Die Punktionsstelle wird gesäubert und mit einer antiseptischen Salbe steril verbunden. Der Arm wird in eine für den Patienten bequeme Lage gebracht und das Handgelenk mit einer dorsalen Schiene fixiert, um die Katheterstabilität zu erhalten.

Weitere Versorgung des arteriellen Zugangs

Um den Arterienzugang offenzuhalten, wird eine kontinuierliche Infusion einer Mischung aus isotoner Kochsalzlösung mit Heparinzusatz (1000 E/ 500 ml) mit einer Infusionsgeschwindigkeit von 2–5 ml/h angelegt. Andere Infusionslösungen, wie Glukose oder Ringerlactat, dürfen nicht verwandt werden, weil sie das Bakterienwachstum begünstigen. Die Spüllösung und der Verband sollten alle 24 h, Verbindungsschläuche und Druckdom alle 48 h gewechselt werden. Die arterielle Kanüle selbst sollte nicht länger als 4 Tage verbleiben.

2. Punktion der A. dorsalis pedis

Zur Überprüfung der Fußdurchblutung werden vor Punktion die A. dorsalis pedis und die A. tibialis posterior komprimiert und die Großzehe durch Kompression blutleer gemacht. Nach Beendigung der Kompression der A. tibialis posterior sollte sich die Großzehe innerhalb von 10 s röten. Ist dies nicht der Fall, darf eine Punktion der A. dorsalis pedis nicht durchgeführt werden.

Die Arterie liegt sehr oberflächlich unmittelbar lateral der Sehne des M. extensor hallucis longus. Zur Punktion sollte der Fuß nach plantar flektiert werden; die Punktionsstelle befindet sich etwa auf der Mitte des Fußrückens. Die Punktionstechnik entspricht derjenigen der A. radialis.

3. Punktion der A. femoralis

Vor Punktion der A. femoralis werden die Fußpulse getastet. Bei peripheren
Durchblutungsstörungen sollte auf eine Punktion der A. femoralis verzichtet
werden.

Die Arterie verläuft in der Mitte zwischen dem Os pubis und der Spina
iliaca anterior superior. Medial der Arterie verläuft die Vene, lateral davon der
N. femoralis (Abb. 8). Nach Hautdesinfektion und steriler Abdeckung erfolgt
die Punktion etwa 2 – 3 cm unterhalb der Inguinalfalte in einem 45°-Winkel zur
Haut; Stichrichtung gemäß dem Verlauf der Arterie nach proximal. Je näher
die Punktionsstelle an das Leistenband heranrückt, um so größer ist die Gefahr einer retroperitonealen Blutung. Für die Punktion wird in der Regel ein
10 cm langer Katheter sowie ein 15 – 25 cm langer Führungsdraht benutzt. Vor
der Punktion wird eine kleine Hautinzision direkt über der Arterie gemacht.
Ist die Arterie punktiert, wird zunächst der Führungsdraht eingeführt und
über diesen der Katheter gelegt. Der Katheter wird an der Haut fixiert und wie
oben beschrieben verbunden.

4. Punktion der A. brachialis

Die Punktion der A. brachialis sollte nur durchgeführt werden, wenn ein
Zugang über die obengenannten Arterien nicht möglich ist. Bei einem throm-

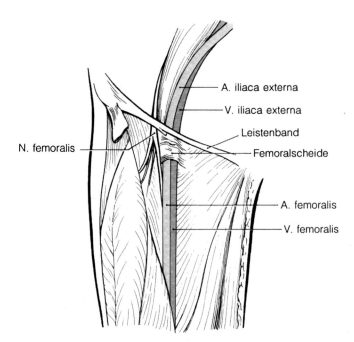

Abb. 8. Verlauf der A. femoralis in Beziehung zu V. femoralis und N. femoralis

botischen Verschluß an der Punktionsstelle ist aufgrund der unzureichenden Kollateralversorgung die Blutversorgung des Armes gefährdet. Auf die Punktion muß verzichtet werden, wenn Radialis- und Ulnarispulse nicht tastbar sind. Die A. brachialis verläuft in der Fossa antecubitalis unmittelbar medial der Sehne des Bizepsmuskels. Die perkutane Punktion wird nach der Technik wie für die A. radialis beschrieben durchgeführt.

Komplikationen bei arteriellem Zugang

– Schmerzen und Schwellung an der Punktionsstelle (ca. 17%);
– Thrombose (5–8%); sie verläuft in aller Regel asymptomatisch. Der Gefäßverschluß kann sich noch bis zu 4 Monaten nach Punktion spontan rekanalisieren. Symptomatische Verschlüsse mit notwendiger chirurgischer Intervention treten bei weniger als 1% der Patienten auf.
– Arterielle Embolie; sie ist selten und geht meist nach distal in die Extremität hinein. Es sind aber auch zerebrale Embolien beschrieben worden, die durch Verschleppung beim Spülen der Kanüle entstanden sind. Zur Vermeidung dieser ernsthaften Komplikation sollte die Kanüle mit weniger als 10 ml Flüssigkeit und langsam gespült werden.
– Hämatom; es ist an der Punktionsstelle relativ häufig zu beobachten und meist auf eine falsche Punktionstechnik oder nicht ausreichende Kompression nach Entfernen der Kanüle zurückzuführen. Die Punktionsstelle sollte für wenigstens 10 min komprimiert werden oder solange, bis die Blutung steht, und muß dann mit einem Druckverband versehen werden, der für einige Stunden verbleibt.
– Blutungen; massive Blutungen entstehen durch Diskonnektion des Druckmeßsystems. Sie können lebensbedrohlich sein. Aus diesem Grunde muß ein Patient mit arterieller Verweilkanüle ständig überwacht werden.
– Infektionen (5–10%); das Infektionsrisiko ist bei perkutaner Kanülierung der Arterie wesentlich geringer als nach direkter chirurgischer Freilegung des Gefäßes. Es ist unabhängig vom Punktionsort, steigt aber nach 4tägiger Verweildauer der Kanüle deutlich an. Bei lokaler Entzündung muß die Kanüle entfernt werden. Die prophylaktische systemische Gabe von Antibiotika beeinflußt katheterinduzierte Bakteriämien nicht. Diese treten möglicherweise auf, weil sich um den Katheter herum ein Fibrinnetz bildet, in das sich Bakterien einlagern können, ohne von den körpereigenen Abwehrmechanismen unschädlich gemacht werden zu können.
Arterielle Katheter können sowohl der primäre Ort einer Sepsis als auch eine Absiedlungsstelle bei Bakteriämien anderer Ursprungsorte sein. In beiden Fällen muß der Katheter entfernt und eine Kultur von der Katheterspitze entnommen werden. Bei positivem Nachweis von Bakterien sollte eine 7–10tägige gezielte antibiotische Therapie durchgeführt werden. Im Falle einer *Candida*-Infektion empfehlen einige Autoren die kurzzeitige, niedrigdosierte Gabe von Amphotericin B, insbesondere bei Patienten mit gestörtem Immunsystem. Im Falle einer *Staphylococcus aureus*-Infektion, die auch zu einer Endokarditis normaler Herzklappen führen kann, sollte

während 3 Wochen eine antibiotische Therapie unter wiederholter auskultatorischer und echokardiographischer Kontrolle zum Ausschluß einer bakteriellen Endokarditis durchgeführt werden.

C. Hämodynamische Überwachung mittels Swan-Ganz-Katheter

Die hämodynamische Überwachung ist mit Einführung des Swan-Ganz-Thermodilutionskatheters im Jahre 1970 erheblich verbessert worden. Mit diesem Katheter können der zentralvenöse Druck, der rechtsatriale Druck (RAP), der rechtsventrikuläre Druck, der Pulmonalarteriendruck (PAP), der pulmonale Kapillardruck (PCP) und das Herzminutenvolumen gemessen werden. Der pulmonale Kapillardruck entspricht in etwa dem linksatrialen Druck, bei Nichtvorliegen einer Mitralklappenerkrankung auch dem linksventrikulären enddiastolischen Druck, auch Füllungsdruck genannt. Der pulmonale Kapillardruck ist somit ein Maß für eine Funktionsstörung des linken Ventrikels und für den Grad einer Lungenstauung. Der zentralvenöse Druck zeigt dagegen die Funktion des linken Ventrikels nur unzuverlässig an. Der pulmonale Kapillardruck kann deutlich erhöht sein, ohne daß der zentralvenöse Druck wesentlich verändert ist.

1. Untersuchungstechnik

Der Swan-Ganz-Katheter wird über eine venöse Schleuse perkutan in eine mediale Kubitalvene, die V. jugularis interna, V. jugularis externa, V. subclavia oder V. femoralis eingeführt. Für eine längerdauernde Drucküberwachung eignen sich besonders die V. jugularis interna und V. subclavia. Meist gelingt es, den Katheter nur unter Druck- und EKG-Kontrolle zu legen (Abb. 9). Hat die Katheterspitze den rechten Vorhof erreicht (über die Armvene nach etwa 40 cm, über die V. jugularis interna nach etwa 15 cm, über die V. subclavia nach 12 cm), wird ein kleiner, an der Katheterspitze befindlicher Ballon mit Luft gefüllt (0,8 cm^3 beim 5-F-Katheter, 1,5 cm^3 beim 7-F-Katheter). Der Katheter wird dann durch den rechten Ventrikel in die Pulmonalarterie vorgeführt. Durch weiteres Vorschieben des Katheters verschließt der Ballon einen kleinen Pulmonalarterienast und der pulmonale Kapillardruck kann gemessen werden. Wird der Ballon wieder entleert, sollte erneut die Messung des Pulmonalarteriendrucks möglich sein. Dies weist auf eine regelrechte Katheterlage hin. Gelegentlich gelingt es nicht, den Katheter vom rechten Ventrikel in die Pulmonalarterie vorzuführen. Dann sollte der Katheter nicht mehr als 10 cm in den rechten Ventrikel eingeführt werden, da die Gefahr einer Schleifenbildung sowie bedrohlicher ventrikulärer Arrhythmien besteht. In solchen Fällen

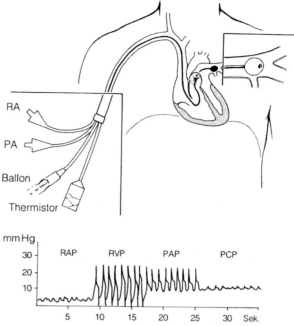

Abb. 9. Oberer Bildabschnitt: Lage des Swan-Ganz-Thermodilutionskatheters in der A. pulmonalis mit entfaltetem Ballon. Linker Bildausschnitt: Lumina von oben nach unten: Anschluß für das proximale Lumen (RA), Anschluß für das distale Lumen (PA), Anschluß für den Ballon, Anschluß für den Thermistor. Unterer Bildabschnitt: Beim Legen des Katheters zu registrierende Druckkurve von links nach rechts: rechtsatrialer Druck (RAP), rechtsventrikulärer Druck (RVP), Druck in der Pulmonalarterie (PAP), pulmonaler Kapillardruck (PCP)

sollte der Ballon entleert werden, der Katheter in den rechten Vorhof zurückgezogen und nach Ballonentfaltung ein neuer Plazierungsversuch unternommen werden. Bleiben mehrere Versuche ohne Erfolg, sollte die Katheterisierung unter Röntgensicht durchgeführt werden.

Die folgenden **Richtlinien** sollten bei der Anwendung des Swan-Ganz-Katheters berücksichtigt werden, um technische Probleme und eine Fehlinterpretation bei der Messung der Druckwerte zu vermeiden:

- Der Druckaufnehmer sollte sich in Höhe des mittleren Thoraxniveaus befinden;
- die Kalibrierung sollte in einem für die Pulmonalisdruckwerte physiologischen Bereich erfolgen;
- das System muß frei von Luftblasen und Blutkoageln sein;
- die Katheterspitze darf nicht spontan in eine PCP-Position vorrutschen;
- bei schneller Atmung kann der Pulmonalarteriendruck nur über einen kalibrierten Kurvenausdruck mit EKG-Registrierung korrekt gemessen werden;
- die Messung sollte in Endexspiration erfolgen.

2. Hämodynamische Meßwerte

Die mit dem Swan-Ganz-Katheter gewonnenen Meßwerte sind bei verschiedenen Krankheitszuständen häufig in charakteristischer Weise verändert.

a) Zentralvenöser Druck

Der zentralvenöse Druck ist ein Maß für den rechtsventrikulären Füllungsdruck und wird zur Abschätzung des intravaskulären Volumens herangezogen. Bei gestörter rechtsventrikulärer Funktion oder erhöhtem Venentonus (z. B. Schockzustand) spiegelt der zentralvenöse Druck das intravaskuläre Volumen nicht mehr korrekt wider. Nur bei regelrechter Funktion beider Ventrikel korreliert der zentralvenöse Druck mit dem pulmonalen Kapillardruck. Hingegen besteht bei Patienten mit koronarer Herzkrankheit und eingeschränkter linksventrikulärer Funktion (Ejektionsfraktion <40%), bei Patienten mit Klappenerkrankung und bei Patienten mit pulmonaler Hypertonie zwischen beiden Größen keine Beziehung mehr. Zur Beurteilung der linksventrikulären Funktion ist in diesen Fällen die Messung des pulmonalen Kapillardrucks notwendig.

b) Pulmonaler Kapillardruck (PCP)

Da es zwischen dem linken Vorhof und den Lungenkapillaren keine Klappen gibt, stellt der pulmonale Kapillardruck eine phasenverschobene, gedämpfte Version des linken Vorhofdrucks dar. Während der Diastole besteht (bei nichtstenosierter Mitralklappe) zwischen Lungenvenen, linkem Vorhof und linkem Ventrikel ein Druckangleich. Der pulmonale Kapillardruck entspricht dann dem linksventrikulären Füllungsdruck.

Der Übergang vom Pulmonalarteriendruck zum pulmonalen Kapillardruck ist an 2 Merkmalen zu erkennen:

- aus einer eingipfligen arteriellen Druckkurve wird eine doppelgipflige Wellenform (a-Welle und v-Welle);
- der Gipfel der Druckwelle (v-Welle) tritt nicht mehr im Anfangsteil, sondern hinter der T-Welle des EKG's auf.

c) Enddiastolischer Pulmonalarteriendruck

Bei normalem pulmonalen Gefäßwiderstand korreliert der enddiastolische Pulmonalarteriendruck eng mit dem mittleren pulmonalen Kapillardruck, den er in liegender Position des Patienten in der Regel nur um 1 – 2 mmHg überschreitet. Er kann unter dieser Voraussetzung anstelle des pulmonalen Kapillardrucks zur Abschätzung des linksventrikulären Füllungsdrucks herangezogen werden. Bei erhöhtem pulmonalen Gefäßwiderstand überschreitet der enddiastolische Pulmonalarteriendruck den pulmonalen Kapillardruck um mehr als 5 mmHg und kann deswegen nicht mehr als Maß für den linksventrikulären Füllungsdruck verwendet werden. Dies ist z. B. bei der primär pulmonalen Hypertonie, bei thromboembolisch bedingter pulmonaler Hypertonie, der Eisenmenger-Reaktion, bei einer arteriellen Hypoxie, gelegentlich bei einer chronischen Linksherzinsuffizienz und bei chronisch-obstruktiver Lungenerkrankung der Fall.

d) Herzminutenvolumen

Mit dem Swan-Ganz-Ballonkatheter kann das Herzminutenvolumen nach der Thermodilutionsmethode bestimmt werden. Eine bekannte Menge kalter Kochsalzlösung wird über ein besonderes Lumen in den rechten Vorhof injiziert. Aus der Änderung der Bluttemperatur in der stromabwärts gelegenen A. pulmonalis wird mit Hilfe eines Computers das Herzminutenvolumen berechnet. Die Fehlerbreite dieser Messung beträgt unter Verwendung einer kalten Injektatlösung etwa 2%, bei einer Injektatlösung mit Raumtemperatur 3–6%. Mögliche Fehlerquellen bei der Bestimmung des Herzminutenvolumens nach der Thermodilutionsmethode entstehen durch eine unvollständige Mischung von Blut und Injektat, z. B. wenn das proximale Katheterlumen versehentlich im rechten Ventrikel liegt oder der an der Katheterspitze befindliche Thermistor in die PCP-Position gewandert bzw. in den rechten Ventrikel zurückgefallen ist.

3. Indikationen zur hämodynamischen Überwachung

Liegen die klinischen Zeichen eines erhöhten pulmonalen Kapillardruckes oder eines verminderten Herzzeitvolumens vor, so kann zur genaueren Diagnose und zur Therapieentscheidung und Überwachung ein Swan-Ganz-Katheter gelegt werden. Zeichen für einen erhöhten pulmonalen Kapillardruck sind

– Dyspnoe;
– 3. Herzton;
– auskultatorischer oder röntgenologischer Nachweis einer Lungenstauung.

Klinische Hinweise für ein herabgesetztes Herzzeitvolumen sind

– Tachykardie;
– Hypotonie;
– periphere Minderperfusion mit kaltschweißiger Haut und kalten Extremitäten.

Fehlen diese Zeichen, besteht keine Indikation für eine hämodynamische Überwachung. Bei Vorliegen eines oder mehrerer dieser Symptome kann durch die Swan-Ganz-Katheteruntersuchung die hämodynamische Situation des Patien-

ten wesentlich genauer eingeschätzt werden als durch die klinische und röntgenologische Untersuchung. In der Regel wird nämlich bei einem Drittel der
Patienten beispielsweise mit akutem Herzinfarkt aufgrund der klinischen und
radiologischen Untersuchung der linksventrikuläre enddiastolische Druck
überschätzt, bei einem Viertel dieser Patienten das Herzzeitvolumen unterschätzt.

Spezielle Indikationen sind (Tabelle 1)

Hypovolämischer Schock

Eine Verminderung des intravasalen Volumens (z. B. durch Blutung, Flüssig-
keitsverlust oder einen verminderten venösen Rückstrom anderer Ursache)
können zum hypovolämischen Schock führen. Sein hämodynamisches Profil
ist

- vermindertes Herzminutenvolumen;
- arterielle Hypotonie;
- erniedrigter rechtsatrialer Druck und pulmonaler Kapillardruck.

Häufig findet sich reflektorisch eine Tachykardie. Die Therapie besteht in einer
Volumenzufuhr.

Linksherzinsuffizienz

Das hämodynamische Profil der Linksherzinsuffizienz, unabhängig von Ursache und Dauer dieses Zustandes, besteht in einem erhöhten pulmonalen Kapillardruck, einem normalen oder bei Rechtsherzinsuffizienz erhöhten rechtsatrialen Druck, einem normalen oder herabgesetzten Herzminutenvolumen.

Bei Patienten mit akutem Myokardinfarkt können mit Hilfe des Swan-
Ganz-Katheters 4 hämodynamische Gruppen identifiziert werden, die sich
hinsichtlich ihrer Prognose und Therapie voneinander unterscheiden. Eine
solche Differenzierung gelingt, wenn man den pulmonalen Kapillardruck und
den Herzindex (Herzminutenvolumen/Körperoberfläche in m^2) berücksichtigt
(Tabelle 2).

Gruppe I:
In Gruppe I werden Patienten zusammengefaßt, deren Herzindex über 2,2 l/
min m^2 und deren pulmonaler Kapillardruck unter 18 mmHg liegt. Eine Therapie ist bei diesen Patienten in der Regel nicht erforderlich. Patienten der
Gruppe I mit einer sog. hyperdynamen Reaktion (Tachykardie, Hypertonie,
erhöhtes Herzzeitvolumen) profitieren von einer Betablocker-Behandlung.

Gruppe II:
Diese Patienten haben ebenfalls einen normalen Herzindex (über 2,2 l/min m^2)
bei jedoch erhöhtem pulmonalen Kapillardruck (über 18 mmHg). Durch
Diuretika und/oder Vasodilatatoren mit überwiegender Wirkung auf das venöse Gefäßbett kann der pulmonale Kapillardruck gesenkt werden, ohne daß

Tabelle 1. Differenzierung zwischen verschiedenen akuten Krankheitsbildern mittels Swan-Ganz-Thermodilutionskatheter; RAP = rechtsatrialer Druck, PCP = pulmonaler Kapillardruck, ARDS = Adult respiratory distress syndrome

	Herzminuten-Volumen	RAP		PCP
Hypovolämie	↓	↓		↓
Linksherzinsuffizienz	normal oder ↓	normal oder ↑		↑ (↑)
Rechtsherzinsuffizienz	↓	↑↑		normal oder ↑
Perikardtamponade	↓	↑↑	=	↑↑
akute Mitralinsuffizienz	↓	↑		↑↑ (v-Welle)
akuter Ventrikelseptumdefekt	↓	↑		↑
Sepsis	↑	↓		↓
ARDS	normal	normal		normal

Tabelle 2. Hämodynamische Gruppierungen beim akuten Myokardinfarkt

Gruppe	Herzindex (l/min)	PCP (mm Hg)
I	>2,2	≤18
II	>2,2	>18
III	≤2,2	≤18
IV	≤2,2	>18

allerdings ein Wert unter 15–18 mmHg wesentlich unterschritten werden sollte, da sonst mit einer Abnahme des Herzminutenvolumens zu rechnen ist.

Gruppe III:
Bei diesen Patienten ist der Herzindex herabgesetzt, eine Lungenstauung besteht jedoch nicht. Die Behandlung ist darauf gerichtet, den Herzindex durch Volumensubstitution zu steigern; hierbei muß der pulmonale Kapillardruck überwacht werden.

Gruppe IV:
Hier sind der Herzindex herabgesetzt und der pulmonale Kapillardruck erhöht. Diese Patienten haben gegenüber den drei anderen Gruppen eine deutlich schlechtere Prognose. Klinische Zeichen des verminderten Herzminutenvolumens und der Stauung sind bei der Mehrzahl der Patienten vorhanden. Durch eine gezielte Therapie mit Vasodilatatoren, positiv inotropen Substanzen oder evtl. auch der intraaortalen Ballonpulsation muß der Entwicklung eines kardiogenen Schocks entgegengewirkt werden.

Rechtsherzinsuffizienz

Normalerweise liegt der mittlere rechtsatriale Druck etwa um ein Drittel unterhalb des mittleren pulmonalen Kapillardruckes. Bei der Rechtsherzinsuffizienz kann der rechtsatriale Druck den pulmonalen Kapillardruck erreichen oder gar überschreiten. Das Herzminutenvolumen ist meist deutlich herabgesetzt.

Selten ist die Rechtsherzinsuffizienz Folge einer direkten Schädigung des rechten Ventrikels, so z. B. bei rechtsventrikulärem Infarkt, schwerer Trikuspidalinsuffizienz, bei rechtsventrikulärer Hypoplasie (Uhl-Syndrom) oder Ebstein-Anomalie. In diesen Fällen ist die Druckdifferenz zwischen dem enddiastolischen Pulmonalarteriendruck und dem pulmonalen Kapillardruck < 5 mmHg.

In der Regel ist die Rechtsherzinsuffizienz bei normaler linksventrikulärer Funktion Folge einer pulmonalen Hypertonie, z. B. bei chronisch-obstruktiver Lungenerkrankung, Lungenembolie, Eisenmenger-Reaktion, schwerer Mitralstenose oder Vorhofmyxom. Bei den Krankheitsbildern, bei denen die pulmonale Hypertonie Folge eines erhöhten pulmonalen Gefäßwiderstandes ist, findet sich eine Druckdifferenz zwischen dem enddiastolischen Pulmonalarteriendruck und dem mittleren pulmonalen Kapillardruck von > 5 mmHg.

Ursache für eine akut auftretende Rechtsherzinsuffizienz kann ein rechtsventrikulärer Infarkt sein. Er tritt im Rahmen eines Hinterwandinfarktes auf, der auf große Teile des rechten Ventrikels übergreift. Versagt infolgedessen der rechte Ventrikel, steigt der Füllungsdruck des rechten Ventrikels und damit der rechtsatriale Druck an. Der pulmonale Kapillardruck kann normal bleiben. Eine Diuretika-Behandlung, zu der man aufgrund des erhöhten zentralvenösen Drucks mit den Zeichen der Einflußstauung verleitet werden könnte, muß unter diesen Umständen vermieden werden, da durch diese Maßnahmen der normale oder bereits verminderte Füllungsdruck des linken Ventrikels weiter sinken und damit das Herzzeitminutenvolumen auf bedrohliche Weise abfallen kann. In einigen Fällen kann es aus diesem Grund sogar notwendig werden, neben positiv inotropen Substanzen Volumen zu verabreichen, um den linksventrikulären Füllungsdruck anzuheben. Eine kontinuierliche Überwachung des rechtsatrialen und pulmonalen Kapillardrucks sind notwendig, um ein optimales Herzminutenvolumen zu gewährleisten.

Differentialdiagnose zwischen Herzbeuteltamponade
und akuter schwerer Rechtsherzinsuffizienz

Die Herzbeuteltamponade ist durch einen erhöhten und in allen Herzhöhlen gleichen diastolischen Druck gekennzeichnet (Abb. 10). Dieses hämodynamische Profil ist jedoch nicht spezifisch für die Tamponade. Es kann neben der Pericarditis constrictiva und der restriktiven Kardiomyopathie auch bei der akuten schweren Rechtsherzinsuffizienz beobachtet werden. Hier steigt vermutlich infolge der akut aufgetretenen Dilatation des rechten Herzens der intraperikardiale Druck derart an, daß es zu einem Druckangleich in allen

HERZBEUTELTAMPONADE

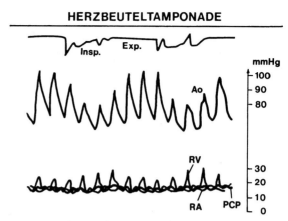

Abb. 10. Arterielle und venöse Druckkurven bei Herzbeuteltamponade. Dargestellt sind der arterielle Druck in der In- und Exspirationsphase sowie die Druckwerte im re. Ventrikel, re. Vorhof und pulmonalen Kapillarbereich

Herzhöhlen kommt. Die Differentialdiagnose dieser beiden akuten Zustände gelingt mit Hilfe der Echokardiographie, die im Falle der Herzbeuteltamponade einen Perikarderguß mit Kompression der rechten Herzhöhlen, im Falle einer Rechtsherzinsuffizienz dagegen einen kontraktionsgestörten, dilatierten rechten Ventrikel zeigt.

Akute Mitralinsuffizienz, akuter Ventrikelseptumdefekt

Die akute Mitralinsuffizienz infolge Papillarmuskelabriß und der akute Ventrikelseptumdefekt infolge einer Septumruptur sind schwerwiegende Komplikationen eines akuten Myokardinfarktes. Das plötzliche Auftreten eines holosystolischen Geräusches in Verbindung mit einer hämodynamischen Verschlechterung des Patienten legt den klinischen Verdacht auf eine dieser Komplikationen nahe. Mit Hilfe der bettseitigen Drucküberwachung kann zwischen beiden Krankheitsbildern unterschieden werden. Die Mitralinsuffizienz läßt sich leicht an der hohen v-Welle erkennen, die retrograd vom linken Vorhof über die Lungenvenen zu den Lungenkapillaren und gelegentlich bis in die Lungenarterie fortgeleitet wird (Abb. 11). Im Unterschied hierzu findet sich bei einer Ventrikelseptumruptur bei der stufenweisen Bestimmung der venösen Sauerstoffsättigung der typische Sättigungssprung zwischen rechtem Vorhof und rechtem Ventrikel.

Septischer Schock

Beim septischen Schock besteht eine schwere arterielle Hypotonie mit erhöhtem oder normalem Herzminutenvolumen. Der rechtsatriale und pulmonale Kapillardruck sind erniedrigt, seltener normal. Die arteriovenöse O_2-Differenz ist infolge peripherer arteriovenöser Shuntverbindungen herabgesetzt.

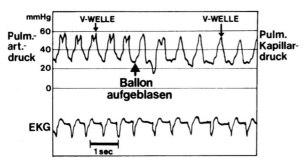

Abb. 11. Pulmonalarteriendruck und pulmonaler Kapillardruck bei Papillarmuskelruptur. Dargestellt ist die in die Lungenarterie fortgeleitete v-Welle (linker Bildabschnitt), die auch im pulmonalen Kapillarbereich deutlich erkennbar ist (re. Bildabschnitt)

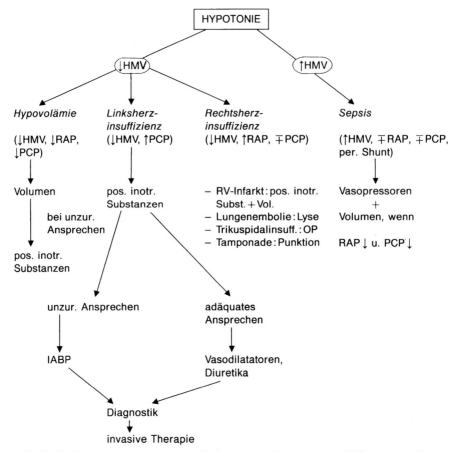

Abb. 12. Differentialdiagnostische Abklärung der art. Hypotonie mit Hilfe der durch Swan-Ganz-Thermodilutionskatheter gemessenen Parameter: anhand des Herzminutenvolumens kann zwischen Sepsis und Hypovolämie bzw. Herzinsuffizienz unterschieden werden. Die Differenzierung zwischen den letzteren bd. Zuständen ist durch die unterschiedlichen Druckwerte möglich. Abkürzungen: HMV = Herzminutenvolumen; RAP = rechtsatrialer Druck; PCP = pulmonaler Kapillardruck

Adult respiratory distress syndrome (ARDS)

Patienten mit ARDS haben eine schwere Hypoxämie und röntgenologisch doppelseitige pulmonale Infiltrate vergleichbar einem Lungenödem. Der pulmonale Kapillardruck und das Herzminutenvolumen sind jedoch im Unterschied zum kardial bedingten Lungenödem normal.

Differentialdiagnose der akuten arteriellen Hypotonie

Bei Intensivpatienten mit einer akut auftretenden arteriellen Hypotonie erlaubt das hämodynamische Monitoring die exakte Diagnose der zugrunde liegenden hämodynamischen Störung und führt in etwa der Hälfte der Fälle zu einer entscheidenden Änderung der Therapie. Die einer Hypotonie im wesentlichen zugrunde liegenden Erkrankungen und deren Behandlung sind in Abb. 12 zusammengefaßt.

4. Hämodynamische Überwachung unter künstlicher Beatmung

Häufig muß das hämodynamische Monitoring unter Respiratorbedingungen durchgeführt werden. Aufgrund der positiven intrathorakalen Druckverhältnisse, die durch die Beatmung in der Inspirationsphase erzeugt werden, sollte jede Druckmessung im Lungenkreislauf am Ende der Exspirationsphase erfolgen. Unter Beatmung mit positivem endexspiratorischen Druck (PEEP) wird die Messung des pulmonalen Kapillardrucks zusätzlich beeinflußt; denn einmal führt PEEP zu einem Anstieg des intrapleuralen Drucks, und zum anderen überträgt sich der in den Atemwegen erzeugte positive Druck auf das pulmonale Kapillargebiet. Damit wird fälschlich ein zu hoher pulmonaler Kapillardruck gemessen. Klinisch relevant wird der Einfluß auf die Kapillardruckmessung jedoch erst bei einer PEEP-Beatmung von > 5 mmHg. Geht die PEEP-Beatmung über diesen Wert hinaus, wird je 4 mmHg PEEP-Erhöhung der pulmonale Kapillardruck (PCP) um etwa 2 mmHg falsch zu hoch gemessen. Dieses Artefakt muß bei der PCP-Messung unter künstlicher Beatmung berücksichtigt werden.

Ein anderes Problem der Kapillardruckmessung unter PEEP-Beatmung ist, daß die Messung in einer Lungenzone stattfinden muß, in der der pulmonal-arterielle Druck und der pulmonal-venöse Druck den alveolären Druck übersteigen. Dies ist nur in der sog. Zone 3, die sich in Höhe oder unterhalb des linken Vorhofes befindet, der Fall. Liegt die Spitze des Swan-Ganz-Katheters in dieser Zone, ist der pulmonale Kapillardruck in Exspiration mit dem linksatrialen Druck identisch. Die Lage des Swan-Ganz-Katheters sollte durch eine ap-Thoraxaufnahme kontrolliert werden. Bestehen über die Position des Katheters Zweifel, kann die Kapillardruckmessung unter steigender PEEP-Beatmung durchgeführt werden; findet sich ein nahezu gleicher Anstieg von PEEP und pulmonalem Kapillardruck, sollte die Lage des Katheters durch eine laterale Thoraxaufnahme kontrolliert und gegebenenfalls korrigiert werden.

5. Komplikationen bei der Anwendung des Swan-Ganz-Ballonkatheters

Komplikationen können beim Legen des Katheters oder bei länger liegendem Katheter auftreten. Die Komplikationen beim Legen eines Swan-Ganz-Katheters sind zum Teil abhängig vom Ort des venösen Zuganges. Darüber hinaus sind dies:

– Supraventrikuläre und häufiger ventrikuläre Arrhythmien, die in der Regel harmlos verlaufen;
– Ventrikuläre Tachykardien oder Kammerflimmern, die selten sind und vor allem bei Patienten mit akutem Myokardinfarkt vorkommen;
– Venöse Thrombosen (2,6%), besonders bei Patienten mit niedrigem Herzminutenvolumen oder Kathetereinführung über die V. femoralis;
– Sepsis (1,7%); zunehmende Häufigkeit bei einer Liegedauer des Katheters von mehr als 3 Tagen;
– Lungeninfarkt, der durch Katheterokklusion einer peripheren Lungenarterie entsteht;
– Ruptur einer Pulmonalarterie (0,2%) durch Balloninflation oder durch die Katheterspitze.

Zur Vermeidung von Lungeninfarkt und Pulmonalarterienruptur sollte man folgendes beachten

– Das Vorgleiten des Katheters in eine periphere Lungenarterie muß erkannt und sofort revidiert werden;
– Zur Messung des Kapillardrucks darf der Ballon nicht länger als 10–15 s entfaltet werden, was insbesondere bei Patienten mit pulmonaler Hypertonie zu beachten ist;
– Das Vorführen des Katheters muß sofort beendet werden, wenn sich die Pulmonalisdruckkurve zu einer Kapillardruckkurve oder einer gedämpften Kurve verändert;
– Wenn deutlich kleinere Ballonvolumina zur Messung des Kapillardrucks notwendig sind, muß der Katheter soweit zurückgezogen werden, bis die Messung wieder mit dem ursprünglichen Ballonvolumen erfolgen kann.

D. Temporäre transvenöse Schrittmacherstimulation

Die temporäre transvenöse Schrittmacherstimulation ermöglicht die elektrische Stimulation des rechten Ventrikels oder des rechten Vorhofes nach perkutaner Einführung einer endokardialen Elektrode. Die Venen, die für eine temporäre Schrittmacherstimulation in Frage kommen, sind in der Reihenfolge ihrer Eignung die V. jugularis interna, die V. subclavia, die V. femoralis und eine Brachialvene. Der Zugang über die V. jugularis interna oder die

V. subclavia bietet insbesondere die Vorteile, daß die Vene erhalten bleibt, dem Patienten die freie Armbewegung ermöglicht wird und die Stimulation im Notfall häufig auch ohne Röntgendurchleuchtung schnell durchgeführt werden kann.

Der Zugang über die V. femoralis hat den Nachteil einer hohen Thromboserate, insbesondere bei hämodynamisch instabilen Patienten. Der transbrachiale Zugang ist, hervorgerufen durch die Armbewegung des Patienten, mit einem erhöhten Risiko der Elektrodendislokation und Myokardperforation verbunden.

1. Indikationen zur temporären transvenösen Stimulation

a) Therapeutische Indikationen

- Totaler AV-Block
    - mit bradykardiebedingten Symptomen;
    - postoperativ aufgetretener totaler AV-Block, unabhängig von der Symptomatik.
- AV-Block II. Grades (Mobitz Typ I und Typ II) mit Symptomen
- Vorhofflimmern oder -flattern mit langsamer Ventrikelfrequenz und Symptomen
- Syndrom des kranken Sinusknotens mit Symptomen
- Hypersensitiver Karotissinus mit Symptomen
- Bradykardie-Tachykardie-Syndrom mit Symptomen
- Andere symptomatische Bradykardieformen
- Zur Unterdrückung von tachykarden Herzrhythmusstörungen,
    - wenn diese durch vorausgehende Bradykardien ausgelöst werden;
    - wenn diese mit einem langen QT-Intervall oder einer *torsade de pointes*-Tachykardie verbunden sind;
    - „overdrive"-Stimulation zur Unterdrückung von ventrikulären Arrhythmien.
- Zur Beendigung von Tachykardien
    - bei Vorhofflattern vom gewöhnlichen Typ (negatives P in II, III und aVF); Vorhofstimulation;
    - bei AV-Knoten-Reentry-Tachykardien; Vorhofstimulation;
    - bei Reentry-Tachykardien beim WPW-Syndrom; Vorhof- oder Ventrikelstimulation.

b) Prophylaktische temporäre Schrittmacherversorgung

- Akuter Myokardinfarkt in Verbindung mit
    - totalem AV-Block bei Patienten mit Vorderwandinfarkt, unabhängig von der Symptomatik;

  · totalem AV-Block bei Patienten mit Hinterwandinfarkt und Symptomen bzw. einer Herzfrequenz < 40/min;
 – AV-Block II. Grades Mobitz Typ II;
 – neu aufgetretenem bifaszikulären Block (Rechtsschenkelblock und linksanteriorer Hemiblock, Rechtsschenkelblock und Linksschenkelblock alternierend, Rechtsschenkelblock und AV-Block I. Grades);
 – Linksschenkelblock mit AV-Block I. Grades.
● Während einer Herzkatheteruntersuchung
 – bei Rechtsschenkelblock und Untersuchung der linken Herzseite;
 – bei Linksschenkelblock und Untersuchung der rechten Herzseite.
● Perioperative Stimulation
 – bei schweren Bradykardien (Herzfrequenz < 40/min) oder Pausen über 3 s);
 – bei Sinusbradykardien mit einer Frequenz < 60/min und unzureichender Herzfrequenzsteigerung unter ergometrischer Belastung bzw. nach intravenöser Atropin-Gabe (Sinusknotenfrequenz nach 1,5 mg Atropin < 90/min);
 – bei AV-Block II. Grades Mobitz Typ II oder totalem AV-Block;
  bei chronischem bifaszikulärem Block in Verbindung mit ungeklärter Synkope, instabiler Angina pectoris, kürzlich vorausgegangenem Myokardinfarkt oder AV-Block I. Grades.

2. Kontraindikationen

 – Bei Versorgung über die Vv. jugularis, femoralis oder subclavia sind unkorrigierbare Gerinnungsstörungen eine relative Kontraindikation.
 – Bei Verlegung über die V. subclavia oder V. jugularis interna, wenn der Patient einen Pneumothorax nicht tolerieren würde.
 – Vorausgegangene Operation oder deformierende narbige Veränderungen oder Infektion an der Punktionsstelle
 – Bei Verlegung über die V. jugularis interna, wenn arteriosklerotische Plaques in der ipsilateralen A. carotis oder hochgradige Stenosen auf der kontralateralen Seite vorliegen.

3. Technik der Schrittmacherverlegung

a) Patientenvorbereitung

 – Überprüfung der Blutgerinnung;
 – Anlegen eines EKG zur kontinuierlichen Rhythmusüberwachung;
 – Plazieren einer intravenösen Verweilkanüle;

Vorbereitung der Durchleuchtung; in Notfallsituationen kann eine Elektrodenplazierung unter elektrokardiographischer Kontrolle erfolgen. Die Verlegung unter Durchleuchtung ist jedoch mit einer geringeren Komplikations- und höheren Erfolgsrate verbunden;
Bereitstellung eines Defibrillators und sämtlicher Vorrichtungen für eine Reanimation;
Vorbereitung einer Spritze mit 100 mg Lidocain.

b) Zugang über die V. jugularis nach Seldinger-Technik

Die Punktion wird unter sterilen Bedingungen, wie im Kapitel **A. Zentralvenöser Katheter** beschrieben, durchgeführt. Für die Punktion wird jedoch eine 1,4 mm dicke Kunststoffkanüle mit innerer Punktionsnadel benutzt. Nach Punktion der Vene wird die innere Nadel entfernt und über die Kunststoffkanüle ein Führungsdraht in die Vene vorgeführt. Nach Zurückziehen der Kanüle wird eine kleine Hautinzision an der Punktionsstelle gesetzt und über den Draht eine Einführungsschleuse in das Gefäß durch eine drehende Bewegung vorgeführt. Die Größe der Schleuse richtet sich nach der Dicke der Schrittmacherelektrode (5–7 F). Nach Entfernen von Draht und Dilatator wird die Schleuse gespült.

Die distalen 5 cm des Elektrodenkatheters werden zu einer 45°-Kurve gebogen. Die Elektrode wird über die Schleuse bis an die laterale Wand des rechten Vorhofes vorgeführt und hier zu einer J-förmigen Schleife geformt (Abb. 13). Diese Position oder eine Elektrodenlage an der Übergangsstelle vom rechten Vorhof zur V. cava superior ist für eine Vorhofstimulation geeignet.

Ist eine Ventrikelstimulation beabsichtigt, wird der Katheter gegen den Uhrzeigersinn gedreht und simultan hierzu über die Trikuspidalklappe in den rechten Ventrikel eingeführt. Im Ventrikel wird der Katheter so gedreht, daß seine Spitze nach inferior zeigt. Er wird dann bis in die Spitze des rechten Ventrikels weitergeführt und sollte hier durch einen leichten Andruck im Trabekelwerk verankert werden. Die Stabilität der Elektrode kann unter Durchleuchtung kontrolliert werden, stärkere Bewegungen der Elektrode während der Systole, während kräftiger Atemzüge, beim Husten oder während eines Valsalvamanövers zeigen eine instabile Elektrodenlage an. Ein zu starker Druck der Elektrodenspitze an die Ventrikelwand kann zur Ventrikelperforation führen.

c) Zugang über die V. subclavia

Die Punktion der Vene erfolgt ebenfalls nach der Seldinger-Technik. Das Schrittmacherkabel wird in gleicher Weise wie über die V. jugularis eingeführt.

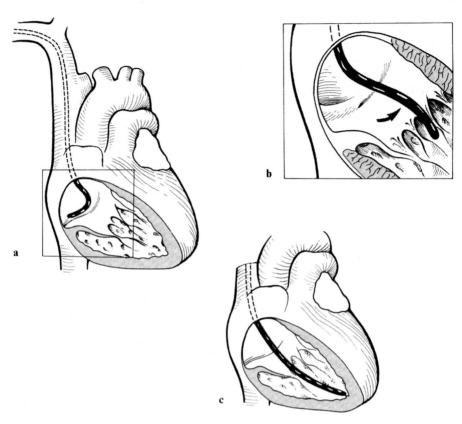

Abb. 13 a–c. Technik der Einführung einer temporären Schrittmacherelektrode in den re. Ventrikel. **a** Bildung einer J-förmigen Schleife an der lateralen Wand des re. Vorhofes. **b** Passage der Trikuspidalklappe durch Drehen des Katheters gegen den Uhrzeigersinn. **c** Endgültige Position des Katheters im Trabekelwerk der Spitze des rechten Ventrikels

d) Zugang über die V. femoralis

Punktion der Vene nach Seldinger-Technik.

Die Elektrode wird unter Durchleuchtung zunächst in den rechten Vorhof vorgeführt. Hier gelangt die Elektrode häufig in Kontakt mit dem Rand der Trikuspidalklappe und kann dann ohne Schwierigkeiten in die Spitze des rechten Ventrikels eingeführt werden.

Ist dies nicht der Fall, sollte der Katheter mit nach lateral gerichteter Spitze im Vorhof auf- und abwärtsbewegt werden, bis diese in einer Spalte der lateralen Vorhofwand verhakt und der Katheter zu einer Schleife geformt werden kann. Ist dies erreicht, wird der Katheter im Uhrzeigersinn gedreht und, wenn er in Richtung auf die Trikuspidalklappe zeigt, leicht zurückgezogen, bis er die Trikuspidalklappe passiert. Ist dies geschehen, wird der Katheter zur Spitze des rechten Ventrikels vorgeführt.

e) Zugang über eine Armvene

Punktion einer medialen Kubitalvene nach Seldingertechnik. Vorführen der Schrittmacherelektrode, die nicht selten in Schulterhöhe in die laterale Thoraxvene hineinleitet. In einem solchen Fall muß die Elektrode zurückgezogen werden und die Katheterspitze nach cranial gedreht werden. Nach Überwindung dieser Stelle wird die Katheterspitze wieder fußwärts gedreht und in den rechten Vorhof vorgeführt. An der lateralen Vorhofwand wird eine J-förmige Schleife gebildet, der Katheter entgegen dem Uhrzeigersinn gedreht, und über die Trikuspidalklappe zur Spitze des rechten Ventrikels vorgeführt.

f) Überprüfung der Schrittmacherstimulation

Der Schrittmacher wird auf eine Demand-Funktion mit einer Frequenz gerade über die Eigenfrequenz und einer Stromstärke von 0 eingestellt. Die distale Elektrode wird an den negativen Pol des Schrittmachers, die proximale Elektrode an seinen positiven Pol angeschlossen. Das Schrittmacheraggregat wird eingeschaltet und die Stromstärke unter laufender EKG-Kontrolle kontinuierlich erhöht, bis die Schrittmacherstimulation einsetzt.

Bei notfallmäßigem Einsatz sollte die Stromstärke bereits auf 10–15 mA eingestellt werden, um eine sofortige Stimulation zu ermöglichen. Der Schrittmacher-Spike sollte von einem verbreiterten QRS-Komplex gefolgt sein, der linksschenkelblockartig deformiert ist. Bei rechtsschenkelblockartiger Deformierung ist die Elektrode fehlpositioniert.

g) Bestimmung der Reizschwelle und weitere Überwachung des Patienten

Die Stromstärke wird unter EKG-Überwachung kontinuierlich reduziert. Diejenige Stromstärke, bei der die Schrittmacherstimulation aussetzt, wird als Stimulationsschwelle bezeichnet und sollte unter 1 mA liegen. Die Schrittmacherstimulation erfolgt dann mit der Stromstärke der doppelten Reizschwelle.

Die Schrittmacherelektrode wird nach Entfernen der Schleuse durch eine Naht an der Haut fixiert, die Schleuse bis zum Ende der Elektrode zurückgezogen, gespült und gesäubert. Nach Auftragen einer antiseptischen Salbe auf die Punktionsstelle wird die Elektrode in Schleifen auf die Haut gelegt und die Punktionsstelle sowie die Katheterschleifen steril verbunden.

Weitere Überwachung und Versorgung des Patienten mit temporärer transvenöser Stimulation:

– Röntgen-Thoraxaufnahme zur Kontrolle der Katheterposition und zum Ausschluß eines Pneumothorax. Es sollte möglichst auch eine Aufnahme in der lateralen Projektion angefertigt werden, in der die Spitze der Elektrode nach vorne zeigen und hinter der unteren Sternumgrenze gelegen sein muß. Zeigt die Elektrodenspitze nach hinten, liegt sie mit großer Wahrscheinlichkeit im Koronarsinus.

- Bei schneller Vorhofstimulation darf die Elektrode nur in einem Bereich des Vorhofes liegen, in dem sie im Falle einer Dislokation nicht in den Ventrikel schlagen kann.
- Kontinuierliche EKG-Überwachung des Patienten.
- Alle elektrischen Geräte in der Nähe des Patienten sollten sachgemäß geerdet, die Konnektionsstellen zwischen Schrittmacher und Elektroden durch einen Gummiüberzug gesichert sein. Dem Patienten muß eine elektrische Rasur untersagt werden.
- Die Stimulationsschwelle muß täglich überprüft werden.
- Die Punktionsstelle muß täglich inspiziert und der Verband gewechselt werden.
- Durch mechanische Irritation des Katheters ausgelöste Rhythmusstörungen verschwinden in aller Regel wenige Stunden nach der Schrittmacherversorgung. Bleiben sie bestehen und führen sie zu einer subjektiven oder objektiven Beeinträchtigung des Patienten, können sie durch eine schnellere Stimulationsfrequenz oder durch eine Lidocain-Behandlung in aller Regel unterdrückt werden.

h) Komplikationen

Die mit der Venenpunktion verbundenen Komplikationen sind im Kapitel **A. Zentralvenöser Katheter** aufgeführt.

Die für eine temporäre Schrittmacherstimulation spezifischen Komplikationen sind:

- Eine Myokardperforation (1–3%); die Inzidenz dieser Komplikation steigt mit der Verwendung steifer Elektroden und bei Zugang über die Arm- oder Beinvenen, da hier die Extremitätenbewegungen auf die Elektrode übertragen werden. Häufig ist eine Perforation klinisch inapparent und wird durch einen Verlust der Stimulierbarkeit des Herzens angezeigt. Selten kann sie mit einer akuten Perikardtamponade, häufiger mit einem kleinen Perikarderguß verbunden sein.
- Stimulationsausfall bei noch bestehendem Stimulations-Spike; Ursachen hierfür können eine Elektrodendislokation, eine Myokardperforation, eine Entzündung oder Nekrose an der Katheterspitze sein. Häufig kann eine effektive Schrittmacherstimulation durch Erhöhung der Stromstärke auf 5–10 mA wiederhergestellt werden. Ist dies nicht der Fall, muß die Elektrode repositioniert werden.
- Stimulationsausfall mit gleichzeitigem Ausfall des Schrittmacher-Spikes; sie kommt durch eine Diskonnektion oder einen Bruch der Elektrode zustande bzw. durch eine Batterieerschöpfung oder Fehlfunktion des Schrittmacher-Generators.
- Zwerchfell-Stimulation; dem rechtsseitigen Zwerchfellzucken liegt häufig eine Stimulation des N. phrenicus bei Vorhofstimulation zugrunde, dem linksseitigen Zwerchfellzucken eine Myokardperforation mit direkter Stimulation des Zwerchfellmuskels.

E. Perikardpunktion

Eine Perikardpunktion wird aus diagnostischen Gründen oder zur Beseitigung einer Perikardtamponade durchgeführt. Das Risiko einer Perikardpunktion liegt deutlich über dem einer Herzkatheteruntersuchung.

Indikationen

Therapeutische Indikationen

Bei Perikardtamponaden mit hoher Rezidivwahrscheinlichkeit, wie etwa bei hämorrhagischer urämischer Perikarditis, malignem Perikarderguß oder bei purulenter Perikarditis, ist eine intraperikardiale Drainage mittels liegendem Katheter angezeigt. Eine Tamponade, die durch Trauma, Aortendissektion oder nach chirurgischen Eingriffen auftritt, sollte auf chirurgischem Wege beseitigt werden.

Diagnostische Indikation

Abklärung der Ätiologie eines Perikardergusses. Dies gelingt am häufigsten bei Karzinomen oder infektiösen Perikarditiden. Insgesamt läßt sich aber nur bei 25–30% aller Patienten aus dem Erguß eine Diagnose sichern.

Kontraindikationen

Die einzige relative Kontraindikation ist eine nicht korrigierbare Blutgerinnungsstörung.

Wahl der Punktionsstelle

Der bevorzugte Punktionsort liegt subxiphoidal, weil durch eine Punktion von dieser Stelle aus die Lunge nicht verletzt wird. Auch kleinere Perikardergüsse, die sich in der Regel an der Herzhinterwand sammeln, können so erreicht werden.

Alternativ kommt – bei erfolgloser subxiphoidaler Punktion bzw. bei gekammertem, über der Herzspitze gelegenem Erguß – der apikale Punktionsort in Betracht.

Patientenuntersuchung und Vorbereitung

Die Punktion muß unter kontinuierlicher hämodynamischer und elektrokardiographischer Überwachung auf der Intensivstation oder im Herzkatheterlabor durchgeführt werden.

Ihr muß eine zweidimensionale Echokardiographie zur Dokumentation und Lokalisation des Perikardergusses vorausgehen. Ferner sind an Laboruntersuchungen der Gerinnungsstatus, die Serumelektrolyte und der Hämatokrit erforderlich. Vor der Punktion muß ein venöser Zugang gelegt werden.

1. Subxiphoidaler Zugang (Abb. 14)

Technik

- Punktion in halbsitzender Position des Patienten.
- Anlegen eines EKG mit kontinuierlicher Ableitung.
- Großzügige Hautdesinfektion und sterile Abdeckung.
- Lokalisierung des linken xiphocostalen Winkels. Hautanästhesie mit 1%iger Lidocain-Lösung und kleiner Kanüle. Umwechseln der Kanüle auf eine Spinalkanüle zur Anästhesie der tieferen Gewebsschichten. Die Nadel wird hierzu ca. 3–5 mm unterhalb des Rippenbogens im linken xiphocostalen Winkel eingeführt und flach direkt unterhalb der Rippe in Richtung Jugulum vorgeführt. Hierbei werden 3–5 ml des Anästhetikums injiziert und währenddessen die Nadel unter Aspiration bis zum Erreichen des Perikards bzw. bis zu ihrem Anschlag vorgeführt.
- Kleine Hautinzision an der Punktionsstelle.
- Die Perikardpunktionsnadel wird ca. 2 cm tief eingeführt. Die weitere Punktion kann dann unter EKG-Kontrolle durchgeführt werden. Hierzu wird eine sterile Alligatorklemme mit der Ableitung V1 an das EKG angeschlossen. Das EKG-Gerät sollte aus Sicherheitsgründen batteriebetrieben sein. Die Punktionsnadel wird dann in Richtung Jugulum unter ständiger Aspiration weiter vorgeführt, bis Perikardflüssigkeit aspiriert werden kann. Häufig ist das Durchdringen des parietalen Perikards durch ein plötzliches Nachgeben für den Operateur spürbar. Bei Berührung der epi-

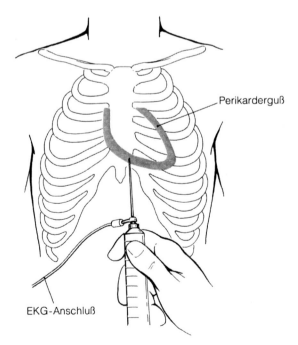

Perikarderguß

EKG-Anschluß

Abb. 14. Subxiphoidaler Zugang bei Perikardpunktion

kardialen Oberfläche wird ein schabendes Gefühl über die Nadel übertragen. Durchdringt die Nadel das Epikard im Vorhofbereich, entsteht ein Verletzungspotential im EKG auf Vorhofebene, durchdringt es das Epikard des Ventrikels, sind eine typische ST-Hebung im EKG und häufig ventrikuläre Extrasystolen nachweisbar. Bei diesem EKG-Befund sollte die Nadel zurückgezogen und nach leicht veränderter Stichrichtung erneut vorsichtig vorgeführt werden.

– Ist mit der oben angegebenen Stichrichtung der Perikardbeutel nicht zu erreichen, kann eine erneute Punktion in Richtung auf die linke Schulter versucht werden.

– Ist der Perikardbeutel erreicht, wird die innere Nadel unter Vorführen der äußeren Kunststoffkanüle zurückgezogen. An diese Kanüle wird ein steriles Besteck mit Dreiwegehahn und Sammelbeutel als geschlossenes System (wie bei der Pleurapunktion) angeschlossen. Der Perikarderguß wird vollständig abgesaugt, wozu der Patient auch vorsichtig umgelagert werden kann.

– Bei blutigem Erguß ist eine sofortige Bestimmung des Hämatokrits aus dem Punktat notwendig, der mit dem Hämatokrit aus dem peripheren Blut verglichen wird. Bei gleichen Werten muß von einer Punktion einer Herzhöhle ausgegangen und der Katheter entfernt werden. Ein weiteres Zeichen für eine Punktion der Herzhöhlen ist die Gerinnbarkeit des Aspirates. Hierzu genügt es, die Punktionsflüssigkeit aus der Spritze auf ein Abdecktuch zu geben und nach kleinen Thromben zu fahnden. Mit der Ausnahme einer massiven intraperikardialen Blutung ist die Ergußflüssigkeit aufgrund der fibrinolytischen Aktivität des Perikards und der defibrinierenden Wirkung der Herzbewegung ungerinnbar.

– Aus der Ergußflüssigkeit wird der Zellgehalt, der Protein- und Glukosegehalt bestimmt, Kulturen angelegt und eine Gramfärbung sowie eine zytologische Untersuchung durchgeführt.

– Zur Kontrolle des Punktionserfolges kann während oder nach der Prozedur eine Echokardiographie durchgeführt werden.

– Nach erfolgreicher Punktion wird die Nadel zurückgezogen und die Punktionsstelle steril verbunden.

Nachsorge nach Perikardpunktion

– Röntgen-Thorax-Kontrolle zur Überprüfung der Herzsilhouette und zum Ausschluß eines Pneumothorax.

– Kontrolle der Herzfrequenz, des Blutdrucks und des zentralvenösen Druckes sowie der Atemfrequenz über die nächsten 3–6 h.

2. Apikaler Zugang

Technik

– Der Patient wird in Linksseitenlage in halbsitzender Position punktiert. Über dem Herzspitzenstoß wird das Anästhetikum unter Vorführen der

Nadel entlang dem Oberrand der Rippe injiziert. Die Punktion wird nach der gleichen Technik wie oben beschrieben in Richtung auf die Herzspitze durchgeführt.

3. Plazierung eines intraperikardialen Drainagekatheters

Die Perikardpunktion wird von subxiphoidal durchgeführt. Nach Entfernen der Punktionsnadel wird über den liegenden Katheter ein J-Mandrin unter Röntgenkontrolle ca. 10 cm in den Perikardbeutel eingeführt. Es wird mit Hilfe eines 7-French-Dilatators über den Führungsdraht ein Gewebetunnel geschaffen und anschließend ein 7-French-Pigtail-Katheter über den Führungsdraht in den Herzbeutel eingeführt. Nach Entfernen des Führungsdrahtes wird die Lage des Katheters durch Aspiration von Perikardflüssigkeit überprüft.

Der Katheter wird in den unteren Abschnitt des Herzbeutels gebracht und durch Hautnaht fixiert. Die Punktionsstelle wird mit einer antiseptischen Salbe versorgt und steril verbunden.

Nachsorge bei liegendem Perikardkatheter:

- Spülung des Katheters in 1–2stündlichen Abständen mit 2–4 ml heparinisierter Kochsalzlösung.
- Aspiration der Ergußflüssigkeit alle 2–4 h.
- Täglicher Verbandswechsel der Punktionsstelle.

4. Komplikationen der Perikardpunktion

- Hämoperikard; es ist entweder das Ergebnis einer Perforation einer Herzhöhle oder der Verletzung einer Herzkranzarterie und tritt insbesondere bei Thrombozytopenien von $< 50\,000/mm^3$ auf. Die Behandlung besteht in einer Perikardpunktion mit Anlegen einer intraperikardialen Drainage. Falls die Komplikation hierdurch nicht rasch zu beherrschen ist, ist eine chirurgische Exploration erforderlich.
- Arrhythmien; werden durch mechanische Irritationen über die Punktionsnadel hervorgerufen und sind in aller Regel harmlos.
- Pneumothorax; dieser kommt selten vor. Tritt der Pneumothorax im Rahmen einer künstlichen Beatmung auf, ist eine Bülau-Drainage, unabhängig von der Größe des Pneumothorax, erforderlich.
- Verletzung der A. mammaria interna, des Magens oder der Leber. Diese Komplikationen erfordern in aller Regel eine sofortige chirurgische Intervention.
- Kontamination der Pleura, des Mediastinums oder des Peritoneums mit purulenter Perikardflüssigkeit; sie läßt sich häufig durch gezielte Gabe eines Breitspektrumantibiotikums beherrschen.
- Purulente Perikarditis als Folge einer intraperikardialen Drainage.
- Vasovagale Reaktion mit Hypotension und/oder Bradykardie; diese nicht selten vorkommende Komplikation nach Punktion eines großen Perikardergusses läßt sich durch intravenöse Flüssigkeits- und Atropin-Gabe sowie Kopftieflage des Patienten beherrschen.

F. Intraaortale Ballonpumpe (IABP)

Die IABP wird hauptsächlich zur hämodynamischen Stabilisierung von Patienten mit manifestem oder drohendem kardiogenen Schock eingesetzt. Mit der Möglichkeit, den Ballon perkutan nach der Seldinger-Technik in die A. femoralis communis einzuführen, hat die Anwendung der IABP eine größere Verbreitung erfahren. Dennoch sollte ihr Einsatz auf Patienten beschränkt bleiben, deren Prognose durch eine nachfolgende therapeutische Intervention verbessert werden kann oder die vorübergehend, z. B. postoperativ, in hämodynamische Probleme geraten sind. Die Patienten, bei denen die IABP als alleinige Maßnahme eingesetzt wird, haben trotz anfänglicher Stabilisierung eine extrem schlechte Prognose (Einjahresmortalität 80–90%).

1. Prinzip

Die Pumpe füllt den intraaortal gelegenen, 30–40 cm³ Helium fassenden Ballon während der Diastole, wodurch der diastolische Aortendruck angehoben wird (*Augmentation*). Dies führt zu einer Zunahme des koronaren Perfusionsdrucks. Mit Deflation des Ballons am Ende der Diastole entsteht ein präsystolischer *Dip*, wodurch sich die Phase der isovolumetrischen Kontraktion des linken Ventrikels verkürzt und der systolische linksventrikuläre Druck des darauffolgenden Schlages sinkt (Abb. 15 und 16). Hierdurch wird die Nachlast des linken Ventrikels gesenkt, wodurch auch ein Abfall des linksventrikulären

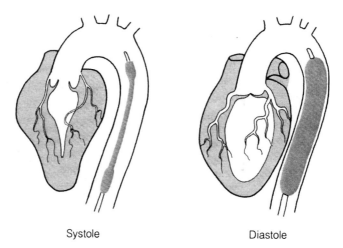

Systole   Diastole

Abb. 15. Lage der intraaortalen Ballonpumpe li. entlüftet im Zustand der Ventrikelsystole, re. entfaltet im Zustand der Ventrikeldiastole

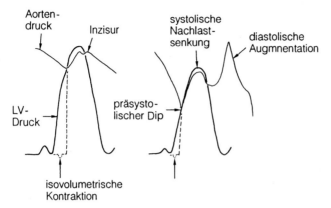

Abb. 16. Linke Bildhälfte: Drücke im linken Ventrikel und in der Aorta. Rechte Bildhälfte: Einfluß der intraaortalen Ballonpumpe auf den aortalen und li.-ventrikulären Druck. Die pumpenbedingte Augmentation übersteigt den systolischen Druck, die Ballondeflation führt zu einer Abnahme des diastolischen Aortendruckes um 15–20 mm Hg, der systolische Druck nimmt gegenüber dem Zustand vor Ballonpulsation um 5–10 mm Hg ab

enddiastolischen Druckes herbeigeführt wird. Die Effekte für den linken Ventrikel sind:

- Steigerung des Herzminutenvolumens;
- Senkung des myokardialen Sauerstoffbedarfs;
- Zunahme der Koronarperfusion.

Im Unterschied zu anderen Kreislauf-Assist-Systemen generiert die IABP kein eigenes Fördervolumen, sondern ist auf einen Herzindex von 1,2–1,4 l/min m², einen noch vorhandenen Blutdruck und einen regelmäßigen Herzrhythmus angewiesen.

2. Indikationen

Kardiogener Schock bei akutem Myokardinfarkt

Die IABP wurde in erster Linie zur Behandlung von Patienten mit kardiogenem Schock bei akutem Myokardinfarkt entwickelt. Obwohl sich der Schockzustand häufig temporär mit Hilfe der IABP bessern läßt, bleiben Hospital- und Langzeitmortalität unverändert hoch, wenn nicht durch zusätzliche Maßnahmen die dem Schock zugrunde liegenden Probleme beseitigt werden. Etwa 40% der Schockpatienten mit akutem Myokardinfarkt kommen für eine solche zusätzliche therapeutische Maßnahme (Bypass-Operation, Ballondilatation) in Frage. Bei diesen Patienten dient die IABP der hämodynamischen Stabilisierung und Vorbereitung auf den geplanten Eingriff. Besonders geeignet sind jüngere, männliche Patienten ohne arterielle Verschlußkrankheit im Bereich der Becken- und Beinarterien, bei denen der Schockzustand durch einen Erstinfarkt mit noch reversibel geschädigtem Myokard hervorgerufen worden ist. Kann in einem solchen Fall innerhalb von 30–60 min trotz intensiver medikamentöser Therapie keine hämodynamische Stabilisierung erreicht werden, so sollte die IABP eingesetzt werden und baldmöglichst eine angiographische Abklärung zur Frage eines therapeutischen Eingriffs erfolgen. Schockpatienten mit multiplen Vorinfarkten, großen Arealen irreversibler Myokardnekrose sowie ältere Patienten mit peripherer arterieller Verschlußkrankheit, bei denen das Risiko vaskulärer Komplikationen sehr hoch ist, profitieren im allgemeinen nur wenig von der IABP.

Mechanische Defekte

Die IABP kann erfolgreich bei Patienten mit

- akuter Mitralinsuffizienz infolge eines Papillarmuskelabrisses
- akutem Ventrikelseptumdefekt

eingesetzt werden. Infolge der durch die IABP induzierten Nachlastsenkung kommt es zu einer Umverteilung des linksventrikulären Schlagvolumens mit Abnahme des Regurgitations- bzw. Shuntvolumens zugunsten des Vorwärts-Schlagvolumens. Dann kann eine notfallmäßig durchgeführte Klappenoperation bzw. ein VSD-Verschluß die ansonsten sehr schlechte Prognose dieser Patienten verbessern.

Schwere Myokardischämie

Eine schwere therapierefraktäre Myokardischämie kann mit der IABP durch Steigerung des koronaren Perfusionsdrucks und Senkung des myokardialen Sauerstoffbedarfs beseitigt werden. Die Indikation zur IABP bei Myokardischämie wird sehr unterschiedlich gesehen. Ihrem Einsatz steht die hohe Komplikationsrate der Methode entgegen. Sie sollte daher nur nach Ausschöpfung aller medikamentösen Möglichkeiten und in Verbindung mit einem weiteren invasiven therapeutischen Vorgehen angewandt werden.

Nach kardiopulmonalem Bypass

Patienten, die nach Abstellen der Herz-Lungen-Maschine in hämodynamische Probleme geraten, profitieren besonders von dem Einsatz der intraaortalen Ballonpumpe, weil ihnen in aller Regel nur eine vorübergehende myokardiale Dysfunktion zugrunde liegt. Nach einer Anwendungszeit der IABP von 24–48 h haben sich die Kreislaufverhältnisse häufig stabilisiert.

3. Kontraindikationen

- Aorteninsuffizienz, weil Zunahme des Regurgitationsvolumens durch diastolische Augmentation;

- disseziierendes Aortenaneurysma, wegen der Gefahr einer Ausdehnung der Dissektion und einer Ruptur;
- aortoiliakale Gefäßveränderungen, wegen des hohen Risikos der Dissektion.

4. Technik

Eine blutige arterielle Druckmessung und eine hämodynamische Überwachung durch Swan-Ganz-Katheter sind zur Beurteilung der Ausgangssituation und des IABP-Effektes erforderlich. Ärzte und Pflegepersonal müssen mit der Technik der IABP vertraut sein, bei vielen Patienten kann schon eine kurzfristige Unterbrechung der IABP zu erheblichen hämodynamischen Problemen führen.

a) Einführen des Ballonkatheters

- Aufklärung des Patienten und schriftliches Einverständnis.
- Klinische und evtl. dopplersonographische Untersuchung des peripheren Gefäßstatus.
- Überwachung des arteriellen Drucks mittels arterieller Verweilkanüle (oder im Notfall über das zentrale Lumen des Ballonkatheters).
- Punktion der A. femoralis communis.
- Einbringen eines Führungsdrahtes in die thorakale Aorta.
- Legen der speziellen Einführungsschleuse (12 F) in die A. femoralis communis.
- Intravenöse Heparin-Therapie: 5000 I.E. als Bolus mit anschließender i.v.-Infusion (Dosis im Hemmbereich).
- Vorführen des Ballonkatheters unter Röntgenkontrolle in die deszendierende thorakale Aorta; die Katheterspitze liegt distal des Abganges der linken A. subclavia.
- Klinische und evtl. dopplersonographische Überprüfung der peripheren Durchblutung des betroffenen Beines; bei schwerer Ischämie gegebenenfalls Bypass von der kontralateralen A. femoralis communis zur A. femoralis superficialis distal der IABP-Einführungsstelle.

b) Einstellen von Inflation und Deflation des Ballons (Abb. 16)

Getriggert werden kann die IABP durch das EKG, den Aortendruck oder einen externen Schrittmacher.

- Die Balloninflation sollte zum Zeitpunkt des Aortenklappenschlusses erfolgen. Wird der intraaortale Ballon zu früh, bei noch geöffneter Aortenklappe, entfaltet, nimmt die Nachlast des linken Ventrikels zu. Bei zu später Ballonentfaltung wird dagegen der diastolische Aortendruck nicht so stark angehoben, daß die Koronarperfusion entscheidend gesteigert werden kann.

- Die Ballondeflation sollte unmittelbar vor dem niedrigsten diastolischen Aortendruck erfolgen. Kommt die Deflation zu früh, geht der Nutzen einer verbesserten Koronarperfusion verloren, setzt sie zu spät ein, muß der Ventrikel gegen die erhöhte Nachlast des noch entfalteten Ballons anpumpen.
- Die Einstellung der IABP ist dann optimal, wenn
  - die pumpenbedingte Augmentation den systolischen Druck übersteigt
  - die Ballondeflation zu einer Abnahme des diastolischen Aortendruckes um 15 bis 20 mmHg führt
  - der systolische Druck um 5–10 mmHg abnimmt.

c) Entwöhnung von der IABP

Das Abstellen der IABP muß allmählich geschehen, da der Patient in hämodynamischer Hinsicht von der Gegenpulsation abhängig geworden sein könnte. Die Entwöhnung wird durch schrittweise Veränderung des Verhältnisses von Gegenpulsation zu Normalschlag von 1:1 bis 1:8 über einen Zeitraum von 24–48 h durchgeführt. Der Patient sollte unter Einsatz aller medikamentösen Möglichkeiten einige Stunden unter einer 1:8-Gegenpulsation hämodynamisch stabil gewesen sein, bevor die Pumpe abgestellt wird.

- Die Heparin-Infusion wird 2–4 h vor Entfernen des Ballons beendet. Der Ballonkatheter wird dann gezogen und die Punktionsstelle für wenigstens 45 min komprimiert. Kommt es zur Hämatombildung, sollte zur Vermeidung schwerwiegender Komplikationen frühzeitig eine chirurgische Versorgung der Punktionsstelle erfolgen.

5. Komplikationen

Folgende Komplikationen treten bei der IABP in bis zu 30% der Fälle auf:

- vaskuläre Komplikationen, z.B. Verschluß der A. femoralis oder der großen Baucharterien durch den Katheter sowie Läsionen der Bein- und Beckenarterien oder der Aortenwand mit Ausbildung einer Dissektion beim Einführen des Katheters;
- während der IABP z.B. Infektion, Hämolyse, mechanisch bedingte Thrombopenie, Gasleck und Embolie;
- bei Entfernen des Ballonkatheters z.B. Blutungen und Hämatomentwicklungen (5–10%) oder arterielle Thrombose im Bereich der Punktionsstelle (10–20%); zur Vermeidung dieser Komplikationen empfehlen manche Autoren die primäre chirurgische Versorgung der Punktionsstelle.

II. Grundlagen der Herzkatheteruntersuchung und Angiographie

Die erste Herzkatheteruntersuchung führte Forssmann 1929 im Alter von 25 Jahren an sich selbst durch. Er legte seine linke Armvene frei und schob von dort einen Ureterkatheter unter Röntgensicht in den rechten Vorhof vor. Mit liegendem Katheter ging er über mehrere Stockwerke in die Röntgen-Abteilung, um die Katheterlage durch eine Thoraxaufnahme zu dokumentieren. Erst 12 Jahre später wurden die diagnostischen Möglichkeiten der Herzkatheteruntersuchung erkannt. Cournand u. Richards führten eine Reihe von Rechtsherzkatheteruntersuchungen durch und registrierten erstmals den Pulmonalarteriendruck beim Menschen. Weitere wichtige Schritte in der Entwicklung des Herzkatheterismus waren unter anderem die Einführung der perkutanen Technik durch Seldinger, der selektiven Koronarangiographie durch Sones und später durch Judkins sowie der bettseitigen Katheterüberwachung durch Swan und Ganz. 1977 führte Grüntzig die erste Koronarangioplastie durch. Damit erhielt der Herzkatheterismus eine neue therapeutische Dimension, deren Ausmaß gegenwärtig noch nicht abzusehen ist.

A. Indikationen

Wie bei jedem operativen Eingriff liegt der Entscheidung zum Herzkatheter ein sorgfältiges Abwägen von Risiken und Unannehmlichkeiten einerseits und dem Nutzen für den Patienten andererseits zugrunde. Der Patient muß über den Eingriff genau informiert werden und hierzu sein schriftliches Einverständnis geben. Ferner muß klar sein, ob der Eingriff ausschließlich aus diagnostischen Gründen durchgeführt wird oder ob sich aus dem Untersuchungsergebnis auch wichtige Konsequenzen für die weitere Therapie ergeben. In letzterem Fall ist die therapeutische Konsequenz darzulegen, die in einer Verbesserung der Symptome oder einer Beeinflussung der Prognose bestehen kann.

Die Indikationen zum Kathetereingriff sind vielfältig und sollen im einzelnen bei den verschiedenen Krankheitsbildern besprochen werden. Allgemein dient die Katheteruntersuchung der

- Diagnosesicherung;
- genauen Erfassung morphologischer Veränderungen;
- Bestimmung des Schweregrades der kardialen Erkrankung;
- Identifizierung kardiovaskulärer Begleiterkrankungen.

Die Notwendigkeit für eine Herzkatheteruntersuchung ergibt sich

- vor einem herzchirurgischen Eingriff;
- vor einem kathetertherapeutischen Eingriff;
- bei nichtinvasiv nicht eindeutig abklärbaren Krankheitszuständen;
- im Rahmen der intensivmedizinischen Überwachung.

B. Allgemeine Kontraindikationen

Die einzige absolute Kontraindikation stellt die Ablehnung der Herzkatheteruntersuchung durch den Patienten dar. Andere Kontraindikationen sind relativ und sollten, wenn möglich, vor dem Eingriff abgeklärt und beseitigt werden. Bei Beachtung bestimmter Vorsichtsmaßregeln stehen sie einer Untersuchung nicht prinzipiell entgegen. Auch schwerkranke Patienten mit akutem Myokardinfarkt, instabiler Angina pectoris oder im kardiogenen Schock können in ausgewählten Fällen bei entsprechender Erfahrung des Untersuchers einer Herzkatheteruntersuchung unterzogen werden, wenn hieraus wichtige therapeutische Konsequenzen zu erwarten sind.
Relative Kontraindikationen sind:

- eine schwere Herzinsuffizienz, bei der der Patient die horizontale Lagerung auf dem Kathetertisch nicht tolerieren würde. In diesem Fall wäre eine vorherige Rekompensation des Patienten anzustreben. Bei nicht aufschiebbarer notfallmäßiger Indikation ist eine Intubation notwendig, und die Katheteruntersuchung muß unter maschineller Beatmung durchgeführt werden;
- schwere arterielle Hypertonie (systolischer RR zum Zeitpunkt der Untersuchung > 200 mmHg) wegen des erhöhten Risikos einer Myokardischämie, einer Herzinsuffizienz und einer Nachblutung aus der arteriellen Punktionsstelle;
- bekannte Kontrastmittelallergie; bei wichtiger Indikation ist eine medikamentöse Vor- und Nachbehandlung mit Glukokortikoiden in einer Dosierung von jeweils 60 mg Prednison am Abend vor der Untersuchung, am Untersuchungstag und 12 h nach der Untersuchung notwendig. Anstelle der oralen Dosis am Untersuchungstag verabreichen einige Untersucher 250 mg Prednisolon und ein Antihistaminikum (z. B. 2 mg Clemastin) intravenös;
- Hypokaliämie (< 3,5 mval/l);
- Digitalisintoxikation;
- Fieber;
- Niereninsuffizienz; die Kontrastmittelmenge ist so klein wie möglich zu halten. Mit Hilfe intravenöser bzw. oraler Flüssigkeitszufuhr – wenn erforderlich in Verbindung mit Furosemid – ist unter Kontrolle der Kreatininwerte für eine schnelle Kontrastmittelausscheidung zu sorgen. Bei fortge-

schrittener Niereninsuffizienz oder deutlich ansteigenden Kreatininwerten muß eine Dialyse durchgeführt werden;
- rezidivierende ventrikuläre Tachykardie/Kammerflimmern; hier sollte möglichst zunächst eine Rhythmusstabilisierung angestrebt werden;
- Hyperthyreose; eine manifeste Hyperthyreose muß vor Gabe des (jodhaltigen) Kontrastmittels behandelt werden. Nach Erreichen einer euthyreoten Stoffwechsellage sollte die Jodaufnahme durch die Schilddrüse mit Natriumperchlorat blockiert werden (bei normaler Nierenfunktion: 20–30 Trpf. Irenat p.o. 30 min vor der Untersuchung, 3 · 10 Trpf. für die nächsten 7 Tage). Die Schilddrüsenwerte müssen vor und nach der Untersuchung kontrolliert werden;
- Antikoagulation; eine orale Antikoagulanzientherapie mit Cumarinderivaten kann nach unserer Erfahrung fortgeführt werden, wenn der Quickwert oberhalb 20% liegt. Die Normalisierung der Gerinnungswerte durch Vitamin K-Präparate empfiehlt sich nicht, weil hierdurch ein Zustand der Hyperkoagulabilität induziert werden kann. Einige Untersucher bevorzugen den Wechsel von Cumarinderivaten auf Heparin, weil dessen Wirkung durch Protaminsulfat prompt antagonisiert werden kann. Vor einer transseptalen Katheterisierung ist ein normaler Gerinnungsstatus erforderlich.

C. Vorbereitung zur Untersuchung

Seitens des Untersuchers ist es notwendig, nach Erhebung der Anamnese, der klinischen Untersuchung und Durchsicht aller Befunde einen Untersuchungsplan aufzustellen, der auf den individuellen Patienten abgestellt ist. Der Untersuchungsplan muß dem Herzkatheter-Team bekannt sein.

Seitens des Patienten sind folgende Vorbereitungen zu treffen:

- Aufnahme am Vortag oder am Morgen der Untersuchung;
- der Patient soll mindestens 6 h nüchtern sein; eine antianginöse oder antihypertensive Dauermedikation sollte auch am Tag der Untersuchung unverändert eingenommen werden;
- Sedierung; bei den meisten Patienten empfiehlt sich eine milde Sedierung mit z.B. 5–10 mg Diazepam p.o. ca. 1 h vor der Untersuchung;
- Atropin s.c.; die Gabe von Atropin wird sehr unterschiedlich gehandhabt. Bei Anwendung nicht-ionischer Kontrastmittel ist die Bradykardieneigung geringer. Eine Vorbehandlung mit Atropin senkt die Wahrscheinlichkeit einer vasovagalen Reaktion sowie einer Sinusbradykardie, die während der Injektion von Kontrastmittel in die Koronararterien ausgelöst werden können. Nachteilig wirkt sich allerdings die frequenzerhöhende Wirkung des Atropins aus, die mit einem erhöhten myokardialen Sauerstoffverbrauch verbunden ist und eine optimale Kontrastmitteldarstellung der Kranzarterien erschwert. Von den meisten Untersuchern wird daher nur bei einer Bradykardie, die zu Symptomen führt, Atropin verabreicht.

- gründliche Rasur und Säuberung der Haut im Bereich der Punktionsstelle und der kontralateralen Seite;
- intravenöse Verweilkanüle.

D. Komplikationen und Risikogruppen

Herzkatheteruntersuchungen haben ein geringes, aber nicht zu vernachlässigendes Risiko. Es ist abhängig von der Erfahrung des Untersuchers und der Schwere der zugrunde liegenden Erkrankung. In einem Bericht der Society of Cardiac Angiography aus dem Jahre 1982, der auf den Erfahrungen an 53 581 Patienten basiert, ergaben sich folgende durchschnittliche Komplikationsraten:

- Sterblichkeit 0,14%; bei Vorliegen einer Hauptstammstenose, bei eingeschränkter linksventrikulärer Funktion (EF < 30%), bei Patienten im klinischen Stadium IV und bei Patienten mit mehreren Herzkrankheiten (z. B. Klappenfehler und koronare Herzkrankheit) liegt die Sterblichkeit etwa 10mal höher. Jenseits des 65. Lebensjahres steigt die Sterblichkeit um das Dreifache an.
  Risikopatienten sollten von einem erfahrenen Operateur mit der Assistenz eines in der Intensivmedizin ausgebildeten Arztes untersucht werden. Möglichkeiten zur Intubation, maschinellen Beatmung und zur Behandlung hämodynamischer Probleme (Nitroglyzerin-, Katecholamininfusion, intraaortale Ballonpulsation usw.) müssen schnell verfügbar sein. Die Kontrastmittelmenge muß auf ein Minimum beschränkt werden, die weniger kardiodepressiv wirkenden, nicht-ionischen Kontrastmittel sollten bevorzugt eingesetzt werden. Bei relevanter Hauptstammstenose muß die Zahl der Kontrastmittelinjektionen in die linke Kranzarterie so niedrig wie möglich gehalten werden. Ist der linksventrikuläre Füllungsdruck über 20–25 mmHg erhöht, sollte der Angiographie eine sublinguale Nitroglyzeringabe vorausgehen, sofern der systolische arterielle Druck über 90 mmHg liegt. Anderenfalls muß gegebenenfalls auf das linksventrikuläre Angiogramm verzichtet werden;
- Myokardinfarkt 0,07%; das Infarktrisiko ist insbesondere bei Patienten mit instabiler Angina pectoris, nichttransmuralem Infarkt und insulinpflichtigem Diabetes mellitus erhöht (bis 2,6%);
- Cerebrale Ischämien 0,07%, bei Risikopatienten bis zu 0,2%; sie entstehen hauptsächlich auf embolischem Wege durch thrombotisches Material von Katheter oder Führungsdraht oder durch die akzidentelle Injektion von Luft, seltener durch Loslösen eines arteriosklerotischen Plaques.
  Maßnahmen zur Verhinderung einer Embolie sind sorgfältiges Spülen des Katheters, Reinigen des Führungsdrahtes, Auswechseln des Katheters während der Untersuchung, wenn dieser längere Zeit im Gebrauch war, Einsatz von i.v. verabreichtem Heparin (2000 I.E. i.v.) bei längerdauernden Prozeduren;

– Lokale Gefäßkomplikationen 0,57%; bei der Sones-Technik handelt es sich vorwiegend um einen thrombotischen Gefäßverschluß, dessen Auftreten von der Dauer der Untersuchung, der Zahl der verwendeten Katheter und der Qualität der Arteriennaht abhängig ist. Durch routinemäßigen Einsatz des Fogarty-Katheters kann die Inzidenz der arteriellen Thrombose reduziert werden. Bei der Judkins-Technik treten vaskuläre Probleme vorwiegend an der Punktionsstelle auf, und zwar in Form einer Thrombose, eines falschen Aneurysmas, einer AV-Fistel oder eines Hämatoms, das sich bis in den Retroperitonealraum erstrecken kann;

– Perforation des Herzens oder der großen Gefäße 0,8%; eine Perforation des Vorhofes, der Aorta ascendens oder des Koronarvenensinus mit Ausbildung einer Herzbeuteltamponade ist eine wesentliche Komplikation bei der transseptalen Kathetertechnik. Zu einer Perforation des rechtsventrikulären Ausflußtraktes oder der Spitze des rechten Ventrikels kann es bei Verwendung eines Cournand-Katheters kommen.
Katheterbedingte Perforationen der Aorta, A. iliaca, A. subclavia und der großen Hohlvenen treten selten auf, meist durch Vorführen des Katheters gegen einen mechanischen Widerstand oder durch Vorführen des Katheters trotz vom Patienten angegebener Schmerzen;

– Vagale Reaktionen werden durch Angst und Schmerz ausgelöst und können zu Übelkeit, Erbrechen und zu einem Abfall von Blutdruck und Herzfrequenz führen. Insbesondere bei Patienten mit schwerer koronarer Herzkrankheit, Aortenstenose und eingeschränkter linksventrikulärer Funktion können sich hieraus lebensbedrohliche Folgen ergeben;

– Reaktion durch Freiwerden pyrogener Substanzen;

– Allergische Reaktionen (zu ihrer Vermeidung s. S. 49).

E. Herzkatheterlabor

Kernstück des Herzkatheterlabors ist die Angiographieanlage, die der Durchleuchtung zur Positionierung des Katheters und der Kinoaufzeichnung angiographischer Szenen dient. Letztere werden in multiplen Projektionen einschließlich einer kranialen und kaudalen Angulation aufgenommen, um die verschiedenen Gefäßabschnitte oder Herzstrukturen überlagerungsfrei darstellen zu können. Anforderungen an eine moderne Angiographieanlage sind

– eine ausreichende Qualität des Durchleuchtungsbildes zum Einführen und Positionieren des Katheters. Hierbei kann im Interesse der Reduktion der Strahlendosis auf eine optimale Bildqualität verzichtet werden;

– ein qualitativ hochwertiges Durchleuchtungsbild für Interventionen, etwa die Ballondilatation, um feine Strukturen, wie den Führungsdraht und die Gefäßanatomie, auch bei kleinen Kontrastmittelmengen gut erkennen zu können;

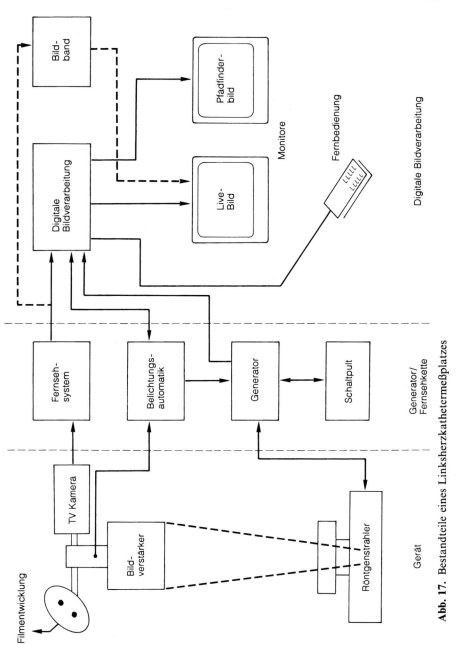

Abb. 17. Bestandteile eines Linksherzkathetermeßplatzes

- eine qualitativ hochwertige Wiedergabe der aufgenommenen Szenen *während* der Untersuchung, um diskretere Veränderungen, wie etwa Dissektion oder intravasale Thrombusbildung, eindeutig identifizieren zu können;
- eine gute Qualität des Kinofilmes, wobei eine Aufnahmefrequenz von 12,5 Bildern/s für die Kranzarterien und 25 Bildern/s für den linken Ventrikel ausreichend erscheint.

Die Angiographieanlage besteht aus folgenden Komponenten (Abb. 17):

- Untersuchungsgerät und Patiententisch; hier genügt unserer Meinung nach in der Erwachsenenkardiologie für Diagnostik und Therapie der Einebenenplatz. Die zweite Ebene erlaubt die simultane, biplane Lävokardiographie und wird von einigen Untersuchern auch bei der PTCA eingesetzt;
- Röntgenröhre; sie muß bei hoher Untersuchungsfrequenz und langwierigen interventionellen Eingriffen eine ausreichend hohe Wärmekapazität haben. Mit Hilfe halbtransparenter Blenden kann das Objekt optimal eingeblendet werden, um Transparenzunterschiede zwischen Lunge und Herz auszugleichen. Einige Modelle erlauben den gepulsten Betrieb der Röhre mit dem Ziel, die Bildqualität zu verbessern bzw. bei gleicher Bildqualität die Strahlenbelastung zu senken;
- Generator;
- hochauflösende Fernsehsysteme mit Videobandspeicher und unter Umständen digitaler Bildspeicherung;
- Kinokamera.

F. Strahlenschutz

Ein Grenzwert für eine schädigende Strahleneinwirkung ist nicht bekannt. Gesetzlich beträgt die für die allgemeine Bevölkerung höchstzugelassene Ortsdosisleistung 0,03 mSv (= 3 mRem) pro Woche, pro Jahr 1,5 mSv (= 0,15 Rem). Die im Kontrollbereich tätigen Personen (Kategorie A) dürfen mit einer Ortsdosisleistung von maximal 1,0 mSv/Woche (= 100 mRem) bzw. 50 mSv pro Jahr (= 5 Rem) belastet werden. Auch bei Beachten dieser Grenzwerte kann das Risiko einer Strahlenschädigung nicht ganz ausgeschlossen werden.

Zur Überwachung der individuellen Strahlenbelastung werden Röntgenplaketten und Dosimeter eingesetzt. Während der Katheteruntersuchung müssen Bleischürzen mit einem Bleigleichwert von 0,5 mm, ein Bleikragen zum Schutz der Schilddrüse und eine Bleiglasbrille zum Schutz der Augen getragen werden. Hierdurch wird die Strahlenbelastung etwa um den Faktor 100 reduziert.

Um die Strahlenbelastung so gering wie möglich zu halten, sollten

- Durchleuchtungszeit und die Länge der Kinoaufnahme (etwa 10mal höhere Strahlenbelastung als bei Durchleuchtung) auf ein Minimum reduziert werden. Die Zahl der Bilder sollte 12,5/s für die Kranzarterien betragen. Der Abstand zwischen Röntgenröhre und Untersucher sollte so groß wie möglich sein, da die Strahleneinwirkung mit dem Quadrat des Abstands abnimmt;
- der Abstand zwischen Röntgenröhre und Bildverstärker sollte so gering wie möglich sein;
- spezielle, steril abgedeckte Bleiglasplatten und am Tisch befestigte Bleilamellen können zur Reduktion der Streustrahlung zwischen Patient und Untersucher eingesetzt werden.

III. Technik der Koronarangiographie

A. Judkins-Technik

1. Materialien für die Koronarangiographie

Gebräuchlich sind für die perkutane transfemorale Koronarangiographie 0,035–0,038 Zoll dicke Führungsdrähte mit geradem Verlauf oder J-förmig gebogener Spitze. Hiermit können in aller Regel geschlängelt verlaufende Bekkenarterien oder arteriosklerotisch veränderte Gefäßbezirke gut überwunden werden.

Die Katheter enthalten zur besseren Steuerbarkeit in ihrer Wand ein feines Drahtgeflecht; sie sind polyäthylen- oder polyurethanbeschichtet und in verschiedenen Bogengrößen von 3,5–6 cm verfügbar. Die Auswahl der Bögen richtet sich nach der Größe des Aortenbogens und der Lumenweite der Aorta ascendens (Abb. 18).

In den meisten Labors wird der Katheter an eine Hahnbank angeschlossen, die aus 3 hintereinandergeschalteten Dreiwegehähnen besteht (Abb. 19a). Diese Anordnung erlaubt dem Untersucher, in einem geschlossenen System schnell zwischen einer Druckregistrierung, dem Spülen des Katheters sowie der Injektion von Kontrastmittel zu wechseln und dabei die Sterilität zu bewahren. Alternativ zu der Hahnbank kann ein Y-Konnektor verwandt werden, der eine freiere Handhabung des Katheters erlaubt. In einigen Labors wird der Katheter nach der Seldinger-Technik direkt über den Draht, in anderen über eine arterielle Schleuse in die Arterie eingeführt (Abb. 19b). Im letzteren Fall empfiehlt es sich, eine Schleusengröße zu wählen, die etwas über dem äußeren Durchmesser des Angiographiekatheters liegt, so daß über eine Flüssigkeitssäule der arterielle Druck über den Seitenarm der Schleuse gemessen werden kann. Ein weiterer Vorteil der Schleusentechnik liegt darin, daß der Katheter leicht gewechselt werden kann, ohne daß zwischenzeitlich die Leiste komprimiert werden muß und ohne daß die Arterie durch wiederholte Katheterwechsel zusätzlich lädiert wird. Zudem ist die Untersuchung für den Patienten mit geringeren Beschwerden verbunden.

2. Kathetertechnik

Die A. femoralis wird unmittelbar unter der Leistenfalte palpiert und das Lokalanästhetikum ca. 1–2 cm unterhalb des Ortes der maximalen Pulsation

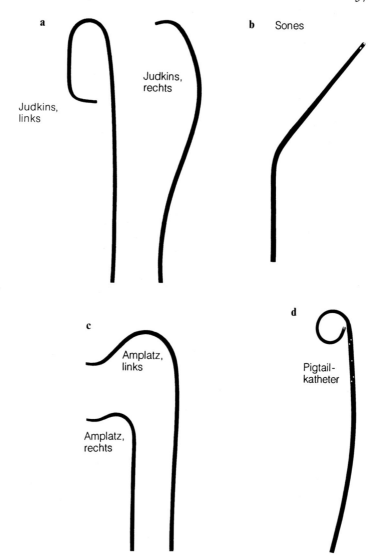

Abb. 18. a Judkins-Katheter für die linke (links) und rechte (rechts) Herzkranzarterie.
b Sones-Katheter. **c** Amplatz-Katheter für die linke und rechte Kranzarterie. **d** Pigtail-Katheter für die Angiokardiographie

und leicht lateral hierzu injiziert. Nach einer kleinen Hautinzision erfolgt die Punktion der Arterie mit der Seldinger-Nadel (Abb. 19c) in einem 30–45°-Winkel zur Haut. Die Punktion der Arterienwand sollte unbedingt unterhalb des Leistenbandes erfolgen, da eine Punktion weiter proximal von außen manuell nicht direkt komprimierbar ist und zu einer retroperitonealen Blutung führen kann.

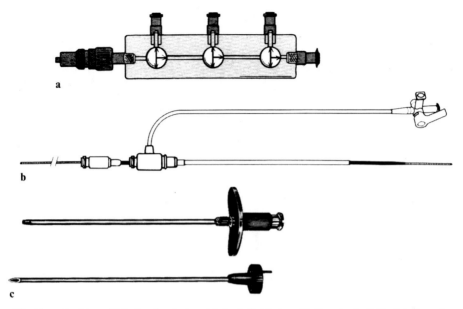

Abb. 19. a Drehbare Hahnbank mit Anschlußmöglichkeiten für Druck, Spülflüssigkeit und Kontrastmittel. **b** Seldinger-Schleuse mit Dilatator und Führungsdraht. Zunächst wird der Führungsdraht über die liegende Punktionsnadel in die Arterie eingeführt, die Punktionsnadel entfernt und die Seldinger-Schleuse mitsamt Dilatator über den liegenden Draht in das Gefäß vorgeführt. Danach werden Draht und Dilatator entfernt und die Schleuse über den Seitenarm mit Kochsalzlösung gespült. **c** Seldinger-Punktions-Kanüle mit innerer Nadel. Nach Punktion der Arterie wird die innere Nadel entfernt und der Führungsdraht über die liegende Kanüle in das Gefäß eingeführt.

Über die in der Arterie liegende Nadel wird dann der Führungsdraht in die Bauchaorta vorgeschoben. Die Punktionsnadel wird entfernt und die Schleuse über den Draht in die Arterie eingeführt. Über den Seitenarm der Schleuse wird Blut aspiriert, um alles thrombotische Material zu entfernen. Die Schleuse wird dann mit einer heparinisierten Kochsalzlösung gespült.

Der weitere Untersuchungsgang ist in den verschiedenen Herzkatheterlabors unterschiedlich. In vielen wird zunächst die Lävokardiographie durchgeführt, der sich die Koronarangiographie anschließt. Wir bevorzugen, mit der Koronarangiographie zu beginnen, wobei deren Ergebnis mit herangezogen wird, um zu entscheiden, ob eine Ventrikulographie durchgeführt werden soll oder nicht. Im Falle eines schwerwiegenden Koronargefäßbefalls, etwa einer hochgradigen Hauptstammstenose in Verbindung mit Angina pectoris, würde man dem Patienten das Risiko einer Lävokardiographie ersparen. Bei instabilen Patienten wird vor der Koronarangiographie der pulmonale Kapillardruck oder der enddiastolische Druck im linken Ventrikel gemessen, die Wandbewegung des linken Ventrikels wird mit der zweidimensionalen Echokardiographie untersucht.

a) Katheterisierung der linken Kranzarterie

Hierfür wird bei normal großem Patienten und unveränderter Aorta ein speziell geformter Judkins-Katheter mit einer Bogengröße von 4 cm benutzt. Der Katheter wird zusammen mit einem Führungsdraht, der etwa 5–10 cm aus dem Katheter herausragt, vorsichtig über die Leiste bis in die deszendierende Aorta thoracalis eingeführt. Der Draht wird entfernt, der Katheter zur Druckregistrierung an die Hahnbank angeschlossen. Zur Entfernung von kleinen Thromben und Luft wird Blut aspiriert und der Katheter dann mit ca. 5 ml heparinisierter Kochsalzlösung gespült. Anschließend wird der Katheter unter Druckkontrolle vorsichtig vorgeschoben, wobei das volle Profil des Katheters erhalten bleiben muß, also beide Krümmungen des Katheters sichtbar sein müssen (Abb. 20).

Die linke Kranzarterie entspringt ca. 1 cm oberhalb der Aortenklappe links posterolateral aus der Aorta. Die für ihre Kanülierung gewählte Projektion ist unterschiedlich. In der häufiger gewählten 30°-LAO-Sicht projiziert sich der Abgang auf die linke Seite der Aorta. Wir bevorzugen die a.p.-Projektion, in der die Katheterspitze nach links und leicht nach hinten zeigt, wenn sie das Ostium der linken Kranzarterie erreicht hat. Unter Umständen muß die Katheterlage durch leichte Rotation korrigiert werden. Das Vorschieben des Katheters muß langsam erfolgen, weil eine gewaltsame Kanülierung des Ostiums eine Dissektion des Hauptstammes zur Folge haben kann.

Befindet sich der Katheter im Ostium der Kranzarterie, muß die Druckkurve sofort kontrolliert werden. Ist sie gedämpft bzw. „ventrikularisiert" (d.h. normaler systolischer, aber niedriger diastolischer Druck), kann eine hochgradige Hauptstammstenose bzw. Ostiumstenose der linken Kranzarterie vorliegen oder die Katheterspitze der Koronararterienwand anliegen. In jedem Fall muß der Katheter aus dem Ostium entfernt werden. Bleibt die Druckkurve nach erneuter Kanülierung der Kranzarterie verändert, sollte zum Ausschluß einer hochgradigen Hauptstammstenose die Katheterspitze in die Nähe des Ostiums gelegt werden und hier Kontrastmittel injiziert werden. Häufig läßt sich auf diese Weise eine ostiumnahe Hauptstammstenose nachweisen.

Bei normaler Druckkurve sollte über den im Ostium liegenden Katheter eine kleine Kontrastmittelmenge injiziert werden, um sich eine orientierende

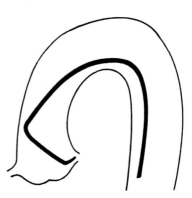

Abb. 20. Linker Judkins-Katheter im Ostium der li. Koronararterie

Information über den Zustand des linken Hauptstammes zu verschaffen. In unterschiedlichen Projektionen, die unten beschrieben sind, werden dann durch eine kräftige Handinjektion jeweils 6–9 ml Kontrastmittel in die linke Kranzarterie eingespritzt.

b) Katheterisierung der rechten Kranzarterie

Die Katheterisierung der rechten Kranzarterie erfolgt mit einem speziell hierfür geformten Katheter in linksanteriorer 30°-Schrägprojektion (Abb. 18). Der Katheter wird unmittelbar über die Aortenklappe gelegt, dort im Uhrzeigersinn gedreht und dabei langsam ein wenig zurückgezogen (Abb. 21). Die erfolgreiche Kanülierung der rechten Kranzarterie wird häufig durch eine plötzliche Bewegung der Katheterspitze nach rechts angezeigt. Die Druckkurve muß sofort kontrolliert werden, eine Dämpfung bzw. Ventrikularisierung kann bedingt sein durch

- eine Ostiumstenose;
- eine klein angelegte rechte Kranzarterie;
- eine superselektive Lage des Katheters im Konusast der rechten Kranzarterie;
- einen kompletten Verschluß der rechten Kranzarterie unmittelbar hinter dem Ostium;
- einen Spasmus der rechten Kranzarterie.

Ein katheterinduzierter Spasmus ist in der rechten Kranzarterie relativ häufig, in der linken Kranzarterie sehr selten zu beobachten. Findet sich nach vorsichtiger Kontrastmittelinjektion an der Katheterspitze eine glatt begrenzte konzentrische Stenose, sollte der Katheter entfernt und nach sublingualer Gabe von Nitroglyzerin die Angiographie wiederholt werden. Alternativ kann eine kleine Menge Kontrastmittel in die rechte Kranzarterie injiziert werden und der Katheter danach sofort aus dem Gefäß entfernt werden (sog. *shoot and run*-Technik). Bei normaler Druckkurve erfolgt die Angiographie der rechten Kranzarterie durch kräftige Handinjektion von 3–6 ml Kontrastmittel. Es sind mindestens 2 Projektionen notwendig (s. unten).

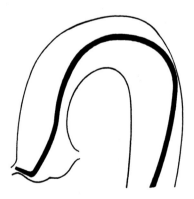

Abb. 21. Rechter Judkins-Katheter im Ostium der re. Koronararterie

c) Lävokardiographie

Die Lävokardiographie wird mit einem sog. *Pigtail*-Katheter durchgeführt, der an seinem Ende ringförmig gebogen ist und neben einem Endloch mehrere Seitenlöcher enthält (Abb. 18). Der Katheter wird mit einem Führungsdraht versehen in die Aorta thoracalis descendens vorgeführt und nach Entfernen des Führungsdrahtes an den Druckmonitor angeschlossen. Bei guter Druckregistrierung wird der Katheter über den Aortenbogen zur Aortenklappe hin vorgeschoben. Die retrograde Überwindung der Aortenklappe gelingt häufig, wenn der Katheter mit leichtem Druck auf die Klappe ein wenig im Uhrzeigersinn gedreht und dabei leicht zurückgezogen wird (Abb. 22a). Gelingt die Passage der Aortenklappe so nicht, kann ein gerader Führungsdraht über den Katheter eingeführt werden und zunächst mit Hilfe dieses ca. 5 cm aus dem Pigtail-Katheter herausragenden Drahtes die Aortenklappe überwunden werden (Abb. 22b). Der Katheter wird dann über den Draht in den linken Ventrikel vorgeschoben und zunächst der linksventrikuläre Druck gemessen. Bei enddiastolischem Druck oder pulmonalem Kapillardruck unter 35 mmHg kann eine Lävokardiographie durchgeführt werden, wobei die Kontrastmittelmenge bereits bei einem enddiastolischen Druck über 25 mmHg deutlich reduziert werden muß. Der Katheter wird an eine Kontrastmittelpumpe angeschlossen und das Kontrastmittel mit einer Flußgeschwindigkeit von etwa 10–15 ml/s in einer Gesamtmenge zwischen 30 und 60 ml (je nach Funktion und Größe des Ventrikels und der Schlußfähigkeit der Mitralklappe) injiziert.

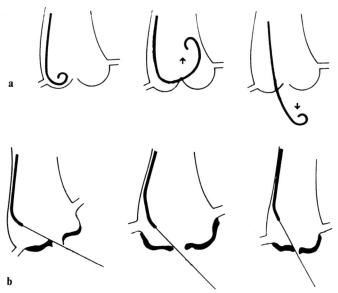

Abb. 22. a Technik zur Überwindung der nicht-stenosierten Aortenklappe mittels eines Pigtail-Katheters. **b** Sondierung des linken Ventrikels bei Aortenklappenstenose; Passieren der stenosierten Klappe mittels Führungsdraht, über den der Pigtailkatheter vorgeführt wird

Die Ventrikulographie wird üblicherweise in 30° rechtsanteriorer und in 60° linksanteriorer Schrägprojektion während der Inspirationsphase gefilmt.

B. Sones-Technik

Im Unterschied zu den Judkins-Kathetern hat der Sones-Katheter ein Endloch und 4 kleine Seitenlöcher, die sich in der Nähe der Katheterspitze befinden (Abb. 18). Der Zugangsweg ist die A. brachialis, die entweder operativ freigelegt oder perkutan punktiert wird. Der Katheter wird in die A. brachialis eingebracht. Hier werden 10 000 I.E. Heparin zur Vermeidung einer Thrombenbildung über den Katheter injiziert. Der Sones-Katheter wird dann in die aszendierende Aorta vorgeführt.

Die am häufigsten angewandte Technik, um das Ostium der linken Herzkranzarterie zu erreichen, besteht in der Bildung einer offenen Schleife auf der rechten Aortentasche, so daß zwischen Schaft und Katheterspitze ein 45°-Winkel entsteht und die Spitze auf die linkskoronartragende Aortentasche hinzeigt (Abb. 23a). Durch vorsichtiges Vorschieben und Zurückziehen des Katheters kann dann das Ostium der linken Herzkranzarterie erreicht werden. Es folgt die Angiographie der linken Kranzarterie in der oben beschriebenen Weise.

Im Unterschied zur Judkins-Technik wird der gleiche Katheter auch für die Angiographie der rechten Herzkranzarterie verwendet. Hierzu wird eine etwas kleinere Schleife in der rechten Aortentasche geformt, so daß die Spitze des Katheters wieder zur linkskoronartragenden Aortentasche zeigt. Der Katheter wird dann im Uhrzeigersinn unter leichter Retraktion rotiert, bis er in das Ostium der rechten Kranzarterie gelangt (Abb. 23b). Die Angiographie der rechten Kranzarterie erfolgt in der oben beschriebenen Weise.

Im Anschluß daran wird der Sones-Katheter in die linke Herzkammer eingeführt und die Lävokardiographie wie oben beschrieben durchgeführt.

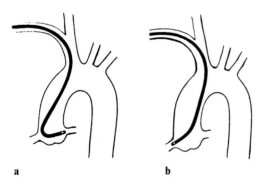

a   b

Abb. 23. a Sones-Katheter im Ostium der li. Koronararterie. **b** Sones-Katheter im Ostium der re. Koronararterie

C. Amplatz-Technik

Die Amplatz-Technik ist eine seltener angewandte Alternativmethode zur Judkins-Technik für die perkutane Koronarangiographie über die A. femoralis. Mit ihr gelingt die Koronarangiographie häufig in den Fällen, in denen mit dem Judkins-Katheter das Ostium der Kranzarterie nicht erreicht werden kann.

Zur Katheterisierung der linken Kranzarterie wird der linke Amplatz-Katheter (Abb. 18) mit seinem großen Bogen auf die rechte Aortentasche gelegt, so daß die Spitze des Katheters auf die linkskoronartragende Taschenklappe zeigt. Der Katheter wird dann vorsichtig vorgeführt, bis seine Spitze in das Ostium der linken Kranzarterie hineinschnappt. Zur weiteren Stabilisierung kann der im Ostium liegende Katheter dann leicht zurückgezogen werden.

Für die Katheterisierung der rechten Herzkranzarterie wird der speziell hierfür geformte Katheter (Abb. 18) bis kurz vor die Aortenklappe vorgeführt, so daß die Spitze des Katheters nach links zeigt. In linksanteriorer 30°-Schrägposition wird dann, ähnlich wie bei der Judkins-Technik, der Katheter im Uhrzeigersinn gedreht und dabei leicht zurückgezogen, bis das Ostium der rechten Kranzarterie erreicht ist.

D. Multipurpose Kathetertechnik

Als Alternative zum Sones-Katheter kann ein sehr ähnlich geformter, sog. Multipurpose-Katheter verwendet werden, dessen Spitze im Gegensatz zum Sones-Katheter etwas kürzer ist. Die Katheterisierung beider Kranzarterien wird ähnlich wie nach der Sones-Technik durchgeführt.

E. Anatomie der Koronararterien

Mit Hilfe der Koronarangiographie können die epikardialen Koronararterienäste, nicht aber kleinere intramyokardiale Äste dargestellt werden (Abb. 24). Letztere haben bei der koronaren Herzerkrankung nur eine untergeordnete Bedeutung.

1. Linke Koronararterie

Die linke Kranzarterie entspringt im oberen Anteil des linken aortalen Sinus. Der Hauptstamm der linken Kranzarterie verläuft hinter dem rechtsventriku-

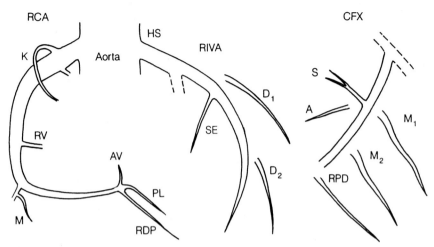

Abb. 24. Schematische Darstellung der Koronararterien: RCA = rechte Koronararterie; RV = rechtsventrikulärer Ast; M = marginaler Ast; AV = AV-Knotenarterie; RDP = R. descendens posterior; PL = posterlateraler Ast; HS = Hauptstamm der linken Koronararterie; RIVA = R. interventricularis anterior; D_1 = 1. diagonaler Ast; D_2 = 2. diagonaler Ast; CFx = R. circumflexus; M_1 = 1. marginaler Ast; M_2 = 2. marginaler Ast; S = Sinusknotenarterie; A = atrialer Ast; SE = septaler Ast; K = Konusast

lären Ausflußtrakt und hat eine Länge von 0–10 mm. Er teilt sich gewöhnlich in den R. interventricularis anterior und den R. circumflexus auf.

Der R. interventricularis anterior verläuft in der vorderen Interventrikulargrube auf die Herzspitze zu und unter Umständen um die Spitze herum. Er gibt septale und diagonale Äste ab. Die septalen Äste treten in das interventrikuläre Septum ein. Ihr Verlauf kann sehr unterschiedlich sein. In einigen Fällen entspringt ein kräftiger erster Septumast rechtwinklig aus dem R. interventricularis anterior und teilt sich in ein Netzwerk kleinerer Seitenäste auf. In anderen Fällen verläuft der erste Septumast eher horizontal parallel zum R. interventricularis anterior. In wieder anderen Fällen gehen vom R. interventricularis anterior eine Vielzahl etwa gleich großer Septumäste ab. Ihnen laufen Septumäste aus dem R. descendens posterior der rechten Kranzarterie entgegen. Das interventrikuläre Septum ist damit das Myokardareal mit der dichtesten Gefäßversorgung. Den Septumästen, insbesondere dem ersten, kommt bei der Kollateralversorgung eine wichtige Funktion zu.

Die diagonalen Äste gehen in anterolateraler Richtung aus dem R. interventricularis anterior ab, sie variieren in ihrer Anzahl und ihrer Größe ganz erheblich. Nur weniger als 1% der Patienten haben keine diagonalen Äste. Bei fehlender angiographischer Darstellung muß also am ehesten von einem proximalen Gefäßverschluß ausgegangen werden.

Bei 37% der Patienten teilt sich die linke Kranzarterie statt in 2 in 3 Hauptäste. In diesen Fällen entspringt zwischen R. interventricularis anterior und R. circumflexus ein sog. R. medianus, der dann einen Verlauf analog der diagonalen Äste nimmt. In 78% der Fälle verläuft der R. interventricularis anterior ganz um die Herzspitze herum und endet erst im diaphragmalen

Abschnitt des linken Ventrikels. Bei 22% der Patienten endet der R. interventricularis anterior an der Herzspitze oder noch davor. Er ist dann in seinem distalen Kaliber sehr eng, was nicht mit einem arteriosklerotischen Befall der Arterie verwechselt werden darf. In diesen Fällen ist der R. descendens posterior der rechten Kranzarterie stärker ausgebildet und länger als gewöhnlich.

Der R. circumflexus entspringt aus dem Hauptstamm der linken Kranzarterie und verläuft entlang der linken Atrioventrikulargrube. Bei 77–90% der Patienten ist die A. circumflexa ein nichtdominantes Gefäß (Abb. 25a). In diesen Fällen wird das posteriore interventrikuläre Septum und die diaphragmale Region des linken Ventrikels von der rechten Kranzarterie versorgt. Gewöhnlich gibt der R. circumflexus 1–3 marginale Äste ab, die die freie Wand des linken Ventrikels nach lateral hin versorgen. Der periphere R. circumflexus verläuft neben dem Koronarvenensinus und kann am besten in der späten Phase des Koronarangiogramms identifiziert werden, wenn der Koronarsinus schon mit Kontrastmittel gefüllt ist. Ferner können aus dem R. circumflexus linksatriale Äste abgehen, die die laterale und posteriore Wand des linken Vorhofes versorgen.

2. Rechte Koronararterie

Die rechte Kranzarterie entspringt aus dem rechtsaortalen Sinus etwas tiefer als die linke Kranzarterie. Sie verläuft entlang der rechten Atrioventrikulargrube zur Crux cordis, die als der Punkt des Herzens definiert ist, an dem rechte und linke Atrioventrikulargrube und die posteriore Interventrikulargrube zusammenstoßen. Der erste von der rechten Kranzarterie abgehende Seitenast ist die Konusarterie. Bei 50% der Patienten entspringt die Arterie unmittelbar am Ostium der rechten Kranzarterie oder wenige Millimeter tiefer. Bei der anderen Hälfte hat die Konusarterie ein eigenes Ostium und wird deswegen bei der selektiven Koronarangiographie unter Umständen nicht dargestellt. Sie verläuft nach anterior über den rechtsventrikulären Ausflußtrakt in Richtung R. interventricularis anterior. Ihre Bedeutung liegt in der Ausbildung einer Kollateralzirkulation zu diesem Ast im Falle seines Verschlusses.

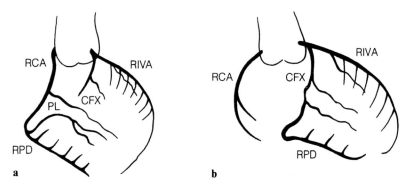

Abb. 25. **a** Rechtsversorgungstyp. **b** Linksversorgungstyp (Abkürzungen wie in Abb. 24)

Der 2. Seitenast der rechten Kranzarterie ist die Sinusknotenarterie. Sie geht etwa zu 60% aus der rechten Kranzarterie, zu ca. 38% aus dem R. circumflexus, sehr selten aus beiden Herzkranzarterien ab. Dieser Ast verläuft schräg nach hinten über das atriale Septum und gibt einen Seitenast zum Sinusknoten sowie andere Äste zum rechten und linken Vorhof ab.

Im mittleren Drittel der rechten Herzkranzarterie entspringen mehrere rechtsventrikuläre Äste. Sie versorgen die Vorderwand des rechten Ventrikels und haben insofern klinische Bedeutung, als von ihnen Kollateralen zum verschlossenen R. interventricularis anterior ausgebildet werden können. Ein wichtiger Ast der rechten Kranzarterie ist der R. descendens posterior, der, wie oben ausgeführt, zu 77–90% aus der rechten Herzkranzarterie entspringt, im anderen Fall aus dem R. circumflexus. Dieser Ast verläuft von der Crux cordis aus die posteriore Interventrikulargrube hinab und gibt mehrere kleine Septumäste ab, die den unteren Anteil des interventrikulären Septums versorgen. Im Falle eines Rechtsversorgungstyps verläuft die rechte Kranzarterie über die Crux cordis hinaus entlang der linken Atrioventrikulargrube. Das Gefäß endet dann häufig mit der Abgabe mehrerer posterolateraler Äste, die die diaphragmale Region des linken Ventrikels versorgen und die AV-Knotenarterie abgeben. Im Falle eines Linksversorgungstyps ist die rechte Kranzarterie sehr klein angelegt und endet vor der Crux cordis, ohne an der Durchblutung des linksventrikulären Myokards beteiligt zu sein (Abb. 25 b).

Etwa bei einem Viertel der Patienten mit dominanter rechter Herzkranzarterie bestehen im Abgangsbereich des R. descendens posterior anatomische Variationen. So kann beispielsweise ein Teil dieser Myokardregion durch einen rechtsventrikulären Ast versorgt werden, durch einen doppelt angelegten R. descendens posterior oder durch einen R. descendens posterior, der sehr weit proximal vor der Crux cordis entspringt.

F. Auswahl der Projektionen

1. Linke Kranzarterie

Die Rotation des Röntgengerätes in der transversalen Ebene zur Aufnahme in rechtsanteriorer bzw. linksanteriorer Schrägprojektion reicht insbesondere für die linke Kranzarterie nicht aus, um alle Gefäßregionen darzustellen. Hierzu ist eine zusätzliche sagittale Angulation in kranialer oder kaudaler Richtung notwendig. Zum besseren Verständnis sind die unterschiedlichen Projektionen in Abb. 26 dargestellt. Die Pfeilrichtung gibt die Richtung der Röntgenstrahlen an. Die Sicht wird nach der Lage des Bildverstärkers definiert. Befindet sich der Bildverstärker beispielsweise über dem Brustkorb, spricht man von einer anterioren Sicht, befindet er sich über dem Rücken, von einer posterioren Sicht. Entsprechend gibt es laterale und schräge Projektionen. Eine Kippung des Bildverstärkers fußwärts erzeugt eine kaudale Sicht, die Kippung nach

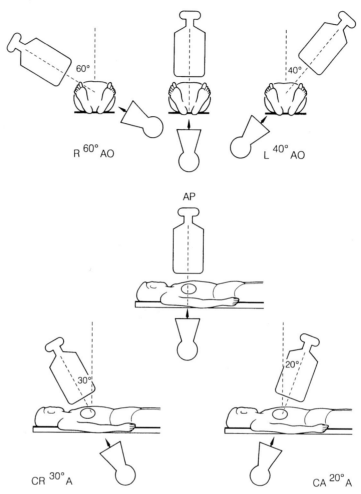

Abb. 26. Sagittaler Strahlengang (AP), rechtsanteriore (RAO) und linksanteriore (LAO) Schrägprojektion sowie kraniokaudale (CR) und kaudokraniale (CA) Projektionen

kopfwärts eine kraniale. Mit modernen Röntgengeräten lassen sich alle beliebigen Kombinationen erzeugen.

In der linksanterioren Schrägprojektion (LAO) können die peripheren Anteile des R. interventricularis anterior (RIVA) dargestellt werden; Hauptstamm, proximale Anteile des RIVA, die großen diagonalen Äste sowie der R. circumflexus (Cfx) kommen weniger gut zur Darstellung. Durch gleichzeitige kraniale Angulation sind jetzt die proximalen Gefäßanteile des RIVA und der diagonalen Äste gut einsehbar (Abb. 27a).

Auch eine kaudale Angulation in LAO-Projektion ergibt eine bessere Darstellung des Hauptstammes, des proximalen RIVA und der früh abgehenden diagonalen Äste; diese Sicht ist insbesondere geeignet für die Darstellung der proximalen Anteile des Cfx.

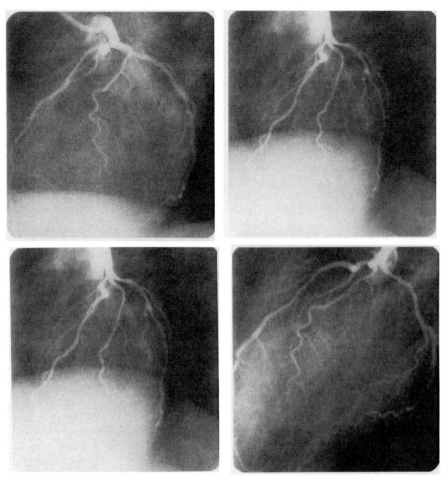

a   b

Abb. 27. a Freiprojizieren der proximalen Abschnitte durch craniale Angulation (untere Bildhälfte) mit Sichtbarwerden einer Stenose im R. interventricularis anterior. **b** Freiprojizieren der proximalen Anteile des R. circumflexus durch kaudale Angulation in LAO-Projektion

In der rechtsanterioren Schrägprojektion (RAO) ohne Angulation überlappen sich der RIVA und seine diagonalen Äste, ebenso stellt sich der proximale Anteil des Cfx nur sehr verkürzt dar. Eine kraniale Angulation führt zu einer Trennung von RIVA und diagonalen Ästen, die jetzt oberhalb des RIVA verlaufen. Eine kaudale Angulation trennt beide Gefäßregionen in der Weise, daß der RIVA oben, die diagonalen Äste unten liegen (Abb. 27 b). Der Abgangsbereich der diagonalen Äste ist in dieser Sicht am besten einsehbar. Ebenso kann der sonst verkürzt zur Darstellung kommende Cfx in voller Länge beurteilt werden.

2. Rechte Kranzarterie

Die rechte Kranzarterie wird üblicherweise in RAO -30° und LAO -30°-Projektion dargestellt.

Angulierte Projektionen werden für die rechte Kranzarterie selten benötigt. Kraniale Schrägprojektionen sind manchmal notwendig, um den Bereich der Crux cordis und den R. descendens posterior zu beurteilen.

G. Mögliche Fehlerinterpretationen bei der Koronarangiographie

Hauptstammstenose der linken Kranzarterie

Die für den Patienten bedeutsame Diagnose einer hämodynamisch relevanten Hauptstammstenose, die eine Indikation zur Bypass-Operation darstellt, kann übersehen werden, wenn

- der Hauptstamm durch RIVA und Cfx überlagert wird. In solchen Fällen kann der Hauptstamm durch geeignete sagittale Schrägprojektionen frei projiziert werden;
- die Katheterspitze jenseits einer Ostiumstenose liegt und das Gefäß nach retrograd nicht ausreichend mit Kontrastmittel gefüllt wird;
- durch eine zu kraftvolle Injektion eine exzentrisch gelegene Stenose durch pralle Gefäßfüllung überdeckt wird.

Indirekte Hinweise für eine Hauptstammstenose der linken Kranzarterie bestehen, wenn

- bei Injektion in die linke Kranzarterie kein Kontrastmittelreflux in die Aorta zu beobachten ist;
- die Druckkurve gedämpft oder „ventrikularisiert" ist.

In diesen Fällen sollte der Katheter in den linken Aortensinus zurückgezogen werden und in dieser Position Kontrastmittel zur Darstellung des Gefäßostiums injiziert werden.

Frühzeitige Aufteilung der linken Herzkranzarterie

Bei 1–2% der Patienten ist der Hauptstamm der linken Kranzarterie entweder gar nicht ausgebildet – dann haben RIVA und Cfx zwei getrennte Ostien – oder das Gefäß teilt sich unmittelbar hinter einem gemeinsamem Ostium. In beiden Fällen wird die Katheterspitze superselektiv in einen der beiden Hauptäste, häufig in den RIVA, gelangen. Dadurch kann der Eindruck entstehen, daß der nicht dargestellte Ast total verschlossen ist.

Katheterinduzierter Spasmus

Ein katheterinduzierter Spasmus tritt aus unbekannten Gründen überwiegend im proximalen Anteil der rechten Kranzarterie, sehr selten auch in der linken Kranzarterie auf. Er erzeugt eine Gefäßstenose, die glatt begrenzt und in aller Regel konzentrisch ist (Abb. 28 a, b). Beim Nachweis einer derartig konfigurierten Stenose in der proximalen rechten Kranzarterie sollte man den Katheter entfernen, Nitroglyzerin sublingual oder intravenös verabreichen und wenige Minuten später die selektive Koronarangiographie wiederholen.

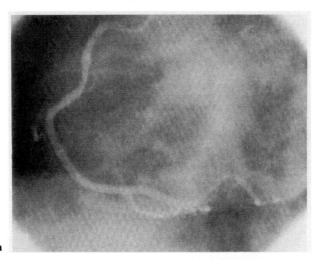

a

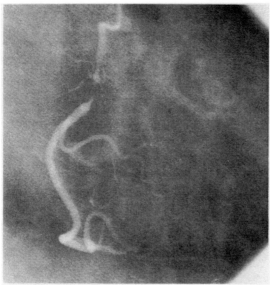

b

Abb. 28. a Geringe Stenosierung der re. Koronararterie am Übergang vom proximalen zum mittleren Drittel. **b** Katheterinduzierter Koronararterienspasmus bei dem selben Patienten

Exzentrische oder membranartige Stenosen

Exzentrische oder membranartige Koronarstenosen können durch Überlagerungen von gesunden Gefäßabschnitten übersehen werden. Aus diesem Grund müssen Koronararterien in wenigstens 2 senkrecht zueinander stehenden Projektionen dargestellt werden.

Ein besonderes Problem stellen membranartige Stenosierungen dar, die nur in einer Sicht nachweisbar sind. In diesen Fällen könnte die digitale Bildbearbeitung zu einer Verbesserung der Diagnostik führen.

Koronararterienverschlüsse

Verschlüsse der Koronararterien treten häufig an Abzweigungsstellen auf. Aus diesem Grunde und wegen der großen anatomischen Variationsbreite kann ein Koronararterienverschluß übersehen werden. In manchen Fällen stellt sich das Gefäß in der Spätphase des Angiogramms durch Füllung über Kollateralen dar (Abb. 29). Im Falle einer Versorgung der Vorder- und Seitenwand durch zwei gleich große Gefäße kann der Verschluß des RIVA oder eines großen diagonalen Astes direkt an seiner Abgangsstelle unentdeckt bleiben. Ferner kann der RIVA mit einem kräftig ausgebildeten Septumast verwechselt werden, insbesondere in der LAO-Projektion, bei der Septumäste und RIVA in einer Ebene verlaufen.

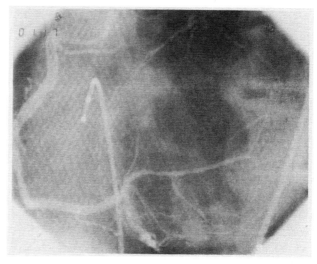

Abb. 29. Retrograde Füllung der li. Koronararterie über Kollateralen von der re. Koronararterie aus (li.-anteriore Schrägprojektion)

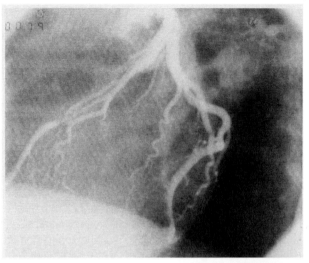

a

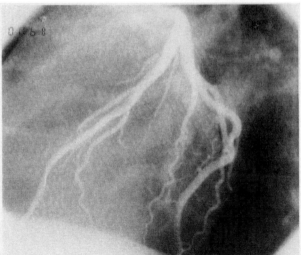

b

Abb. 30. a Muskelbrücke; systolische Einengung des R. interventricularis anterior nach Abgang des diagonalen Astes. **b** In der Diastole normal weites Gefäßlumen

Muskelbrücken

Mit einer Häufigkeit von 5–12% verläuft ein unterschiedlich langes Segment einer Koronararterie nicht subepikardial sondern intramyokardial. Diese Anomalie ist fast ausschließlich auf den RIVA beschränkt und führt zu einer systolischen Impression der Arterie. Eine solche Muskelbrücke darf nicht mit einer arteriosklerotischen Gefäßstenose verwechselt werden (Abb. 30a, b).

H. Anomalien des Koronargefäßsystems

1. Anomalien mit Behinderung der Myokarddurchblutung

Koronarfisteln sind die häufigsten angeborenen Anomalien des Koronargefäß-systems. In etwa der Hälfte der Fälle werden sie symptomatisch in Form einer Herzinsuffizienz, einer bakteriellen Endokarditis, einer Myokardischämie oder einer Ruptur der aneurysmatisch erweiterten Fistel. Meist entspringen sie aus der rechten Koronararterie, etwas seltener aus der linken. Sehr selten haben sie mehrere Ursprungsorte. Sie drainieren überwiegend in den rechten Ventrikel, können aber auch in den rechten Vorhof (Abb. 31), in die Pulmonal-arterie, den Koronarvenensinus, den linken Vorhof, den linken Ventrikel oder die V. cava superior münden. Koronarfisteln sind demnach häufig mit einem Links-Rechts-Shunt verbunden.

Der *Abgang der linken Herzkranzarterie aus der A. pulmonalis* (Bland-White-Garland-Syndrom) ist häufig mit einer Myokardischämie bereits in der frühen Kindheit verbunden. Nur etwa ein Viertel der Patienten erreicht das Erwachsenenalter. Häufig besteht dann eine Mitralinsuffizienz, eine Angina pectoris oder eine Herzinsuffizienz. Die Aortographie zeigt typischerweise eine stark ausgebildete rechte Kranzarterie mit flauer Füllung der RIVA und des

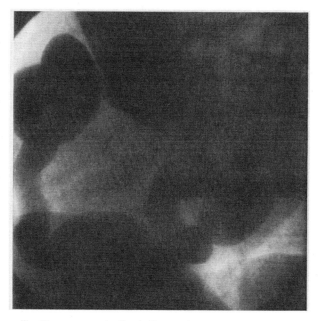

Abb. 31. Darstellung einer großen Koronararterienfistel, die von der rechten Koronararterie ausgeht und in den rechten Vorhof einmündet

Cfx über Kollateralen von der rechten Kranzarterie. In einer späteren Phase des Angiogrammes ist retrograd der Stamm der Pulmonalarterie mit Kontrastmittel angefärbt.

In sehr seltenen Fällen kann statt der linken Kranzarterie die rechte aus der A. pulmonalis entspringen.

Der *Fehlabgang der linken Kranzarterie aus dem rechtskoronartragenden Aortensinus* mit Verlauf der Arterie zwischen Aorta und rechtsventrikulärem Ausflußtrakt ist eine Koronaranomalie, die bei etwa einem Drittel der Patienten zum plötzlichen Herztod führt. Er tritt gewöhnlich während körperlicher Anstrengungen auf und ist vermutlich darauf zurückzuführen, daß die Querdurchmesser von Aorta und Pulmonalarterie durch das gesteigerte Herzzeitvolumen zunehmen und damit die linke Kranzarterie komprimiert wird (Abb. 32). Um die Beziehung zwischen Pulmonalarterie und Koronararterie festzustellen, empfiehlt es sich, einen Katheter im Pulmonalarterienhauptstamm zu plazieren und die Angiographie der fehlabgehenden Kranzarterie in lateraler Projektion durchzuführen.

Der *Fehlabgang der rechten Kranzarterie* aus dem linksaortalen Sinus oder der linken Herzkranzarterie ist seltener und mit einem geringeren Risiko verbunden.

2. Anomalien ohne Beeinträchtigung der Myokarddurchblutung

Diese Anomalien sind bei ca. 1% der sich einer Koronarangiographie unterziehenden Patienten zu beobachten.

Der *Abgang des R. circumflexus aus dem rechtsaortalen Sinus* oder der rechten Kranzarterie ist die häufigste Koronaranomalie in dieser Kategorie.

Der *Abgang des RIVA aus dem rechtsaortalen Sinus* oder der rechten Kranzarterie ist sehr viel seltener. Das fehlabgehende Gefäß verläuft in diesem Fall *vor* dem rechtsventrikulären Ausflußtrakt die anteriore Interventrikulargrube herab.

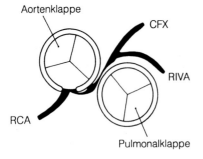

Abb. 32. Fehlabgang der li. Koronararterie aus dem rechtskoronartragenden Aortensinus mit Verlauf der Arterie zwischen Aorta und rechtsventrikulärem Ausflußtrakt; hierdurch Kompression der Koronararterie

Die seltene Anomalie einer *singulären Koronararterie* hat klinische Bedeutung, wenn ein größerer Ast zwischen Aorta und rechtsventrikulärem Ausflußtrakt entlangläuft. Ähnliches gilt für den Abgang aller drei Koronararterien aus dem rechten oder linken aortalen Sinus aus mehreren separaten Ostien.

Hochabgehende Koronararterien: eine oder beide Koronararterien können im Bereich der Aorta ascendens höher als gewöhnlich abgehen.

IV. Koronare Herzkrankheit

A. Wirkung einer Koronarstenose auf den koronaren Blutfluß

Unter Ruhebedingungen ist die Koronardurchblutung bis zu einem Stenosegrad von etwa 90% wegen der poststenotischen Dilatation des Gefäßgebietes
nicht beeinträchtigt, bei weiterer Zunahme des Stenosegrades fällt der koronare Blutfluß ab.

Unter Belastung wird der Punkt der kritischen Stenose wesentlich früher
erreicht, nämlich bereits bei einem Stenosegrad von etwa 50% (Abb. 33).

B. Kollateralkreislauf

Zwischen den großen Koronararterien besteht ein Netzwerk von Anastomosen, deren Durchmesser weniger als 200 μm beträgt, die deswegen angiographisch nicht darstellbar sind. Wenn jedoch eine hämodynamisch relevante
Stenosierung in einer Koronararterie auftritt, entsteht ein Druckgradient entlang dieser Anastomosengefäße zwischen dem proximalen Anteil des stenosierten Gefäßes bzw. anastomosenbenachbarter größerer Gefäße und dem

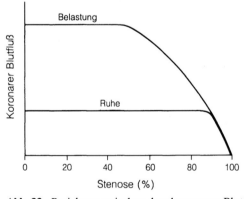

Abb. 33. Beziehung zwischen dem koronaren Blutfluß und dem Stenosegrad (in Prozent der
Gefäßquerschnittsfläche); in Ruhe Abnahme der Koronardurchblutung erst ab ca. 90%iger
Stenosierung, unter Belastung bereits ab ca. 50%

poststenotischen distalen Gefäßsegment. Der aufgrund dieses Druckgradienten ansteigende Blutfluß in den Anastomosengefäßen führt zu ihrer Erweiterung bis in einen Bereich, in dem sie angiographisch sichtbar werden. Die häufigsten Kollateralversorgungen bei Verschlüssen der 3 Hauptäste sind in Abb. 34a, b, c dargestellt.

C. Befunde bei der linksventrikulären Angiographie

1. Morphologische Befunde

Das linksventrikuläre Cavum stellt sich nach der Kontrastmittelinjektion als ovales oder ellipsoides Gebilde dar. Das Septum ist nicht trabekularisiert, die Papillarmuskeln sind während der Systole in rechtsanteriorer Schrägprojektion als längliche Füllungsdefekte im diaphragmalen und anterioren Wandabschnitt sichtbar.

Füllungsdefekte in der linksventrikulären Kontur werden meist durch Thromben hervorgerufen, die in hypokinetischen, akinetischen oder dyskinetischen Bezirken gelegen sind (Abb. 35). Bei unregelmäßig begrenzter Thrombusoberfläche oder flottierenden Anteilen besteht ein hohes Embolierisiko.

2. Funktionsanalyse

Zur Ermittlung der globalen Ventrikelfunktion wird die Ejektionsfraktion bestimmt. Hierzu werden die Angiographiefilme auf einen Schirm projiziert und der erste Sinusschlag, dem bei guter Kontrastmittelanfärbung des Ventrikels keine Extrasystole vorangegangen war, zur Analyse ausgewählt. Die Enddiastole wird mit Hilfe der Vorhofkontraktion, die Endsystole nach dem visuellen Eindruck des kleinsten Ventrikelvolumens definiert. Beide Konturen werden per Hand umrandet. Mit Hilfe eines Computerprogramms wird dann nach der Flächen-Längen-Methode das linksventrikuläre enddiastolische (EDV) und endsystolische Volumen (ESV) bestimmt und die Ejektionsfraktion (EF) nach folgender Formel berechnet:

$$EF = (EDV - ESV) : EDV.$$

Die Wandbewegungsstörungen (Abb. 36) werden qualitativ in Hypokinesie, d. h. reduzierte Wandbewegung während der Systole, Akinesie, d. h. aufgehobene Kontraktion während der Systole, und Dyskinesie, d. h. paradoxe systolische Auswärtsbewegung, definiert. Ein Ventrikelaneurysma ist eine diastolische Ausbeulung der Herzwand, manchmal verbunden mit einer Dyskinesie.

Das Ausmaß der Wandbewegungsstörung schlägt sich sowohl auf das endsystolische Volumen, auf das Schlagvolumen als auch auf die Ejektionsfrak-

RIVA - Verschluß

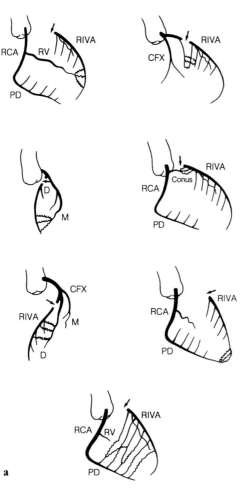

a

Abb. 34a–c. Kollateralbildung bei Verschluß der R. interventricularis anterior (RIVA), des R. circumflexus (CFX) und der re. Kranzarterie (RCA); M1 = 1. marginaler Ast, M2 = marginaler Ast, RV = rechtsventrikulärer Ast, PD = R. descendens posterior, PLV = posterolateraler Ast, AV = AV-Knotenarterie, D = diagonaler Ast

tion nieder. Eine Hypokinesie hat dann, wenn die nicht betroffene kontralaterale Wand in ihrer Kontraktion normal ist, eine Erhöhung des endsystolischen Volumens sowie eine Reduktion von Schlagvolumen und Ejektionsfraktion zur Folge. Schlagvolumen und Ejektionsfraktion können jedoch normal sein, wenn die kontralaterale Wand die Hypokinesie durch eine hyperkontraktile Funktion kompensiert, wie dies im akuten Infarktstadium häufig der Fall ist. Mit zunehmender Wandbewegungsstörung bis zum Extremfall einer Dyskinesie steigt das endsystolische Volumen weiter an und fallen Schlagvolumen und

CFX - Verschluß

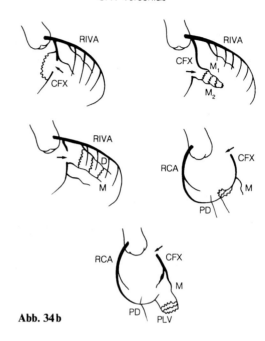

Abb. 34 b

RCA - Verschluß

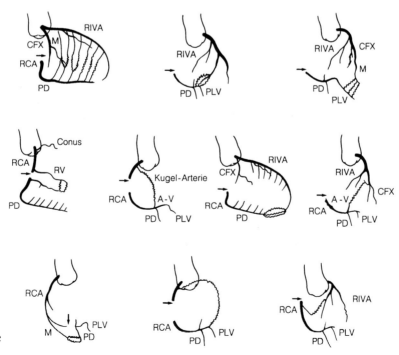

Abb. 34 c

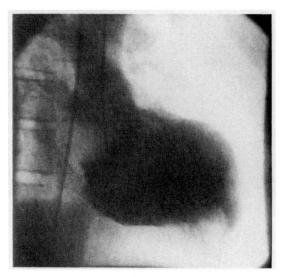

ED

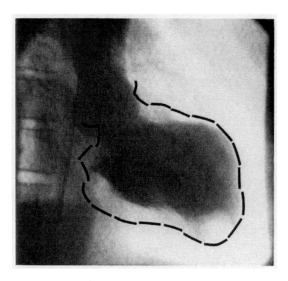

ES

Abb. 35. Li.-ventrikuläres Angiogramm mit Thrombus in der Spitze des li. Ventrikels bei Zustand nach ausgedehntem Vorderwandinfarkt; ED = Enddiastole, ES = Endsystole

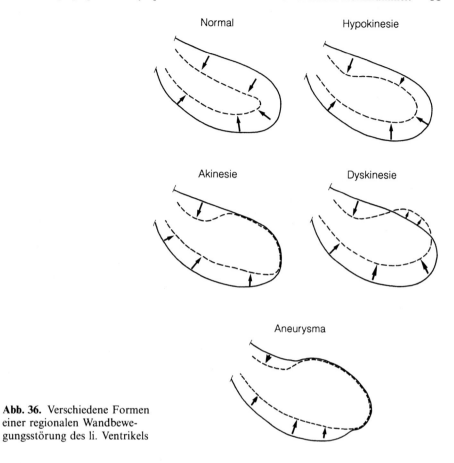

Abb. 36. Verschiedene Formen einer regionalen Wandbewegungsstörung des li. Ventrikels

Ejektionsfraktion stärker ab. Sind mehr als 40% der linksventrikulären Zirkumferenz akinetisch, entwickeln sich gewöhnlich die klinischen Zeichen einer Herzinsuffizienz.

D. Koronarangiographie bei asymptomatischen Patienten mit vermuteter oder bekannter koronarer Herzkrankheit

Asymptomatische Patienten mit bekannter koronarer Herzkrankheit haben gewöhnlich bereits einen Myokardinfarkt erlitten oder sind einer aortokoronaren Bypass-Operation oder PTCA unterzogen worden. Bei asymptomatischen Patienten wird eine koronare Herzkrankheit häufig dann vermutet, wenn bei vorhandenen Risikofaktoren das Ruhe- oder Belastungs-EKG im Sinne einer koronaren Herzkrankheit verändert ist. Man spricht dann von einer sog. *stummen Myokardischämie.* Nach epidemiologischen Untersuchungen in Westeuropa und in den USA haben etwa 4% aller Männer im mittleren Lebensalter eine asymptomatische koronare Herzkrankheit. Eine Reihe neuerer Daten zeigt, daß die Prognose der koronaren Herzkrankheit weniger vom Vorhandensein einer Angina pectoris als von einer Myokardischämie – mit oder ohne Symptomen – bestimmt wird. Die Mortalität von Patienten mit stummer Ischämie ist mit derjenigen von Patienten mit manifester Angina pectoris vergleichbar.

1. Indikationen

Aus diesen Befunden leiten sich für asymptomatische Patienten mit bekannter bzw. vermuteter koronarer Herzkrankheit folgende Indikationen für eine Koronarangiographie ab (Abb. 37):

Pathologisches Belastungs-EKG:

- Horizontale oder deszendierende ST-Streckensenkung unter Belastung, die
  - bei einer Herzfrequenz <120/min auftritt;
  - mehr als 2 mm beträgt;
  - in der Erholungsphase länger als 6 min anhält;
  - in mehreren Ableitungen nachweisbar ist;
- Systolischer Blutdruckabfall unter Belastung von >10 mm Hg bzw. systolischer Belastungsblutdruck nicht über 130 mm Hg in Verbindung mit Ischämiezeichen im EKG;
- belastungsinduzierte ST-Hebung in den Brustwandableitungen;
- belastungsinduzierte ventrikuläre Tachykardie.

Thallium-Szintigraphie

- Defekte in der Thallium-Szintigraphie, die mehr als einer Gefäßregion zuzuordnen sind;
- Thallium-Redistribution in Verbindung mit erhöhter Thallium-Aufnahme in der Lunge bei nicht wesentlich eingeschränkter linksventrikulärer Funktion in Ruhe.

Radionuklidventrikulographie

- Abfall der linksventrikulären Ejektionsfraktion unter Belastung um >10%;
- Linksventrikuläre EF in Ruhe oder unter Belastung unter 50% bei Verdacht auf koronare Herzerkrankung.

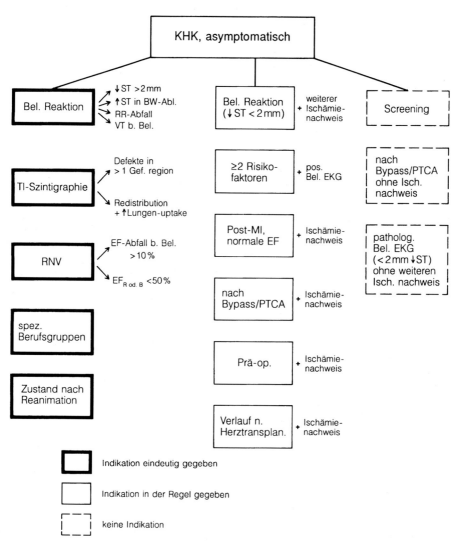

Abb. 37. Indikationen zur Koronarangiographie bei asymptomatischen Patienten mit koronarer Herzkrankheit (KHK); Abkürzungen: Bel. Reaktion = Belastungsreaktion; ST = ST-Strecke im EKG; BW = Brustwandableitungen im EKG; RR = Blutdruck; VT = ventrikuläre Tachykardie; TL = 201-Thallium; RNV = Radionuklidventrikulographie; MI = Myokardinfarkt; EF = Ejektionsfraktion; PTCA = perkutane transluminale Koronarangioplastie

Weiterhin sollten eine Koronarangiographie erhalten:

– Patienten mit Verdacht auf koronare Herzkrankheit, die beruflich für die Sicherheit anderer Menschen verantwortlich sind, wie Busfahrer, Piloten, Lastwagenfahrer. Ferner Patienten, denen in bestimmten Situationen höchste körperliche Belastungen zugemutet werden müssen, wie Feuerwehrleute oder Hochleistungssportler.

- Patienten mit Zustand nach erfolgreicher Reanimation nach Herz-Kreislauf-Stillstand ohne erkennbare Ursache, wenn der Verdacht auf eine koronare Herzkrankheit besteht.

Neben diesen eindeutigen Indikationen wird die Koronarangiographie bei
asymptomatischen Patienten häufig auch aus folgenden Gründen durchgeführt, bei denen der Nutzen dieser Untersuchung bis heute nicht eindeutig
bewiesen ist:

● ST-Streckensenkung von mehr als 1 aber weniger als 2 mm während Belastung mit gleichzeitiger Bestätigung der Ischämie mit einer anderen, nichtinvasiven Methode (Radionuklidventrikulographie, Thallium-Szintigraphie, Echokardiographie)
● Nachweis von 2 oder mehr Risikofaktoren (Rauchen, Hypertonie, Hypercholesterinämie, positive Familienanamnese, Diabetes mellitus) in Verbindung mit einem positiven Belastungs-EKG bei männlichen Patienten ohne
bekannte koronare Herzkrankheit
● Durchgemachter Myokardinfarkt mit normaler linksventrikulärer Funktion in Ruhe und einem Ischämienachweis mittels nichtinvasiver Testmethoden, ohne daß der Patient in die oben beschriebene Hochrisikogruppe
fällt
● Zustand nach Bypass-Operation oder PTCA und nichtinvasivem
Nachweis einer Myokardischämie
● Vor risikoreichen, nicht-kardialen Operationen bei Patienten mit Nachweis
einer Ischämie durch nichtinvasive Testmethoden. Hierunter fallen größere
Gefäßoperationen wie abdominelle Aneurysmaoperation oder Carotisope-
ration. Zur präoperativen Risikoeinschätzung empfiehlt sich die intravenöse Dipyridamol-Thallium-Untersuchung. Eine fehlende Thallium-Redistribution bei bekannter koronarer Herzerkrankung ist mit einem geringen
perioperativen Risiko verbunden.
● Verlaufsuntersuchungen bei Patienten nach Herztransplantation.

2. Therapeutische Konsequenzen (Abb. 38)

Der Stellenwert der Bypass-Chirurgie, der PTCA wie auch der medikamentösen Therapie bei asymptomatischen Patienten mit nachgewiesener koronarer
Herzkrankheit und Myokardischämie ist bis heute noch nicht eindeutig bestimmt.

Nach allgemeiner Auffassung sollte die Indikation für eine *Bypass-Operation* bei fehlender Symptomatik nur bei den Patienten gestellt werden, bei
denen durch die Operation die Prognose verbessert werden kann. Dies trifft für
Patienten mit einer Hauptstammstenose der linken Kranzarterie und mit
schwerer Dreigefäßerkrankung in Verbindung mit einer eingeschränkten linksventrikulären Funktion (EF > 50%) zu.

Eine *PTCA* sollte auf asymptomatische Patienten beschränkt werden, bei
denen die Myokardischämie ein hohes Risiko in sich birgt, wie etwa eine

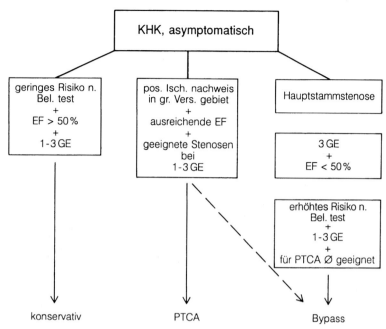

Abb. 38. Therapeutische Konsequenzen bei asymptomatischen Patienten mit koronarer Herzkrankheit; Abkürzungen: GE = Gefäßerkrankung; sonstige Abkürzungen siehe Legende zu Abb. 37

proximal gelegene Stenose in einem großen Kranzgefäß oder ein Zustand nach Reanimation bei Herz-Kreislauf-Stillstand.

Die *medikamentöse Therapie* kann prinzipiell mit den 3 verfügbaren Substanzklassen – Nitraten, Kalziumantagonisten und Betarezeptorenblockern – durchgeführt werden. Ob eine dieser 3 Substanzklassen bei asymptomatischen Patienten mit Myokardischämie einen besonderen Vorteil hat, ist nicht bekannt. Ferner besteht Unklarheit darüber, welche Gruppe asymptomatischer Patienten medikamentös behandelt werden sollte. Patienten mit einer normalen Belastungstoleranz scheinen auch ohne Therapie eine gute Prognose zu haben. Behandelt werden sollten Patienten mit nachgewiesener Ischämie nach einem Myokardinfarkt oder nach einer Phase mit instabiler Angina pectoris sowie Patienten mit Mehrgefäßerkrankung und eingeschränkter linksventrikulärer Funktion, sofern sie keine Indikation für eine Bypass-Operation oder PTCA darstellen.

E. Koronarangiographie bei symptomatischen Patienten mit vermuteter oder bekannter koronarer Herzkrankheit

Zwischen der Intensität der Angina pectoris und der Häufigkeit der Anfälle einerseits und der Prognose bzw. dem Ausmaß des Gefäßbefalls andererseits besteht keine direkte Beziehung. Die Symptomatik variiert sowohl von Patient zu Patient als auch bei ein und demselben Patienten erheblich, ebenso wie das Ansprechen der Symptome auf eine Therapie. Aus diesem Grund sind für die Einschätzung des Risikos der Patienten neben dem Ausmaß der Symptome die Ergebnisse nichtinvasiver Belastungsuntersuchungen, wie das Belastungs-EKG, die Radionuklidventrikulographie oder die Thallium-Szintigraphie, notwendig. Patienten mit einer hohen Belastungstoleranz und medikamentös gut kontrollierter Angina pectoris profitieren von einer revaskularisierenden Maßnahme nicht, so daß deswegen bei ihnen eine Koronarangiographie nicht unbedingt erforderlich ist. Wenn aber eine leichte Angina pectoris mit einer eingeschränkten Belastbarkeit und Ventrikelfunktion einhergeht, sollte eine Koronarangiographie durchgeführt werden.

Im einzelnen besteht eine *eindeutige Indikation zur Koronarangiographie* (Abb. 39) bei

● stabiler Angina pectoris, die auf eine medikamentöse Therapie oder auf eine revaskularisierende Maßnahme nur unzureichend anspricht, das bedeutet, daß sowohl der Patient als auch der behandelnde Arzt darin übereinstimmen, daß die Angina pectoris-Beschwerden das private oder berufliche Leben des Patienten wesentlich beeinträchtigen;
● stabiler Angina pectoris (auch vom symptomatischen Schweregrad I oder II nach der Canadian Cardiovascular Society), wenn sie mit einem der folgenden Befunde kombiniert ist:
  – hochpathologisches Belastungs-EKG (s. S. 82)
  – Abbruch des Belastungs-EKGs wegen Angina pectoris-Beschwerden unterhalb einer Herzfrequenz von 120/min
  – pathologische Radionuklidventrikulographie (s. S. 82)
  – Myokardinfarkt oder Hypertonie in der Vorgeschichte und ST-Streckensenkungen bereits im Ruhe-EKG
  – Unverträglichkeit der medikamentösen Therapie
  – Patienten in besonderer beruflicher Situation (z. B. Busfahrer, Pilot)
  – rezidivierende Lungenödeme oder Zeichen der linksventrikulären Dysfunktion ohne erkennbare Ursache.
● Patienten mit stabiler Angina pectoris und objektiven Zeichen einer Myokardischämie vor großen Gefäßoperationen.
● Nach Reanimation wegen Herz-Kreislauf-Stillstand oder einer anhaltenden ventrikulären Tachykardie, die nicht auf einen akuten Myokardinfarkt zurückzuführen war.

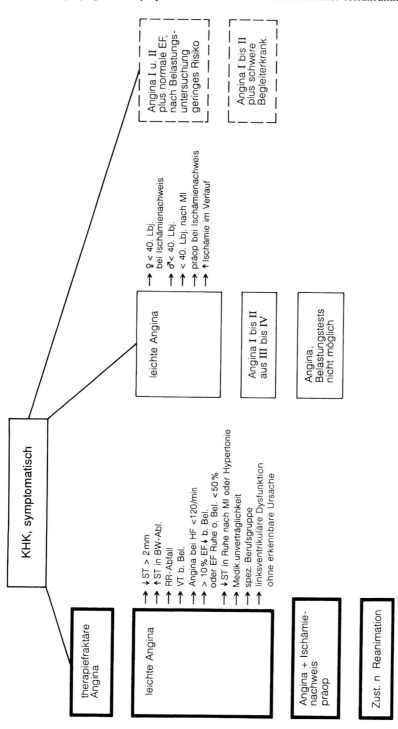

Abb. 39. Indikationen zur Koronarangiographie bei symptomatischen Patienten mit koronarer Herzkrankheit; Abkürzungen: Lbj = Lebensjahr; sonstige Abkürzungen siehe Legende zu Abb. 37

Daneben wird bei folgenden Patienten *häufig eine Koronarangiographie* durchgeführt, deren Nutzen aber bis heute nicht eindeutig bewiesen ist:

- leichte Angina pectoris (klinischer Schweregrad I und II):
    - bei Frauen (< 40 Jahre) mit objektiven Zeichen einer Myokardischämie;
    - bei Männern (< 40 Jahre) auch ohne objektiv nachweisbare Myokardischämie;
    - bei Patienten (< 40 Jahre) mit vorausgegangenem Myokardinfarkt;
    - bei Patienten vor großen Operationen, wenn ein objektiver Hinweis auf eine Myokardischämie besteht;
    - bei Patienten, bei denen im Verlauf pathologische Veränderungen im Belastungs-EKG oder in anderen, nichtinvasiven Untersuchungen zunehmen.
- Angina pectoris vormals im klinischen Stadium III oder IV, die durch eine medikamentöse Therapie in ein Stadium I oder II zu überführen war, wenn mit anderen nichtinvasiven Untersuchungen kein hohes Risiko nachgewiesen werden konnte (s. oben).
- Patienten, bei denen eine Belastungsuntersuchung nicht möglich ist (z. B. Beinamputation) und damit ihr Risiko nur unzureichend eingeschätzt werden kann.

Nach allgemeiner Auffassung sollte *keine Angiographie* durchgeführt werden bei Patienten mit leichter, klinisch stabiler Angina pectoris-Symptomatik und

- normaler linksventrikulärer Funktion sowie fehlendem Nachweis eines hohen Risikos mittels nichtinvasiver Belastungsuntersuchungen;
- einer durch andere Erkrankungen erheblich eingeschränkten Lebenserwartung.

1. Koronarangiographische Befunde

Die Koronarangiographie bei chronisch-stabiler Angina pectoris ergibt bei je einem Viertel der Patienten eine hämodynamisch relevante Stenose (Einengung des Lumens um > 70%) in 1 Gefäß (Eingefäßerkrankung), in 2 Gefäßen (Zweigefäßerkrankung) bzw. in 3 großen Koronarästen (Dreigefäßerkrankung). Bei 5–10% der Patienten findet man eine Hauptstammstenose der linken Kranzarterie, bei 15% liegt keine hämodynamisch relevante Koronarstenose vor.

Unter den Patienten mit koronarer Herzerkrankung haben 2% aneurysmatisch oder ektatisch erweiterte Herzkranzgefäße, Veränderungen, die sich weder auf die Prognose noch auf die Infarkthäufigkeit ungünstig auszuwirken scheinen.

Kollateralgefäße bilden sich erst bei Stenosegraden von > 50–75% aus, bei 20% aller Patienten mit derartigen Stenosen sind jedoch angiographisch keine Kollateralgefäße nachweisbar.

a) Beurteilung der Prognose in Abhängigkeit von den koronarangiographischen Befunden

Die Prognose der Patienten mit stabiler Angina pectoris wird im wesentlichen von 3 angiographisch ermittelbaren Faktoren bestimmt:

- von der Zahl der stenosierten Gefäße;
- von der Zahl der proximal stenosierten Gefäßabschnitte;
- von der linksventrikulären Funktion.

Daneben läßt die Morphologie der Koronarstenosen Schlüsse auf die Prognose der Patienten zu.

Die Vierjahresüberlebensrate von Patienten mit Eingefäßerkrankung beträgt 92%, von Patienten mit Zweigefäßerkrankung 84%, mit Dreigefäßerkrankung 68% (Tabelle 3a).

Wird neben der Anzahl der stenosierten Gefäße auch die Lokalisation der Stenosen mitberücksichtigt, kann die Prognose noch genauer eingeschätzt werden. Je weiter proximal eine Stenose lokalisiert ist, je größer also das potentiell ischämische Myokardareal ist, um so ungünstiger wirkt sich dies auf die Prognose der Patienten aus. Das höchste Risiko haben Patienten mit Hauptstammstenose. Bei einer Hauptstammstenose von mehr als 70% beträgt die Einjahresüberlebensrate 72%, die Dreijahresüberlebensrate 41%. Bei Stenosen von 50–70% liegt die Einjahresüberlebensrate bei 91%, die Dreijahresüberlebensrate bei 66%. Die Prognose dieser Patienten kann durch eine Bypass-Operation erheblich gebessert werden.

Von größerer prognostischer Bedeutung als der Gefäßbefall allein ist die zusätzliche Einbeziehung der linksventrikulären Ejektionsfraktion (EF; Tabelle 3). Eine EF von >50% bei Eingefäßerkrankung ist mit einer Vierjahresüberlebensrate von 95% verbunden, eine EF zwischen 35 und 40% mit einer

Tabelle 3a. Überlebensrate bei koronarer Herzerkrankung in Abhängigkeit vom Ausmaß des Gefäßbefalles; GE = Gefäßerkrankung, HS = Hauptstammstenose der linken Kranzarterie

	1 Jahr	3 bis 4 Jahre
1-GE		92%
2-GE		84%
3-GE		68%
HS 50% bis 70%	91%	66%
HS >70%	72%	41%

Tabelle 3b. Ausmaß des Gefäßbefalles und der linksventrikulären Überlebensrate in Abhängigkeit von Funktionen; EF = linksventrikuläre Ejektionsfraktion

	4 Jahre
1 GE – EF >50%	95%
– EF 35 bis 40%	71%
– EF <35%	74%
2 GE – EF >50%	92%
– EF 35 bis 40%	83%
– EF <35%	57%
3 GE – EF >50%	82%
– EF 35 bis 40%	71%
– EF <35%	50%

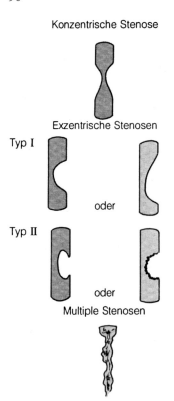

Konzentrische Stenose

Exzentrische Stenosen

Typ I

oder

Typ II

oder

Multiple Stenosen

Abb. 40. Darstellung der in der Koronarangiographie erkennbaren Stenosearten

91%igen, eine EF <35% mit einer 74%igen Vierjahresüberlebensrate. Bei Patienten mit Zweigefäßerkrankung betragen die Vierjahresüberlebensraten in den 3 Gruppen 92%, 83% und 57%, bei den Patienten mit Dreigefäßerkrankung 82%, 71% und 50%.

Die Morphologie der Koronarstenosen läßt ebenfalls Schlüsse auf die Prognose zu. Anhand postmortaler Angiographien ließ sich nachweisen, daß Stenosen mit unregelmäßiger Begrenzung und intraluminaler Aufhellung oder exzentrischen Stenosen mit überhängenden Rändern (Abb. 40), die als sog. Typ II-Stenosen bezeichnet werden, histologisch ein rupturierter Plaque, subintimale Hämorrhagien innerhalb des Plaques oder thrombotische Plaqueauflagerungen zugrunde liegen. Ihnen stehen die unkomplizierten Typ I-Stenosen gegenüber, die glatt begrenzt sind und als konzentrische oder exzentrische Stenosen eine breite Basis aufweisen. Die postmortalen Befunde konnten in klinischen Untersuchungen bestätigt werden. Bei Patienten mit instabiler Angina pectoris waren Typ II-Stenosen 3mal häufiger als bei Patienten mit chronisch-stabiler Angina pectoris, während der Grad der Stenosen in beiden Gruppen vergleichbar war. Die Prognose von Patienten mit Typ II-Stenosen scheint demnach ungünstiger zu sein.

2. Therapeutische Konsequenzen (Abb. 41)

Patienten mit chronisch-stabiler Angina pectoris werden *konservativ* behandelt, wenn die Beschwerden unter medikamentöser Therapie die normale Aktivität des Patienten nicht behindern, im Belastungs-EKG bei einer Herzfrequenz unter 120/min keine ST-Streckensenkung von > 2 mm auftritt und die Ejektionsfraktion > 50% liegt. Diese Patienten haben auch bei einer Dreigefäßerkrankung unter konservativer Behandlung eine gute Prognose, die durch eine invasive Therapie nicht weiter verbessert wird.

Eine *Ballondilatation* kann unabhängig vom Grad der Angina pectoris bei allen Patienten durchgeführt werden, bei denen eine Ischämie nachgewiesen, die Ejektionsfraktion ausreichend und die Stenose für den Eingriff geeignet ist. Die EF ist ausreichend, wenn sich im Falle eines Verschlusses des dilatierten Gefäßes kein kardiogener Schock durch linksventrikuläres Pumpversagen entwickelt. Bei umschriebenen Stenosen werden heute auch Patienten mit Zwei- und Dreigefäßerkrankung einer Ballondilatation unterzogen.

Die Indikation für eine *Bypass-Operation* ist unabhängig von der klinischen Symptomatik bei allen Patienten mit hämodynamisch relevanter Hauptstammstenose gegeben sowie bei Patienten mit Dreigefäßerkrankung und eingeschränkter Ventrikelfunktion (EF < 50%). Daneben werden Patienten mit

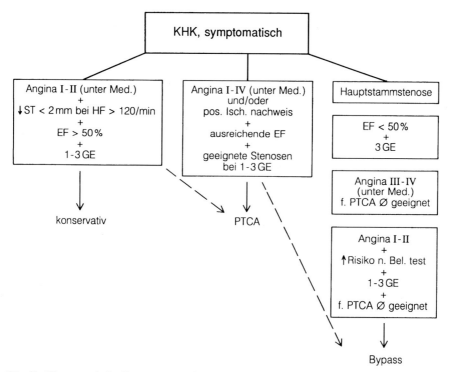

Abb. 41. Therapeutische Konsequenzen bei symptomatischen Patienten mit koronarer Herzkrankheit

Angina pectoris unter medikamentöser Therapie im Stadium III und IV operiert, wenn sie für eine PTCA nicht geeignet sind. Patienten mit leichteren Angina pectoris-Beschwerden sind dann Operationskandidaten, wenn sie sich aufgrund der Ergebnisse von Belastungs-Tests als Risikopatienten herausstellen (s. S. 82) und für eine Ballondilatation nicht geeignet sind. Dies trifft sowohl für Patienten mit Ein-, Zwei- und Dreigefäßerkrankung zu.

Da bei Patienten mit Mehrgefäßerkrankung, die für eine PTCA geeignet ist, über Nutzen und Risiken beider invasiver Behandlungsverfahren noch keine Vergleichsuntersuchungen vorliegen, ist die Abgrenzung zwischen Bypass-Operation und PTCA von Zentrum zu Zentrum und auch von Patient zu Patient unterschiedlich.

F. Koronarangiographie bei atypischen Brustschmerzen unklarer Ursache

Atypischer Brustschmerz ist als eine einmalig oder rezidivierend auftretende Episode von Brustschmerzen definiert, die auf eine Myokardischämie verdächtig, jedoch hierfür nicht typisch ist.

In die Entscheidung zur Koronarangiographie muß bei diesen Patienten die Wahrscheinlichkeit einer koronaren Herzkrankheit mit einfließen. Bei einem 45 Jahre alten Mann mit atypischen Brustschmerzen beispielsweise liegt sie bei etwa 50%; bei ihm würde man sich eher zur Koronarangiographie entschließen als bei einer gleichaltrigen Frau ohne Risikofaktoren, bei der die Wahrscheinlichkeit einer koronaren Herzkrankheit sehr viel geringer und das Belastungs-EKG häufig falsch positiv ist.

Eine Indikation zur Koronarangiographie ist dann gegeben, wenn

- nach dem Ergebnis des Belastungs-EKGs, des Radionuklidventrikulogramms oder der Thallium-Szintigraphie ein hohes Risiko besteht (zur Risikodefinition s. S. 82);
- wenn diese Symptome mit einer gestörten linksventrikulären Funktion verbunden sind.

Eine Koronarangiographie ist ferner zu rechtfertigen, wenn

- nichtinvasive Belastungsuntersuchungen nicht adäquat durchgeführt werden können bzw. deren Ergebnisse nicht eindeutig sind;
- bei negativen, nichtinvasiven Untersuchungen die Symptomatik so ausgeprägt ist, daß eine koronare Herzkrankheit mit Sicherheit ausgeschlossen werden muß.

Keine Indikation besteht bei den Patienten, bei denen aufgrund eines atypischen Brustschmerzes bereits einmal eine Koronarangiographie durchgeführt wurde, diese normale Herzkranzgefäße ergab und auch sonst keine objektiven Zeichen für eine Myokardischämie bestehen.

G. Koronarangiographie bei instabiler Angina pectoris

1. Definition

Eine instabile Angina pectoris kann sich akut aus völliger Symptomfreiheit oder aus einer vorbestehenden chronisch-stabilen Angina pectoris entwickeln. Entsprechend wird sie nach klinischen Kriterien definiert als

- plötzlicher Neubeginn einer Angina pectoris, die in Ruhe, nachts oder in den frühen Morgenstunden auftritt oder bereits durch geringe Belastung ausgelöst wird;
- deutliche Zunahme der Angina pectoris innerhalb von Tagen bis Wochen bei bekannter chronisch-stabiler Angina pectoris in Form von häufigeren und schwereren Anfällen bis hin zur Ruhe-Angina pectoris.

Eine Sonderform ist die Prinzmetal-Angina pectoris, die als Ruhe-Angina pectoris mit gleichzeitiger ST-Streckenhebung definiert ist.

2. Pathophysiologie

Während bei chronisch-stabiler Angina pectoris die Symptome durch eine Zunahme des myokardialen Sauerstoffbedarfs ausgelöst werden, liegt der instabilen Angina pectoris fast immer eine vorübergehende Abnahme der Koronardurchblutung zugrunde. Bei der chronisch-stabilen Angina pectoris ist eine fixe Koronarstenose Ursache der Myokardischämie, der instabilen Angina pectoris dagegen liegt eine *dynamische* Stenose zugrunde, die den Blutfluß variabel behindert. Als Ursache der dynamischen Stenose werden folgende, auf dem Boden einer arteriosklerotischen Veränderung wirkende Faktoren diskutiert:

- ein fokaler Gefäßspasmus;
- eine vorübergehende Plättchenaggregation und Thrombusbildung mit intermittierender Thrombusfragmentation und Embolisierung in die Gefäßperipherie.

Beide Mechanismen, Spasmus und Thrombusbildung, konnten bei Patienten mit instabiler Angina pectoris in den Phasen der Instabilität nachgewiesen werden. Ihnen liegt vermutlich als gemeinsame Ursache die Ruptur eines arteriosklerotischen Plaques zugrunde, durch die vasokonstriktorische Substanzen freigesetzt werden und eine Thrombozytenaggregation ausgelöst wird.

3. Prognose

Ein invasives diagnostisches und therapeutisches Vorgehen muß vor dem Hintergrund des natürlichen Verlaufes der Erkrankung gesehen werden.

Tabelle 4. Mortalität und Morbidität bei instabiler Angina pectoris unter konservativer Therapie

	Hospital	30 Monate
Mortalität	3%	6%
akuter Infarkt	8%	14%
Notwendigkeit zur Bypass-op.	–	36%

Nach einer kontrollierten Untersuchung aus dem Jahre 1978 (Tabelle 4), in der die medikamentöse mit der chirurgischen Therapie bei instabiler Angina pectoris verglichen wurde, lag die Infarkthäufigkeit in der konservativ behandelten Patientengruppe während der initialen Hospitalphase bei 8%, die Hospitalmortalität bei 3%. Nach 30 Monaten hatten sich Infarkthäufigkeit und Mortalität annähernd verdoppelt. 36% der medikamentös behandelten Patienten entwickelten in dieser Zeit Angina pectoris-Beschwerden, die durch eine Bypass-Operation behandelt wurden. Dieser hohe Anteil an operierten Patienten kann die Prognose der konservativ behandelten Patienten verbessert haben. Ferner waren Patienten mit Hauptstammstenose, diffuser inoperabler koronarer Herzkrankheit und stark herabgesetzter linksventrikulärer Funktion ausgeschlossen.

Die instabile Angina pectoris ist demnach bei konservativ-medikamentöser Therapie mit einem hohen Infarkt- und Mortalitätsrisiko verbunden und macht häufig im weiteren Verlauf ein invasives therapeutisches Vorgehen notwendig.

Um invasive therapeutische Maßnahmen gezielt einsetzen zu können, müssen Patienten mit erhöhtem Risiko identifiziert werden. Neben den bekannten Risikofaktoren bei koronarer Herzkrankheit, wie Alter, Geschlecht und Ausmaß des Gefäßbefalls, deuten folgende für die instabile Angina pectoris spezifischen Faktoren auf ein erhöhtes Risiko hin:

- bleibende ST-Streckenveränderungen zwischen den Angina pectoris-Anfällen, wobei zwischen ST-Hebung und ST-Senkung im Anfall hinsichtlich der Prognose kein Unterschied besteht;
- vorbestehende chronische Angina pectoris oder alter Myokardinfarkt;
- eingeschränkte linksventrikuläre Funktion;
- Koronarmorphologie; Patienten mit einer Typ II-Stenose (s. unten) haben ein erhöhtes Infarktrisiko;
- stumme Myokardischämie; wenn die Gesamtdauer der ST-Streckensenkung im 24-h-Langzeit-EKG mehr als 60 min überschreitet, ist das Risiko deutlich erhöht.

4. Indikationen zur Koronarangiographie

Da die Ursache der instabilen Angina pectoris auf der „Bedarfsseite" liegt, ist die Kenntnis der Koronaranatomie für eine adäquate Therapie von entscheidender Bedeutung. Dies setzt die Durchführung einer Koronarangiographie bei allen Patienten mit instabiler Angina pectoris voraus. Der Zeitpunkt der Angiographie muß vom klinischen Verlauf abhängig gemacht werden:

– Patienten, die auch unter maximaler medikamentöser Therapie instabil bleiben, müssen ohne Zeitverzug angiographiert werden.
– Patienten, die sich unter der medikamentösen Therapie stabilisieren, aber nach den obengenannten Kriterien ein erhöhtes Risiko aufweisen, sollten am Ende der Intensivüberwachung (nach ca. 3 Tagen) noch vor Reduktion bzw. Umstellen der antianginösen und antithrombotischen Medikation angiographiert werden.
– Patienten, die sich unter medikamentöser Therapie stabilisieren und kein erhöhtes Risiko aufweisen, können später, jedoch noch im Rahmen desselben Krankenhausaufenthaltes angiographiert werden. Der Angiographie sollte bei diesen Patineten ein submaximaler Belastungstest vorausgehen.

5. Technik

Die Koronarangiographie muß im akuten Stadium der instabilen Angina pectoris unter intensivmedizinischen Bedingungen durchgeführt werden. Möglichkeiten wie Intubation, mechanische Beatmung, intraaortale Ballonpulsation sollten im Herzkatheterlabor zur Verfügung stehen. Die antianginöse und antithrombotische Therapie sollte während der Katheteruntersuchung unverändert weitergeführt werden. Unter Beachtung dieser Vorsichtsmaßnahmen unterscheidet sich die Koronarangiographie nicht von einem elektiven Eingriff. Kommt es während der Untersuchung zu einem erneuten Angina pectoris-Anfall, kann unter Umständen der Mechanismus der instabilen Angina pectoris (Thrombus, Spasmus) beim einzelnen Patienten näher identifiziert und gezielt behandelt werden. Bei nicht beherrschbaren Beschwerden muß dem diagnostischen Eingriff unverzüglich eine revaskularisierende Maßnahme (Ballondilatation oder Bypass-Operation) folgen.

Nach der Untersuchung wird die arterielle Einführungsschleuse in der A. femoralis belassen, um

– im Falle von Beschwerden die Möglichkeit eines erneuten schnellen Zugangs zu haben;
– im Falle einer intravenösen Heparin-Infusion diese zunächst für 2–3 h unterbrechen zu können, um dann die arterielle Schleuse mit geringerem Blutungsrisiko entfernen zu können.

6. Angiographische Befunde

a) Koronararterien

Obwohl sich Klinik und Pathophysiologie der instabilen Angina pectoris von der stabilen Angina pectoris unterscheiden, sind Ausmaß und Lokalisation der Koronarveränderungen bei beiden Krankheitsbildern annähernd gleich. Die Mehrzahl der Patienten hat eine Mehrgefäßerkrankung, 10% eine Hauptstammstenose der linken Kranzarterie (etwas häufiger als bei chronisch-stabiler Angina pectoris), bei 5–10% der Patienten finden sich keine hämodynamisch relevanten Koronarstenosen.

Wie angiographische Verlaufsuntersuchungen zeigen konnten, finden sich bei der instabilen Angina pectoris folgende Besonderheiten:

- eine rasche Progression der koronaren Herzkrankheit, meist ausgehend von einer exzentrischen, hämodynamisch nichtsignifikanten Stenose mit Ausbildung einer hochgradigen Typ II-Stenose mit überhängenden oder unregelmäßig begrenzten Rändern (etwa ⅔ der Patienten) (Abb. 42);
- eine Progression zum vollständigen Gefäßverschluß (etwa ⅓ der Patienten).

Diesen angiographischen Befunden liegt wahrscheinlich ein rupturierter arteriosklerotischer Plaque mit partiell oder vollständig okkludierendem Thrombus zugrunde. Im weiteren Verlauf kann es durch Spontanlyse und/oder durch Glättung der Plaqueoberfläche zum Rückgang der Stenose kommen. Ebenso kann sich hieraus aber auch ein vollständiger Verschluß entwickeln.

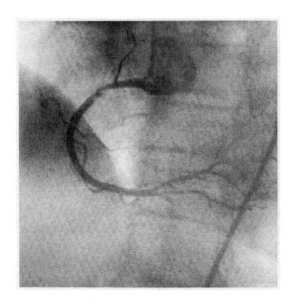

Abb. 42. Typ II-Stenose im Bereich der proximalen rechten Koronararterie

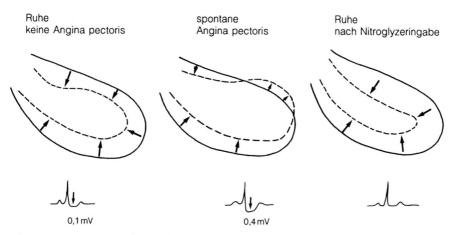

Ruhe
keine Angina pectoris

spontane
Angina pectoris

Ruhe
nach Nitroglyzeringabe

0,1 mV

0,4 mV

Abb. 43. Enddiastolische (——) und endsystolische (– – –) Konturen des li. Ventrikels und das EKG in Ruhe und bei Angina pectoris vor und nach Nitroglyceringabe

b) Lävokardiogramm

Im Intervall zwischen den Anfällen zeigt das Lävokardiogramm bei instabiler Angina pectoris ähnlich wie bei Patienten mit chronisch-stabiler Angina pectoris in der Regel eine normale oder leicht eingeschränkte Wandbewegung. Im Anfall tritt im Versorgungsgebiet der betroffenen Koronararterie eine Wandbewegungsstörung auf, die zu einer Abnahme des Schlagvolumens und der Ejektionsfraktion sowie zu einer Zunahme des enddiastolischen und endsystolischen Volumens sowie des linksventrikulären enddiastolischen Drucks führt. Nach sublingualer Nitroglyzerin-Gabe sind diese Veränderungen meist reversibel (Abb. 43).

7. Therapeutische Konsequenzen (Abb. 44)

Alle Patienten mit instabiler Angina pectoris werden zunächst medikamentös mit Nitraten, Kalziumantagonisten und Betarezeptorenblockern sowie mit Aspirin und Heparin behandelt, sofern keine Kontraindikationen bestehen. Hierunter stabilisieren sich 80 bis 90% der Patienten. Die weiterhin instabilen Patienten werden umgehend koronarangiographiert, falls erforderlich unter Zuhilfenahme der intraaortalen Ballonpulsation. Der Koronarangiographie schließt sich – soweit anatomisch möglich – eine Ballondilatation oder eine Bypass-Operation als definitive Therapiemaßnahme an.

Stabile Patienten mit erhöhtem Risiko werden während der ersten Krankheitstage angiographiert, um die Koronarmorphologie mit in die Risikoeinschätzung einbeziehen zu können. Patienten ohne erhöhtes Risiko können später, aber noch während des stationären Aufenthalts angiographiert wer-

KHK, instabile Angina

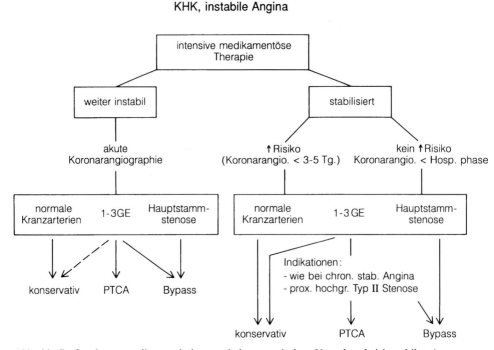

Abb. 44. Stufenplan zum diagnostischen und therapeutischen Vorgehen bei instabiler Angina pectoris

den. Genau wie bei der chronisch-stabilen Angina pectoris werden Patienten mit Hauptstammstenose bypass-operiert, Patienten ohne hämodynamisch relevante Stenosen konservativ behandelt. Die Indikation zur Ballondilatation oder Bypass-Operation bei Patienten mit Ein- bis Dreigefäßerkrankung wird grundsätzlich wie bei der chronisch-stabilen Angina pectoris gestellt. Darüber hinaus würden wir dem Patienten mit einer hochgradigen Typ II-Stenose mit großem Versorgungsgebiet, auch wenn keine Symptome bestehen und keine Ischämie nachgewiesen werden kann, zur Ballondilatation oder Bypass-Operation raten.

H. Akuter Myokardinfarkt

1. Indikationen

Die Letalität nach einem akuten Myokardinfarkt nimmt nach Krankenhausaufnahme innerhalb des 1. Jahres exponentiell ab: bei 50% derjenigen Patienten, die in diesem Zeitraum versterben, tritt der Tod innerhalb der ersten

3 Wochen, bei 75% innerhalb von 3 Monaten ein. Um die Prognose nach Herzinfarkt zu verbessern, müssen Patienten mit erhöhtem Risiko frühzeitig identifiziert werden, damit invasive diagnostische und therapeutische Maßnahmen eingeleitet werden können. In die Entscheidung zum invasiven Vorgehen beim akuten Myokardinfarkt fließen eine Reihe prognostisch bedeutsamer Faktoren ein, wie das Alter des Patienten, die Symptome, Ischämiezeichen, die linksventrikuläre Funktion, das Ausmaß des Infarkts und die Tatsache, ob eine Thrombolysetherapie durchgeführt wurde oder nicht.

Revaskularisierende Maßnahmen sollten möglichst erst während der Rekonvaleszenzperiode durchgeführt werden, um Kompensationsmechanismen wirksam werden zu lassen und die Ergebnisse von Belastungsuntersuchungen mit in die Entscheidung einbeziehen zu können. Entsprechend wird bei der Mehrzahl der Patienten die invasive Diagnostik nicht vor der 2.–3. Woche nach dem Infarktereignis durchgeführt. Nur bei instabilen Patienten oder bei Patienten mit extrem schlechter Prognose sollte der Eingriff frühzeitig erfolgen. Die Indikationen zum invasiven Vorgehen sind daher vom Infarktstadium abhängig (Tabelle 5).

Tabelle 5. Indikationen für Koronarangiographie nach Myokardinfarkt

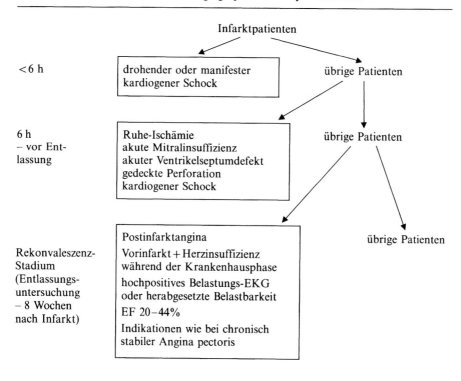

□ = Indikationen zur Koronarangiographie

a) Initialstadium (< 6 h nach Symptombeginn)

In dieser Zeit, während der sich der Infarkt entwickelt, wird im allgemeinen eine Thrombolysetherapie eingeleitet. Hiermit können die Hospital- und Langzeitmortalität gesenkt und die Infarktgröße reduziert werden. Eine Koronarangiographie kann mit dem Ziel durchgeführt werden, das Infarktgefäß zu eröffnen bzw. eine Reststenose zu beseitigen. Verschiedene Gründe sprechen jedoch dagegen, routinemäßig so vorzugehen:

- eine Ballondilatation nach Thrombolyse zur Beseitigung einer Reststenose ist nach kontrollierten Untersuchungen der alleinigen Thrombolysetherapie mit Option zur Angiographie und Ballondilatation nicht überlegen. Inwieweit die Ballondilatation zur Eröffnung eines verschlossenen Infarktgefäßes (primäre Ballondilatation) den Infarkt begrenzt und die Prognose verbessern kann, ist noch nicht eindeutig geklärt;
- ein invasives Vorgehen innerhalb der ersten Stunden nach Infarkt setzt eine 24stündige Rufbereitschaft für diagnostische und therapeutische Katheterprozeduren voraus, weswegen bei den meisten Patienten mit akutem Myokardinfarkt eine solche Behandlung schon aus logistischen Gründen nicht durchführbar ist.

Die Koronarangiographie im Initialstadium des akuten Infarktes ist nach dem gegenwärtigen Kenntnisstand nur bei Patienten mit einem drohenden bzw. manifesten kardiogenen Schock indiziert. Erste Beobachtungen sprechen dafür, daß bei diesen Patienten die Hospitalmortalität, die ohne Intervention bei 80–90% liegt, erheblich gesenkt werden kann.

b) Vollständig ausgebildeter Infarkt (6 h – vor Krankenhausentlassung)

Die Entscheidung zur Koronarangiographie in dieser Phase des akuten Myokardinfarktes wird von der Beurteilung der Prognose während der Krankenhausphase bestimmt. Die Prognose wird anhand klinischer und elektrokardiographischer Parameter sowie der linksventrikulären Funktion beurteilt. Besteht die Aussicht, sie durch eine frühzeitige Bypass-Operation bzw. Ballondilatation zu verbessern, sollte eine Koronarangiographie auch in dieser Phase des Infarktes durchgeführt werden.

Unter folgenden Umständen ist die Indikation zum invasiven Vorgehen gegeben:

- Postinfarktangina; 15 bis 20% der Infarktpatienten entwickeln während des stationären Aufenthaltes eine therapierefraktäre Postinfarktangina. Bei ihnen liegt das Risiko eines Reinfarktes bzw. Krankenhaustodes bei 20%. Die Letalität 3 Monate nach dem Infarkt beträgt 25%, die Sechsmonatsletalität 50%. Es ist somit eine prompte Koronarangiographie mit nachfolgender Revaskularisation anzustreben;
- schwere Mitralinsuffizienz infolge Papillarmuskelruptur;

- Ventrikelseptumdefekt infolge Ruptur des interventrikulären Septums;
- gedeckte Perforation der freien Wand des linken Ventrikels;
- kardiogener Schock; nichtkontrollierte Untersuchungen zeigen, daß diese Patienten von einer Ballondilatation zu profitieren scheinen.

c) Rekonvaleszenzstadium (Entlassungsuntersuchung – 8 Wochen nach Infarkt)

In diesem Stadium werden die meisten Patienten nach Myokardinfarkt koronarangiographiert. Im wesentlichen bestimmen 2 Faktoren die Indikationsstellung: einmal ein erhöhtes Risiko, das durch revaskularisierende Maßnahmen gesenkt werden kann, zum anderen die Beschwerden des Patienten, die durch invasive Maßnahmen beseitigt werden können.

Indikationen zur Koronarangiographie aus prognostischen Gründen sind gegeben bei Patienten, bei denen die Einjahresmortalität nach Krankenhausentlassung 3% übersteigt. Im einzelnen handelt es sich um folgende Gruppen:

- Ruhe-Ischämie bzw. Ischämie bei geringer Belastung; 17% der Infarktpatienten entwickeln nach Krankenhausentlassung erneut eine schwere Myokardischämie. Ihre Einjahresmortalität beträgt 18%. Durch eine frühzeitige Koronarangiographie und Revaskularisation wird die Prognose verbessert;
- vorausgegangener Infarkt und Linksherzinsuffizienz während der Krankenhausphase (13% aller Infarktpatienten); die Einjahresmortalität dieser Patienten liegt bei 25% und kann durch invasive Maßnahmen verbessert werden;
- hochpositives Belastungs-EKG (≥ 2 mm ST-Senkung) oder deutlich herabgesetzte Belastbarkeit; die Einjahresmortalität ist mit 11% erhöht, bei negativem Belastungs-EKG bzw. guter Belastbarkeit hingegen liegt sie bei 1–3%.
- linksventrikuläre Ejektionsfraktion (20–44%); die Einjahresmortalität beträgt 12%. Hierunter finden sich viele Patienten mit koronarer Dreigefäßerkrankung, die von einer aortokoronaren Bypass-Operation prognostisch profitieren.
- übrige Indikationen wie bei chronisch-stabiler Angina pectoris (s. S. 86).

Patienten, die älter als 75 Jahre sind, haben eine Einjahresmortalität von 22%. Die Behandlung sollte nach individuellen Gesichtspunkten erfolgen. Ein Teil dieser Patienten kann von einer Ballondilatation oder Bypass-Operation auch prognostisch profitieren.

Wenn man nur die prognostischen Kriterien anwendet, kommen 55% der Infarktpatienten unter 75 Jahren für eine Koronarangiographie in Frage. Bei ihnen beträgt die Einjahresmortalität im Mittel 16% und unterscheidet sich erheblich von der Mortalität der übrigen Infarktpatienten, die bei 3% liegt.

d) Indikationen beim nichttransmuralen Myokardinfarkt

Pathologisch-anatomisch können 2 Formen des akuten Myokardinfarktes unterschieden werden: der transmurale Infarkt, bei dem die gesamte Ventrikelwand nekrotisch ist, und der nichttransmurale, bei dem die Nekrose nur subendokardiale Myokardabschnitte erfaßt. Im klinischen Sprachgebrauch wird ein Infarkt, bei dem sich im Elektrokardiogramm die typischen Nekrosezeichen, also eine neue Q-Zacke und/oder ein R-Verlust entwickeln, als transmural, dagegen ein Infarkt ohne neue Q-Zacke bzw. ohne R-Verlust als nichttransmural bezeichnet. In einer Reihe neuerer Untersuchungen konnte jedoch gezeigt werden, daß diese elektrokardiographische Unterscheidung mit der pathologisch-anatomischen Diagnose häufig nicht übereinstimmt. Viele Patienten mit pathologisch-anatomisch transmuralem Infarkt weisen keine neuen Q-Zacken auf und umgekehrt.

Der klinische Verlauf des nichttransmuralen Infarktes unterscheidet sich von demjenigen des transmuralen:

Die Sterblichkeit im Krankenhaus ist beim nichttransmuralen Infarkt mit 8% niedriger als beim transmuralen (12%). Nach Krankenhausentlassung hingegen ist die Einjahresmortalität beim nichttransmuralen Infarkt höher (14% gegenüber 9% beim transmuralen Infarkt), so daß sich die Gesamtmortalität im 1. Jahr zwischen beiden Infarkttypen nicht signifikant unterscheidet.

Dagegen tritt bei etwa der Hälfte der Patienten mit nichttransmuralem Infarkt innerhalb des 1. Jahres eine Postinfarktangina, bei etwa 20% innerhalb der ersten 3 Monate ein transmuraler Infarkt auf.

Diese klinische Instabilität wird in der Regel durch eine kritische Koronararterienstenose vom Typ II verursacht. Nur selten findet sich ein vollständig verschlossenes Infarktgefäß.

Der nichttransmurale Infarkt führt somit zu einer längerfristig instabilen Situation, die durch eine höhere Spätmorbidität und -letalität gekennzeichnet ist. Hieraus leiten viele Autoren die Notwendigkeit eines invasiven diagnostischen und therapeutischen Vorgehens, auch bei ausgewählten asymptomatischen Patienten ab. Bisher fehlen kontrollierte Studien, die diese sinnvoll erscheinende Behandlungsstrategie untermauern.

e) Indikationen zum invasiven Vorgehen nach intravenöser Thrombolyse

Eine vorausgegangene Thrombolysetherapie stellt weder für eine Koronarangiographie noch für eine Ballondilatation oder aortokoronare Bypass-Operation eine Kontraindikation dar. Diese Eingriffe sind zu jedem beliebigen Zeitpunkt nach Thrombolyse möglich. Die Indikationen hierzu unterscheiden sich prinzipiell nicht von denen, die bei nichtlysierten Infarktpatienten bestehen.

Nach den Ergebnissen größerer kontrollierter Studien ist bei einem Drittel der lysierten Infarktpatienten innerhalb der ersten Wochen nach dem Infarkt eine Koronarangiographie aus folgenden Gründen indiziert:

- weil rezidivierende (symptomatische) Myokardischämien bestehen;
- weil das Belastungs-EKG pathologisch ausfällt (≥ 2 mm ST-Senkung 0,08 s nach dem J-Punkt).

Bei der Hälfte dieser Patienten ist eine Ballondilatation zur Beseitigung einer signifikanten Reststenose notwendig, bei einem Drittel eine aortokoronare Bypass-Operation. Bei einem konservativen, abwartenden Verhalten nach intravenöser Thrombolyse muß demnach berücksichtigt werden, daß diese invasiven Maßnahmen im Bedarfsfall unverzüglich einsetzen können.

2. Befunde

Koronarangiographie

Bei den meisten Infarktpatienten mit typischen persistierenden Thoraxschmerzen und einer ST-Streckenhebung im EKG liegt ein vollständiger thrombotischer Verschluß einer großen epikardialen Koronararterie vor. Durch eine thrombolytische Therapie oder mechanische Rekanalisation gelingt es bei 50 – 90% der Patienten, das Infarktgefäß wieder zu eröffnen. Die Durchgängigkeit des Infarktgefäßes vor und nach derartigen Maßnahmen wird angiographisch nach den Kriterien der TIMI-Studie (thrombolysis in myocardial infarction) beurteilt:

Grad 0 (keine Perfusion)
Ein antegrader Fluß über die Verschlußstelle hinaus ist nicht nachweisbar.

Grad 1 (minimale Perfusion)
Das Kontrastmittel passiert die Verschlußstelle nur schwach, ohne das gesamte Koronargefäß distal der Verschlußstelle zu füllen.

Grad 2 (partielle Perfusion)
Das Kontrastmittel passiert die Verschlußstelle und füllt das Infarktgefäß vollständig. Die Kontrastmittelfüllung oder -auswaschung sind gegenüber anderen Gefäßarealen verzögert.

Grad 3 (vollständige Perfusion)
Vollständige Füllung des Infarktgefäßes mit normaler Kontrastmittelauswaschung.

Im akuten Infarktstadium ohne vorausgegangene Thrombolyse findet sich bei 65% der Patienten ein Perfusionsgrad 0, bei 12% ein Perfusionsgrad 1, bei 11% ein Perfusionsgrad 2 und bei 9% ein Perfusionsgrad 3. Die Perfusionsgrade 0 und 1 werden als verschlossenes Infarktgefäß, die Perfusionsgrade 2 und 3 als offenes Infarktgefäß definiert. Bei 80% der innerhalb der ersten Stunden nach Infarkteintritt angiographierten Patienten liegt demnach ein Gefäßverschluß vor, bei 20% ist das Infarktgefäß offen. Im weiteren Verlauf nimmt die Rate spontan offener Infarktgefäße zu. So ist nach wenigen Tagen bei ca. 50%, vor Krankenhausentlassung bei ca. 60–70% der Infarktpatienten

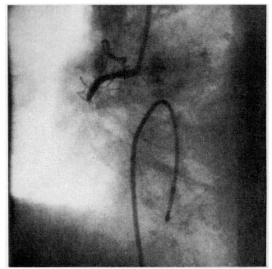

a

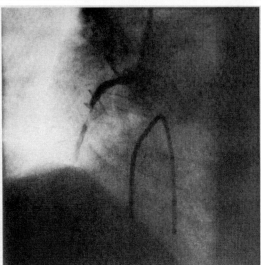

b

Abb. 45. a Kompletter Verschluß der re. Herzkranzarterie bei akutem Hinterwandinfarkt.
b Beginnende Öffnung des Gefäßes nach intrakoronarer Streptokinase-Infusion. **c** Vollständige Gefäßöffnung nach Beendigung der Thrombolyse-Behandlung mit deutlicher Reststenose im Bereich der ehemaligen Verschlußstelle

das Gefäß durchgängig. Zu diesem Zeitpunkt unterscheidet sich die Rate an
offenen Gefäßen nicht von der nach vorausgegangener Thrombolysetherapie.
    Die Reststenose nach therapeutisch induzierter oder spontan eingetretener
Thrombolyse ist in der Regel hochgradig und weist die Merkmale einer Typ
II-Stenose auf.

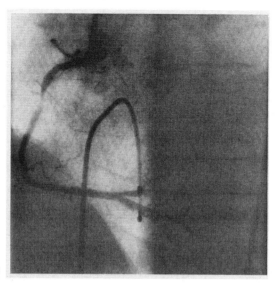

Abb. 45c

Intervention zur Beseitigung des akuten Koronararterienverschlusses

Verschiedene mechanische und pharmakologische Interventionen werden eingesetzt, um die akut verschlossene Kranzarterie zu eröffnen:

- Intrakoronare Nitroglyzerin-Gabe; zur Beseitigung eines Koronararterienspasmus werden 0,2 mg Nitroglyzerin in das Infarktgefäß injiziert. Bei Patienten mit einem akuten Myokardinfarkt kann hierdurch allerdings nur in etwa 2% eine Gefäßöffnung erzielt werden.
- Intrakoronare Thrombolysetherapie; durch Infusion eines Thrombolytikums (z.B. 4000 I.E. Streptokinase/min über 60 min) in das Ostium der Infarktarterie gelingt in etwa 70% der Fälle nach 20–30 min eine Öffnung des Gefäßes. Bei vielen Patienten wird mit der Gefäßöffnung ein Koronararterienthrombus als rundlich-ovaler Füllungsdefekt sichtbar. Die intrakoronare Infusion wird fortgeführt, bis der Thrombus ganz aufgelöst ist und sich das Gefäß prompt und vollständig füllt. Mit dieser Behandlung kann die Krankenhausmortalität der Infarktpatienten gesenkt werden. Trotz ihrer guten Ergebnisse ist die intrakoronare Thrombolysetherapie heute – von wenigen Ausnahmefällen abgesehen – von der einfacher zu handhabenden und frühzeitiger einsetzbaren intravenösen Thrombolyse abgelöst worden (Abb. 45a–c).
- Intravenöse Thrombolysetherapie; 90 min nach Beginn einer intravenösen Infusion des Thrombolytikums (Streptokinase, anisoylierter Plasminogen-Streptokinase-Aktivator-Komplex, Urokinase, Prourokinase oder rekombinanter Plasminogenaktivator) findet sich bei 50–75% der Patienten ein offenes Infarktgefäß (TIMI-Perfusionsgrad 2 und 3). In mehreren großen kontrollierten Studien konnte nachgewiesen werden, daß durch eine derar-

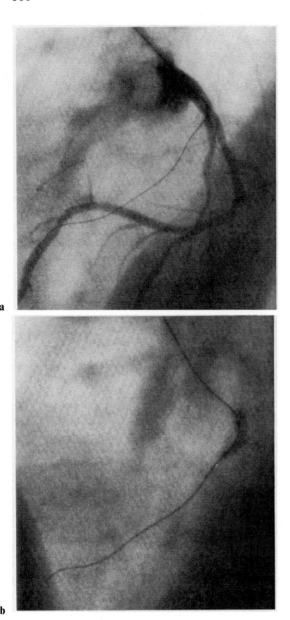

Abb. 46. **a** Proximaler Verschluß des R. interventricularis anterior bei einem Patienten mit akutem Vorderwandinfarkt. Ein Führungsdraht ist bereits über die Verschlußstelle in die Infarktarterie eingeführt. **b** Entfalteter Ballon im Bereich der Verschlußstelle. **c** Bei Kontrollangiographie offenes Infarktgefäß

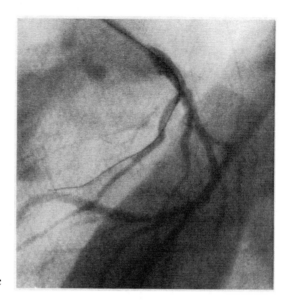

Abb. 46c

tige Behandlung von Patienten mit akutem Myokardinfarkt die Hospital-
und die Einjahresmortalität signifikant gesenkt wird. Je früher die Therapie begonnen wird, um so ausgeprägter ist der Effekt auf die Ventrikelfunktion und auf die Mortalität.

– Primäre Ballondilatation (Abb. 46); die Rolle der Ballondilatation, die auf
die Eröffnung eines vollständig verschlossenen Infarktgefäßes abzielt
(=primäre Ballondilatation), wird kontrovers diskutiert. Nach neueren
Untersuchungen ist die Verbesserung der Überlebensrate nach Infarkt
nicht ausschließlich auf die durch frühzeitige Reperfusion zu erzielende
Reduktion der Infarktgröße zurückzuführen. Auch eine verzögert einsetzende Reperfusion könnte über eine Senkung letaler Arrhythmien oder die
Verhinderung einer weiteren Infarktausdehnung zu einer verbesserten
Überlebensrate beitragen. Hier käme der primären Ballondilatation eine
besondere Bedeutung zu. Bis die Ergebnisse kontrollierter Untersuchungen
hierüber vorliegen, sollten Patienten mit einem kompletten Koronarver-
schluß und großem Myokardinfarkt, bei denen Zeichen für eine anhaltende
Myokardischämie bestehen oder die hämodynamisch instabil sind, als
Kandidaten für eine primäre Koronarangioplastie angesehen werden.

3. Linksventrikuläre Funktion

Der Effekt der Gefäßöffnung auf die Infarktgröße kann anhand der linksventrikulären Funktion vor und nach Thrombolyse beurteilt werden. Während
der akuten Infarktphase ist die Wandbewegung im Versorgungsgebiet der Infarktarterie deutlich gestört. Sie normalisiert sich, wenn das Herzmuskelge-

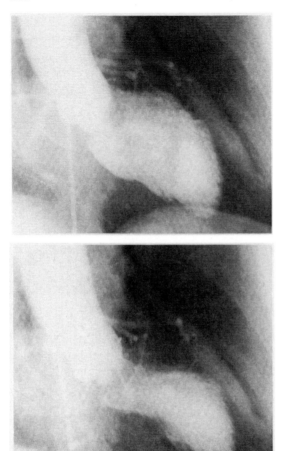

a

Abb. 47. a Laevokardiogramm eines Patienten mit Vorderwandinfarkt in der akuten Infarktphase; oberer Bildabschnitt = Enddiastole, unterer Bildabschnitt = Endsystole mit Akinesie im Vorderwandspitzenbereich. **b** Laevokardiogramm desselben Patienten 2 Wochen
später mit vollständiger Normalisierung der Wandbewegung im Infarktgebiet

webe durch frühzeitige Reperfusion vor der Nekrose bewahrt werden konnte,
innerhalb von 2 Wochen vollständig (Abb. 47). Die globale Ventrikelfunktion
– ausgedrückt durch die Ejektionsfraktion – spiegelt diesen positiven Behand-
lungseffekt nicht immer wider. In der akuten Infarktphase wird die gestörte
Wandbewegung in der Infarktregion nämlich durch eine gesteigerte Kontraktion der gegenüberliegenden Wandabschnitte zumindest teilweise kompensiert, so daß die Ejektionsfraktion nicht in den pathologischen Bereich absin-
ken muß. Im weiteren Verlauf ändert sich die Ejektionsfraktion dann trotz
Verbesserung der Wandbewegung in der Infarktregion nicht, weil parallel
hierzu die Hyperkinesie in der kontralateralen Wand abnimmt. Aufgrund
dieser Kompensationsmechanismen kann die Begrenzung der Infarktgröße

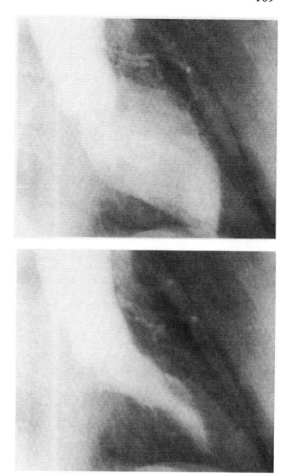

Abb. 47 b

nur anhand der Analyse der regionalen Wandbewegung, nicht jedoch der globalen Ventrikelfunktion nachgewiesen werden (Abb. 48).

Nur bei Patienten mit Reperfusion bessert sich die Wandbewegung in der Infarktregion, wobei eine deutliche Besserung allerdings nur bei 40% der erfolgreich lysierten Patienten zu beobachten ist. Faktoren, die dafür verantwortlich sind, daß eine Thrombolyse nur bei einem Teil der Patienten zur Infarktbegrenzung führt, sind

- eine noch vorhandene Restperfusion, etwa durch Kollateralen oder einen subtotalen Verschluß;
- die Höhe des myokardialen Sauerstoffverbrauchs;
- ein unterschiedlich großes Versorgungsgebiet des verschlossenen Infarktgefäßes;
- die Zeitspanne zwischen dem Gefäßverschluß und dem Einsetzen der Reperfusion; bei 80% der Patienten, die innerhalb von 2 Stunden erfolgreich

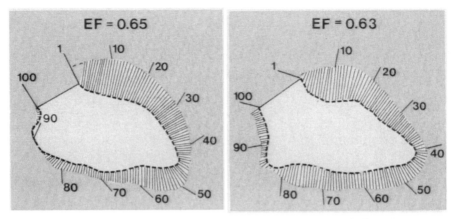

Abb. 48. Enddiastolische und endsystolische (– – –) Konturen des li. Ventrikels eines Patienten mit Hinterwandinfarkt im akuten Stadium (li.) und bei der Nachuntersuchung 10 Tage später. Im akuten Stadium Hypokinesie im Hinterwandbereich mit kompensatorischer Hyperkinesie der Vorderwand. Ejektionsfraktion (EF) mit 0,65 normal. Bei der Nachuntersuchung Normalisierung der Wandbewegungsstörung und Rückgang der Hyperkinesie mit annähernd gleicher Ejektionsfraktion

lysiert werden können, liegt die Wandbewegung im Infarktgebiet zum Zeitpunkt der Krankenhausentlassung im Normbereich. Bei späterem Behandlungsbeginn hingegen haben nur noch etwa 40% der Patienten eine normale Wandbewegung, 60% behalten eine schwere Hypokinesie zurück.

Schlußfolgerung

Bei Beachtung der oben erwähnten Vorsichtsmaßregeln (s. S. 95) kann eine Koronarangiographie auch im akuten Infarktstadium relativ sicher durchgeführt werden. Sie sollte jedoch nur dann vorgenommen werden, wenn auch die Möglichkeiten zur therapeutischen Intervention (Ballondilatation, Bypass-Operation) bestehen.

I. Komplikationen nach akutem Myokardinfarkt

Die Myokardruptur tritt gewöhnlich zwischen dem 4. und 7. Tag nach Infarkteintritt auf. Sie geht in der Regel mit dem plötzlichen Auftreten folgender klinisch bedrohlicher Zustände einher: Linksherzinsuffizienz, Lungenstauung oder Hämoperikard, Perikardtamponade und/oder kardiogener Schock. Neben der Ruptur der freien Wand kann ein Ventrikelseptumdefekt mit meist beträchtlichem Links-Rechts-Shunt auftreten. Die Ruptur des Papillarmuskels hat eine akute schwere Mitralinsuffizienz zur Folge.

1. Papillarmuskelruptur

Die Ruptur des linksventrikulären Papillarmuskels – eine schwerwiegende Komplikation des akuten Myokardinfarktes (Tabelle 6) – tritt bei etwa 1% der Infarktpatienten auf. In der Mehrzahl der Fälle ist der posteromediale Papillarmuskel als Folge eines Hinterwandinfarktes betroffen, wobei die Größe der Myokardnekrose variabel ist. Bei der Hälfte der Patienten ist ein relativ kleiner, manchmal nur subendokardialer Infarkt nachweisbar. Entsprechend ist das Ausmaß der koronaren Herzkrankheit variabel, wobei 50% der Patienten unter einer Eingefäßerkrankung leiden.

Klinisch ist der Papillarmuskelabriß durch eine schwere akute Mitralinsuffizienz gekennzeichnet, häufig verbunden mit einem Lungenödem. Über dem Brustkorb ist ein Schwirren tastbar und ein lautes, holosystolisches Geräusch auskultierbar, das dem Systolikum beim Ventrikelseptumdefekt gleichkommen kann. Echokardiographisch erkennt man das Durchschlagen des defekten Mitralsegels in den linken Vorhof während der Systole, in der Doppler-Sonographie ist die schwere Mitralinsuffizienz nachweisbar. Bei der Rechtsherzkatheteruntersuchung zeigt sich ein erhöhter pulmonaler Kapillardruck mit hohen V-Wellen, die sich dem Pulmonalarteriendruck aufpfropfen können (s. Abb. 11, S. 30). In der linksventrikulären Angiographie kommt die schwere Mitralinsuffizienz ebenfalls deutlich zur Darstellung. Die Prognose der Patienten mit Papillarmuskelruptur nach Infarkt ist schlecht; die Mortalität beträgt 50% in den ersten 24 h und 94% in den ersten 8 Wochen nach dem Ereignis. Obwohl sich einige Patienten unter medikamentöser Therapie stabilisieren, ist eine solche Verbesserung fast immer nur vorübergehend. Die schlechte Prognose unter konservativer Therapie und die häufig nur kleine Myokardnekrose, die das Operationsrisiko in Grenzen hält, sind die Gründe für eine umgehende Diagnosesicherung und frühzeitige operative Korrektur durch Klappenersatz oder Plastik. Als vorbereitende Maßnahme für die notfallmäßige Katheteruntersuchung und nachfolgende Operation muß bei vielen Patienten eine intraaortale Ballonpulsation durchgeführt werden. Die Überlebensrate der operierten Patienten beträgt 60–70%.

Tabelle 6. Nichtinvasive und invasive Untersuchungsmethoden bei Papillarmuskelruptur und Ventrikelseptumdefekt

	Papillarmuskelruptur mit schwerer Mitralinsuffizienz	Ventrikelseptumruptur
2-D-Echo	Abriß oder Prolaps des Mitralsegels	Darstellung des Ventrikelseptumdefektes
Doppler	Syst. Reflux → li. Vorhof	Transsept. Li.-Re.-Shunt
PA-Katheter	Prominente V-Welle	O_2-Sätt.-Sprung (PA > RA ≥ 10%)
LV-Angio	Schwere Mitralinsuffizienz	VSD mi Li.-Re.-Shunt

2. Ventrikelseptumruptur

Die Ruptur des interventrikulären Septums ist ebenfalls eine schwerwiegende Komplikation des akuten Myokardinfarktes, die bei 0,5–2% der Infarktpatienten auftritt (Tabelle 6). Sie führt zu einem Links-Rechts-Shunt auf Ventrikelebene und damit zu einer rechtsventrikulären Volumenbelastung, erhöhtem pulmonalen und herabgesetzten systemischem Blutfluß. Es entsteht ein sog. *low output*-Syndrom, das im kardiogenen Schock enden kann.

Die klinischen Zeichen der Ventrikelseptumruptur sind ähnlich denen beim Papillarmuskelabriß. Echokardiographisch ist der Defekt häufig direkt sichtbar (Abb. 49). Dopplersonographisch kann der transseptale Links-Rechts-Shunt in der Regel mühelos erkannt werden. Durch die Rechtsherzkatheteruntersuchung läßt sich ein Sauerstoffsättigungssprung vom rechten Vorhof zum rechten Ventrikel oder zur proximalen Pulmonalarterie nachweisen. Mit einem Sättigungssprung von mehr als 10% ist die Diagnose sicher. Mit der linksventrikulären Angiographie kann der Defekt dann oft genauer lokalisiert werden.

Die Mortalität nach Septumruptur beträgt 24% in den ersten 24 h, 46% nach einer Woche und 60–80% nach 2 Monaten. Nur 5–7% der Patienten überleben das 1. Jahr. Eine vorübergehende Stabilisierung der hämodynamischen Situation kann mit Hilfe der intraaortalen Ballonpulsation herbeigeführt werden. Sie ist in der Regel temporär, aber als vorbereitende Maßnahme für eine notfallmäßige Katheteruntersuchung sinnvoll. Mit dieser werden die Diagnose bestätigt und die Koronargefäßverhältnisse weiter abgeklärt. Zusätzlich erhält man durch die Katheteruntersuchung Informationen über die Mitralklappe und die linksventrikuläre Funktion. Im Anschluß hieran sollte unverzüglich eine Herzoperation mit Verschluß des Septumdefektes und, wenn notwendig, mit Bypass-Versorgung und evtl. Aneurysmektomie durchgeführt

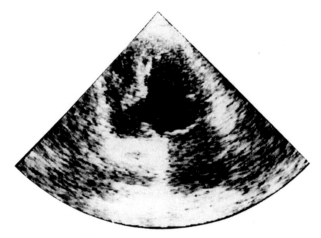

Abb. 49. 2-dimensionales Echokardiogramm eines Patienten mit Septumruptur nach akutem Myokardinfarkt

werden. Mit diesem aggressiven Vorgehen kann eine 50–75%ige Überlebensrate und eine Spätmortalität von nur 5–14% erzielt werden.

3. Ruptur der freien Wand des linken Ventrikels

Hierbei handelt es sich ebenfalls um eine schwerwiegende Komplikation des akuten Myokardinfarktes, die durch eine Herzbeuteltamponade schnell zum Tode führen kann.

Wird die Perforationsstelle durch adhärentes Perikard gedeckt, entsteht ein sog. Pseudoaneurysma mit einem begrenzten Hämoperikard. Der Herzbeutel steht dabei mit dem Kavum des linken Ventrikels durch einen Gang in Verbindung, der weniger als 50% des Durchmessers des Aneurysmas ausmacht (Abb. 50). Anders als beim wahren Aneurysma besteht seine Wand aus Perikard und Verwachsungen. Sie enthält kein Myokardgewebe und keine Koro-

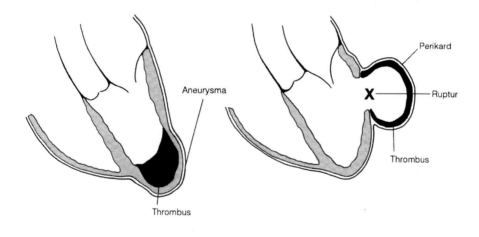

wahres Ventrikelaneurysma   Pseudoaneurysma

Abb. 50. Schematische Darstellung eines wahren, teilweise mit thrombotischem Material ausgekleidetem Ventrikelaneurysmas (linke Bildhälfte) und eines Pseudoaneurysmas (rechte Bildhälfte)

Tabelle 7. Unterschiede zwischen einem wahren und einem Pseudoaneurysma

Pseudoaneurysma	Wahres Aneurysma
„enger Hals"	breite Basis
Wand aus Thrombus und Perikard	Wand aus Narbengewebe und Myokard
Hohes Rupturrisiko	Niedriges Rupturrisiko

nararterien. Das Pseudoaneurysma hat die Tendenz, sich im Verlauf zu ver-
größern und kann die Größe des linken Ventrikels übersteigen. Es ist häufig
durch einen muralen Thrombus ausgekleidet. Das Risiko einer Ruptur mit
tödlichem Ausgang ist hoch (Tabelle 7). Die Diagnose kann durch eine zweidimensionale Echokardiographie, Kernspintomographie oder Kontrastmittel-
angiographie gesichert werden. Eine chirurgische Resektion ist aufgrund des
hohen Rupturrisikos auch bei asymptomatischen Patienten, unabhängig von
der Größe des Pseudoaneurysmas, indiziert.

4. Wahres Ventrikelaneurysma

Ein wahres Aneurysma tritt bei 10–40% der Patienten auf, die einen akuten
transmuralen Myokardinfarkt überleben. Seine Größe ist sehr variabel und
reicht von wenigen Zentimetern bis zur Hälfte der Zirkumferenz des linken
Ventrikels. Die häufigsten Lokalisationen sind apikal, posterior und septal.
Oft wird das Aneurysma durch einen Thrombus partiell oder vollständig aus-
gefüllt. Pathophysiologische Konsequenz der Aneurysmabildung ist eine
Asynergie des Herzens. Das Restmyokard muß den Ausfall des aneurysmatischen Bezirkes kompensieren. Bei großen Aneurysmen ist dies nicht möglich;
ein adäquates Schlagvolumen kann dann nur durch eine Zunahme des enddiastolischen Volumens aufrechterhalten werden. Dies führt zu einer Erhöhung
der linksventrikulären Wandspannung und damit zu einem erhöhten myokardialen Sauerstoffbedarf. Es resultieren eine Herzinsuffizienz, die je nach
Größe des Aneurysmas therapierefraktär sein kann, und/oder Angina pectoris-Beschwerden. Ferner können kardiale Arrhythmien und systemische Embolien auftreten. Eine paradoxe Auswärtsbewegung der Wand des Aneurysmas während der Systole kann Ursache einer Papillarmuskeldysfunktion mit
daraus resultierender Mitralinsuffizienz sein. Eine Ruptur tritt im chronischen
Stadium des Aneurysmas extrem selten auf (Tabelle 7).
    Die Mortalität von Patienten mit Aneurysma ist bis zu 6mal höher als die
von Patienten mit vergleichbarer linksventrikulärer Ejektionsfraktion ohne
Aneurysma. Häufigste Todesursache ist der plötzliche Herztod, hervorgerufen
durch ventrikuläre Tachyarrhythmien.
    Die Diagnose wird mit Hilfe der zweidimensionalen Echokardiographie
oder der linksventrikulären Angiographie gestellt.
    Die chirurgische Aneurysmektomie ist im allgemeinen dann erfolgreich,
wenn die Funktion des Restmyokards erhalten ist. Sie wird vorgenommen bei
Herzinsuffizienz, bei Angina pectoris oder bei lebensbedrohlichen ventrikulären Arrhythmien; im letzteren Fall muß ihr eine elektrophysiologische Untersuchung zur Lokalisation des arrhythmogenen Bezirkes vorausgehen.

J. Angiographie nach aortokoronarem Venen-Bypass und Mammaria interna-Bypass

1. Technik

Der Untersucher sollte mit der Methode des Chirurgen, die Bypasses zu plazieren, vertraut sein und vor Durchführung der Koronarangiographie den Operationsbericht kennen. Im allgemeinen geht der Bypass zur rechten Herzkranzarterie etwa 2 cm oberhalb des nativen Gefäßes ab (Abb. 51). Bypass-Venen zum R. interventricularis anterior und zu den diagonalen Ästen sind mit der Aorta etwas oberhalb und links von der nativen Kranzarterie anastomosiert. Die aortalen Anastomosen von Bypass-Venen zum System des R. circumflexus liegen im allgemeinen oberhalb derjenigen zum R. interventricularis anterior.

Bypass-Venen können im allgemeinen mit einem rechten Judkins-Koronarkatheter sondiert werden. Darüber hinaus sind spezielle rechtsseitige und linksseitige Bypass-Katheter verfügbar. Rechtskoronare Bypass-Venen werden kanüliert, indem der Katheter oberhalb des Ostiums der rechten Koronararterie im Uhrzeigersinn in Richtung 9 Uhr rotiert wird. Ähnlich geht man bei Bypass-Venen zur linken Kranzarterie vor; der Katheter wird im Bereich der aszendierenden Aorta in die richtige Höhe gebracht und durch Rotation im Uhrzeigersinn das Ostium des Bypasses sondiert.

Die Sondierung eines Mammaria interna-Bypass wird mit Hilfe eines speziell hierfür vorgesehenen Katheters durchgeführt. Dieser Katheter ähnelt

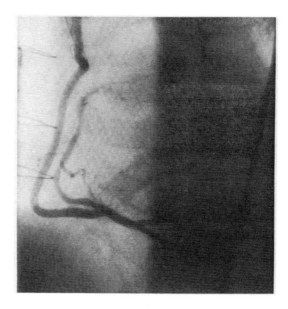

Abb. 51. Aortokoronarer Venenbypass zur rechten Koronararterie

dem rechten Judkins-Koronarkatheter, seine distale Krümmung ist jedoch
stärker (< 90°) und seine Spitze länger (1,5–2 cm). Die A. mammaria geht von
der vorderen unteren Seite der A. subclavia ab. Um dieses Gefäß zu kanülie-
ren, wird der Katheter zur Abgangsstelle der linken A. subclavia vorgeführt.
Ist die A. subclavia nicht zu erreichen, wird zunächst ein 0,35 Zoll starker,
gerader Führungsdraht in der Arterie plaziert, über den der Bypass-Katheter
vorgeschoben werden kann. Dann wird die Katheterspitze langsam nach anterior rotiert, bis die linke A. mammaria interna sondiert ist. Die Kanülierung
der rechten A. mammaria interna ist schwieriger, wird aber in ähnlicher Weise
durchgeführt. Vor Kontrastmittelinjektion in die A. mammaria muß der
Druck an der Katheterspitze gemessen werden, weil eine Injektion bei Ver-
schlußdruck zu einer Dissektion des Gefäßes führen kann. Die Kontrastmittel-
gabe kann von einem unangenehmen retrosternalen Brennen begleitet sein,
das durch Verwendung nichtionischer Kontrastmittel gemindert werden kann.

2. Befunde

Nach angiographischen Untersuchungen gibt es eine bestimmte zeitliche Ab-
folge der Veränderung von Venen-Bypasses:

- frühzeitiger vollständiger Verschluß; dieser ist im allgemeinen auf eine
  akute Thrombose im distalen Anastomosenbereich zurückzuführen. Ein
  kleines Lumen der nativen Kranzarterie, ein geringer Blutfluß im Bypass
  oder ein Knick des Bypass-Gefäßes tragen hierzu bei;
- bereits innerhalb des 1. Monats nach der Operation kann eine Intimahyperplasie und Proliferation der glatten Gefäßmuskulatur der Bypass-Venen
  beginnen, die dann im ersten postoperativen Jahr fortschreitet (Abb. 52).

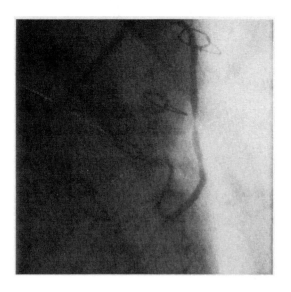

Abb. 52. Hochgradige Stenose
im mittleren Drittel eines
aortokoronaren Venenbypasses

Als verantwortlicher Mechanismus wird ein chronischer Endothelschaden angenommen, der eine Interaktion zwischen Blutplättchen und Gefäßendothel unterhält. Ist dieser Prozeß auf den Anastomosenbereich konzentriert, kann es innerhalb eines Jahres zu einem vollständigen Verschluß des Bypass-Gefäßes kommen. Bei diffuser Proliferation nimmt das Gesamtkaliber der Bypass-Vene um etwa 25–30% ab;

— späte Okklusion; Plättchenthromben und Intimahyperplasie tragen zu dem späten Bypass-Verschluß bei. Eine Plättchenaggregationshemmung hilft ihn zu verhindern;

— Arteriosklerose der Bypass-Vene; nach dem 1. Jahr sind die Veränderungen der Bypass-Vene histologisch nicht mehr von denen der Koronararteriensklerose zu unterscheiden und unterliegen den gleichen Risikofaktoren wie diejenigen der nativen Kranzarterien.

Nach Bypass-Operation steigt die Verschlußrate der versorgten nativen Kranzarterien an. Dies mag auf den konkurrierenden Fluß zwischen beiden Gefäßen und die hierdurch induzierte Abnahme des Blutflusses in der nativen Kranzarterie zurückzuführen sein.

V. Perkutane transluminale Koronarangioplastie

Seit ihrer Einführung durch Andreas Grüntzig im Jahre 1977 hat die perkutane transluminale Koronarangioplastie (PTCA) als nichtchirurgische Methode zur Beseitigung von Koronararterienstenosen eine weite Verbreitung gefunden. Während 1985 in den USA noch rund 107 000 Eingriffe durchgeführt wurden, stieg die Zahl bis 1987 auf rund 176 000 an. Eine ähnliche Entwicklung ist in der Bundesrepublik zu verzeichnen mit rund 4600 Eingriffen im Jahr 1985 und 12 000 im Jahr 1987. Dabei steigt die Zahl auch in jüngster Zeit weiter steil an. Gründe für diese rasante Entwicklung sind:

- Weiterentwicklung der Technik der Ballondilatation, insbesondere durch Einführung von steuerbaren Kathetersystemen, Entwicklung neuer Ballons mit wesentlich kleinerem Profil und weicherem Material sowie weniger traumatisierenden Führungskathetern mit Seitenlöchern;
- zunehmende Erfahrung der Untersucher;
- ermutigende Langzeitresultate der PTCA.

A. Indikationen und Kontraindikationen

Nach allgemeiner Auffassung besteht eine **eindeutige Indikation** zur perkutanen transluminalen Koronarangioplastie bei Patienten mit chronisch-stabiler Angina pectoris, die auf eine medikamentöse Therapie unzureichend ansprechen, oder instabiler Angina pectoris, wenn

- eine gute linksventrikuläre Funktion besteht;
- eine hämodynamisch relevante Koronararterienstenose ($>50\%$ vom Lumendurchmesser) besteht, die für eine Koronarangioplastie geeignet ist.

Die Koronararterienstenose sollte mehr als 50% vom Lumendurchmesser betragen und in ihrer Länge 2 cm nicht überschreiten.

Bei Patienten mit hämodynamisch relevanten Koronararterienstenosen und atypischer oder fehlender Symptomatik ist ein objektiver Hinweis auf eine Myokardischämie durch ein Belastungs-EKG, eine Myokardszintigraphie oder eine Radionuklidventrikulographie zu fordern.

Bei folgenden Patienten wird **eine PTCA häufig durchgeführt**:

- Chronisch-stabile Angina pectoris oder instabile Angina pectoris bei Eingefäßerkrankungen mit mehreren hintereinander geschalteten Stenosen in einem Gefäß oder Stenosen in einem Haupt- und einem Seitenast.

Durch Einführung von steuerbaren Kathetersystemen sowie von Ballonkathetern mit kleinerem Profil und mit zunehmender Erfahrung der Untersucher werden heute auch Patienten mit komplexerem Befall der Herzkranzgefäße einer Ballondilatation unterzogen. Dies gilt für mehrere hintereinander geschaltete Stenosen in einem Gefäß, für längere kalzifizierte Stenosen bis zu 2 cm mit irregulärer Kontur in geschlängelten Gefäßsegmenten, Stenosen in der distalen rechten Kranzarterie oder dem distalen R. circumflexus, Seitenaststenosen der diagonalen und marginalen Äste sowie des R. descendens posterior und Läsionen, die sich in einem Haupt- und einem Seitenast der Kranzarterien, etwa im R. interventricularis anterior und einem großen diagonalen Ast befinden. Bei diesen Gefäßkonstellationen ist jedoch die Komplikationsrate der PTCA höher als bei unkomplizierten Koronararterienstenosen.

- Chronisch-stabile Angina pectoris oder instabile Angina pectoris bei Patienten mit Mehrgefäßerkrankung.

Die PTCA wird in zunehmendem Maße bei symptomatischen Patienten mit Mehrgefäßerkrankung angewendet. Voraussetzung hierfür sind eine ausreichende linksventrikuläre Funktion sowie umschriebene Koronararterienstenosen mit guter Erfolgsaussicht für eine Dilatation. Darüber hinaus sind diejenigen Patienten mit Mehrgefäßerkrankung für eine Ballondilatation geeignet, bei denen eine kleine Kranzarterie verschlossen ist, verbunden mit nur leichter Einschränkung der linksventrikulären Funktion, und in anderen Gefäßen eine oder mehrere umschriebene Stenosen vorliegen.

- Angina pectoris mit kurzzeitig zurückliegendem Koronararterienverschluß (<3 Monate).

Koronararterien, die nicht länger als 3 Monate verschlossen sind und bei denen aufgrund der Koronaranatomie der Verlauf des distalen Gefäßes abgeschätzt werden kann, können mit einer Erfolgsrate von 60–70% rekanalisiert werden. Voraussetzung für den Eingriff ist der Nachweis, daß der komplette Gefäßverschluß für die Symptomatik des Patienten wesentlich mitverantwortlich ist. Bei Patienten mit Mehrgefäßerkrankungen wird dann zunächst die Rekanalisation des verschlossenen Gefäßes versucht, weil sich hierdurch gewöhnlich das Risiko der PTCA anderer Gefäßstenosen verringert und im Falle einer gescheiterten Rekanalisation eine elektive Bypass-Operation durchgeführt werden muß.

- Unter medikamentöser Therapie asymptomatische oder leicht symptomatische Patienten mit hochpositivem Belastungstest.

Das Therapieziel bei diesen Patienten besteht nicht in der Beseitigung der Angina pectoris-Beschwerden, sondern in einer Reduktion der mit der koronaren Herzkrankheit verbundenen Komplikationsrate. In Betracht kommen Patienten mit hochpositivem Belastungs-EKG oder nach Myokardinfarkt mit hochgradigen Stenosen von Gefäßen mit großem Versorgungsgebiet.

● Dokumentierte vasospastische Angina pectoris mit zugrunde liegender relevanter organischer Koronararterienstenose.

Die PTCA kann die Symptome dieser Patienten durch Beseitigung der organischen Stenose verbessern. Bei hämodynamisch nicht relevanten Stenosen (Stenosegrad ≤ 50%) bleiben die Symptome nach Angioplastie häufig bestehen und es kann sich eine Restenosierung entwickeln, deren Grad die initiale Stenose unter Umständen weit übersteigt.

● Akuter Myokardinfarkt.

Bei Patienten, die innerhalb der ersten 6 Stunden nach Symptombeginn mit einer Ballondilatation mit dem Ziel behandelt werden, das verschlossene Infarktgefäß zu rekanalisieren, kann die Ventrikelfunktion verbessert und die Überlebensrate erhöht werden. Der Wert der primären Angioplastie zur Behandlung des akuten Myokardinfarktes wird aber noch kontrovers diskutiert und kommt aus logistischen Gründen nur für eine kleine Gruppe von Infarktpatienten in Betracht.

Dagegen konnte der Stellenwert der Koronarangioplastie, die sich einer erfolgreichen Thrombolysebehandlung zur Beseitigung einer höhergradigen Reststenose anschließt, in jüngster Zeit durch 3 große kontrollierte Untersuchungen genauer definiert werden. Danach ist weder eine sich unmittelbar an die Thrombolysebehandlung anschließende noch eine im Intervall von 2–3 oder 6–7 Tagen nach Thrombolyse durchgeführte Ballondilatation einer konservativen postthrombolytischen Behandlung mit der Option zur PTCA überlegen. Es sollten demnach nicht alle Patienten mit dilatierbaren Gefäßstenosen nach Thrombolyse einer PTCA unterzogen werden, vielmehr sollte die Indikation zur Ballondilatation vom klinischen Verlauf der Patienten abhängig gemacht werden. Etwa ein Drittel der erfolgreich lysierten Patienten entwickelt im Laufe der folgenden 7–10 Tage eine Myokardischämie, die ein invasives Vorgehen, häufig mit anschließender Ballondilatation erforderlich macht. Diese PTCA kann dann mit einer hohen Erfolgsrate durchgeführt werden.

● Angina pectoris nach aortokoronarer Bypass-Operation.

Während der ersten 7–8 Jahre nach koronarer Bypass-Operation entwickeln etwa 50% der Patienten eine erneute Angina pectoris-Symptomatik. Als Gründe hierfür kommen folgende, durch eine PTCA angehbare Gefäßveränderungen in Betracht:

– neu aufgetretene, hämodynamisch relevante Stenosen in den nativen Kranzgefäßen, die für eine Koronarangioplastie geeignet sind;
– dilatierbare Koronararterienstenosen in Gefäßen, deren Bypasses komplett verschlossen sind;
– distale Stenosen in den nativen Kranzgefäßen, die nur durch den Bypass selbst mit dem Ballonkatheter zu erreichen sind;

- hämodynamisch relevante, umschriebene Stenosen in den Bypass-Gefäßen selbst;
- Stenosen im distalen Anastomosengebiet zwischen Bypass-Gefäß und nativem Kranzgefäß.

Die Dilatation von Stenosen im Bypass selbst oder im aortalen Anastomosenbereich ist von einer hohen Restenosierungsrate (40–50%) gefolgt. Stenosen in älteren Bypass-Gefäßen können sehr brüchig sein und distale Embolisierungen hervorrufen.

- Angina pectoris bei Patienten mit zu hohem Operationsrisiko.

Patienten, bei denen bereits eine aortokoronare Bypass-Operation durchgeführt wurde und neue hochgradige Koronararterienstenosen aufgetreten sind, können – auch wenn ein möglicher Gefäßverschluß einen kardiogenen Schock zur Folge hätte – einer Ballondilatation unterzogen werden, und zwar unter der Voraussetzung, daß das Risiko einer erneuten Operation größer als das Risiko einer PTCA ist.

In diese Kategorie fallen auch Patienten, deren Operationsrisiko aufgrund von Begleiterkrankungen inakzeptabel hoch ist.

- Patienten mit Angina pectoris über 75 Jahre.

Das Lebensalter ist keine grundsätzliche Kontraindikation gegen eine Koronarangioplastie. Da die Operationsletalität im höheren Lebensalter deutlich ansteigt, sind auch diejenigen älteren Patienten mit Mehrgefäßerkrankung Kandidaten für eine Ballondilatation, bei denen nicht alle Koronarstenosen für eine Ballondilatation geeignet sind, eine inkomplette Revaskularisation aber die schwere Angina pectoris-Syptomatik lindern kann.

Relative Kontraindikationen

- Asymptomatische Patienten oder Patienten mit leichter Angina pectoris ohne Nachweis einer Myokardischämie.

Kontroverse Meinungen bestehen über die Revaskularisation von Patienten mit leichter Angina pectoris-Symptomatik, nicht eindeutigen Befunden in nichtinvasiven Belastungsuntersuchungen und dem angiographischen Nachweis von hämodynamisch relevanten Gefäßstenosen. Die endgültige Entscheidung über das weitere Vorgehen kann nur individuell in Abwägung der Schwere der Ischämie, der Größe des Versorgungsgebietes, der Beschaffenheit der Stenose, der Aktivität und dem Lebensalter des Patienten sowie der Erfahrung des Untersuchers getroffen werden.

- Ausgeprägte linksventrikuläre Funktionsstörung (EF < 25%).

Bei Patienten mit ausgeprägter linksventrikulärer Funktionsstörung ist die PTCA mit dem Risiko der Entwicklung eines kardiogenen Schockes im Falle eines Gefäßverschlusses verbunden.

- Hämodynamisch relevante Hauptstammstenose der linken Kranzarterie.

Eine PTCA ist bei Hauptstammstenose der linken Koronararterie kontraindiziert mit Ausnahme der Situation, daß entweder der R. interventricularis anterior oder der R. circumflexus durch einen funktionstüchtigen Bypass versorgt sind.

- Patienten mit Mehrgefäßerkrankung und eingeschränkter linksventrikulärer Funktion.

Eine PTCA bei Mehrgefäßerkrankung sollte nicht durchgeführt werden, wenn der Verschluß eines zu dilatierenden Gefäßes einen kardiogenen Schock zur Folge haben könnte. Diese Patienten haben in der Regel große transmurale Herzinfarkte mit ausgedehnten Wandbewegungsstörungen und Stenosen in großen kontralateralen Koronararterien, deren Verschluß zu einem Myokardgesamtschaden von etwa 40–50% führen würde.

Ferner sollten Patienten mit chronischen Koronararterienverschlüssen (länger als 6 Monate), deren Rekanalisation Voraussetzung für die Besserung der Angina pectoris-Symptomatik ist, nicht für eine PTCA vorgesehen werden. Allgemein sollten alle Patienten mit Mehrgefäßerkrankung, bei denen die chirurgische Revaskularisation mit größter Wahrscheinlichkeit zu besseren Ergebnissen führt, nicht durch PTCA behandelt werden.

Bei Patienten mit akutem Myokardinfarkt und Mehrgefäßerkrankung, bei denen durch die Herzkatheteruntersuchung hochgradige Stenosen auch in anderen Gefäßen aufgedeckt werden, sollte bei Vorliegen einer klinischen Indikation in der Akutphase nur die Stenose im Infarktgefäß dilatiert werden.

- Patienten mit Eingefäßerkrankung und chronischem Koronararterienverschluß (älter als 6 Monate).
- Koronarstenosen von weniger als 50%.

Gefäßstenosen, die weniger als 50% des Gefäßdurchmessers betragen, sollten nicht dilatiert werden, weil hier genauso wie bei höhergradigen Stenosen das Risiko eines akuten Gefäßverschlusses besteht und später eine Restenosierung auftreten kann, die den initialen Stenosegrad unter Umständen überschreitet.

B. Technik

1. Röntgenausrüstung

Die Koronarangioplastie kann auf einem monoplanen oder biplanen Angiographieplatz durchgeführt werden. Kaudale und kraniale Angulationen sollten nahezu ohne Begrenzung möglich sein. Die Durchleuchtung muß ein qualitativ hochwertiges Bild liefern. Auch die Videoaufzeichnung sowie die Wiedergabe eines Standbildes müssen von hochwertiger Qualität sein. Die Projektion eines sog. Pfadfinderbildes auf einen separaten Monitor kann das Vorgehen erheblich erleichtern. Eine digitale on line-Bildverarbeitung verbessert die Qualität des Durchleuchtungsbildes und erlaubt eine sofortige Bearbeitung von Angiographiebildern zur besseren Darstellung von Gefäßveränderungen.

2. Katheterausstattung

Alle Größen und viele Arten von Führungskathetern, wie Judkins-Katheter, Amplatz-Katheter, A. mammaria-Katheter, Shiley-Katheter, usw., müssen verfügbar sein ebenso wie Ballonkatheter unterschiedlicher Systeme in Ballongrößen von 1.5–4.5 mm. Ferner müssen Führungsdrähte in den Größen 0,014–0,018 inch mit unterschiedlicher Krümmung, unterschiedlicher Flexibilität und unterschiedlicher Konfiguration der Drahtspitze zur Verfügung stehen.

Ein Ballonkatheter ist in Abb. 53 dargestellt. Er enthält 2 oder 3 Lumina. Eines ist für die Entfaltung und Entleerung des Ballons vorgesehen; dies geschieht durch die Injektion einer Mischung aus Kochsalzlösung und Kontrastmittel unter Druckmanometerkontrolle. Der Ballon ist meistens so konstruiert, daß seine Größe im entfalteten Zustand über einen Druckbereich bis zu 12 atm konstant bleibt. Ein 2. Lumen ist für den Führungsdraht vorgesehen, über den der Ballonkatheter in den Stenosebereich vorgeführt wird. Einige

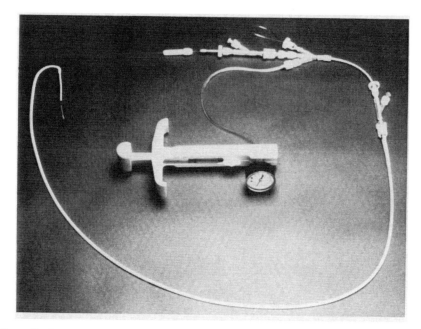

Abb. 53. Ballonkatheter zur koronaren Angioplastie mit Injektionsspritze und Manometer zur Balloninflation

Modelle haben ein 3. Lumen, in dem sich ein Draht befindet, der in den Ballon vorgeschoben werden kann und über den der Ballon durch ein winziges Lumen im Draht selbst entlüftet wird. Nach Entlüftung wird dieser Draht ca. 10 cm in den Katheter zurückgezogen, wodurch dessen Spitze weich und flexibel wird.

3. Patientenvorbereitung

Der Patient muß nüchtern sein, die Labordaten über die Serumelektrolyte, Kreatinin, Gerinnungsstatus, Blutbild und Blutgruppe müssen vorliegen. Alle notwendigen Medikamente werden weitergegeben. Wenigstens 3 Tage vor dem Eingriff sollte eine Behandlung mit Aspirin, 500 mg pro Tag, begonnen werden. Es muß eine vollständige Aufklärung des Patienten, auch über die Möglichkeit einer notfallmäßigen Bypass-Operation erfolgen. Unmittelbar vor der Prozedur wird eine intravenöse Verweilkanüle gelegt und eine Infusion mit physiologischer Kochsalzlösung zum Offenhalten der Kanüle angelegt.

Die Koronarangioplastie wird meist in herzchirurgischer Operationsbereitschaft durchgeführt.

4. Kathetertechnik

a) Allgemeines Vorgehen

Die Femoralarterie wird nach Seldinger-Technik punktiert und eine 8 French-Schleuse plaziert. Es folgt eine intraarterielle Bolusinjektion von 15000–20000 I.E. Heparin. Bei längerdauernden Prozeduren (länger als 30 min) erfolgt eine weitere Heparin-Bolusinjektion von 5000 I.E.

Anschließend wird der Führungskatheter im Ostium der Herzkranzarterie plaziert und eine Angiographie in mehreren Sichten zur optimalen Darstellung der Stenose angefertigt. Über den Führungskatheter (Abb. 54) wird dann ein Führungsdraht, der durch Drehung von außer steuerbar ist, über die Stenose hinweg in die Kranzarterie eingeführt. Mit Hilfe dieses steuerbaren Führungsdrahtes gelingt die Sondierung nahezu aller beliebigen Äste der Kranzarterien. Über ihn wird der Ballonkatheter in die Stenose eingebracht. Befindet sich der Ballonkatheter im Stenosebereich, wird der Ballon zunächst vorsichtig für etwa bis zu 60 s mit einem Druck, der etwa 1 atm über dem Druck liegt, der für die volle Ballonentfaltung notwendig ist, entfaltet. Sind nach erfolgter Dilatation die Beschwerden des Patienten abgeklungen und die EKG-Veränderungen rückläufig, kann die Ballonentfaltung je nach Ergebnis mit höherem Ballondruck und längerer Inflationsdauer wiederholt werden. Ist die Stenose aufgedehnt, wird der Ballonkatheter über den Führungsdraht aus der Koronararterie entfernt und bei noch liegendem Führungsdraht eine angiographische Kontrolle durchgeführt.

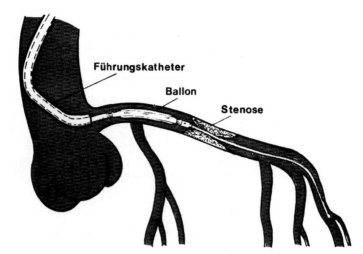

Abb. 54. Schematische Darstellung der Technik der perkutanen transluminalen Koronarangioplastie ((PTCA)

Führte die Dilatation nicht zu dem gewünschten Ergebnis, kann der Ballonkatheter gegen einen größeren ausgetauscht werden. Ferner kann im Falle eines Gefäßverschlusses über diesen Führungsdraht, der den Zugang zum distalen Gefäßbezirk weiterhin gewährleistet, ein sog. Perfusionsballonkatheter eingeführt werden (s. unten). Im Falle einer notfallmäßig notwendigen Schrittmacherstimulation besteht darüber hinaus die Möglichkeit, einen externen Schrittmacher an diesen Führungsdraht anzuschließen, um das Herz zu stimulieren. Bei gutem Dilatationsergebnis wird auch der Führungsdraht entfernt.

Nach der Dilatation wird der Führungskatheter entfernt und die arterielle Schleuse belassen. Im Falle eines vor oder nach der Dilatation angiographisch sichtbaren Koronararterienthrombus oder einer größeren Dissektion empfiehlt sich eine weitere Vollheparinisierung des Patienten durch kontinuierliche intravenöse Infusion über die nächsten 24 h. Die arterielle Schleuse wird 3–6 h nach Absetzen des Heparins entfernt und der Patient für weitere 6–12 h mit einem Druckverband versorgt und erhält Bettruhe über 12–24 h. Die antianginöse Therapie mit Nitraten und möglicherweise Kalziumantagonisten sowie mit Aspirin, 100–300 mg pro Tag, wird oral fortgeführt.

Bei folgenden Patienten sollte nach der Koronarangioplastie eine Überwachung auf der Intensivstation erfolgen:

- wenn während der Prozedur ein Koronararterienverschluß aufgetreten ist;
- bei längerdauernden Brustschmerzen, länger bestehenden EKG-Veränderungen, hämodynamischer Instabilität;
- beim Nachweis von ausgeprägten Koronararterienspasmen oder intrakoronaren Thromben, hämodynamisch relevanter Reststenose oder ausgedehnten Koronararteriendissektionen.

Ein Belastungs-EKG kann gewöhnlich 3–6 Tage nach dem Eingriff durchgeführt werden; im Falle einer ausgedehnten Koronararteriendissektion empfiehlt es sich, mit dem Belastungs-EKG erst am 7.–10. Tag nach der PTCA zu
beginnen, da zu einem früheren Zeitpunkt das Risiko eines akuten Koronarte-
rienverschlusses unter Belastung besteht. Nach dem Ergebnis der Belastungsuntersuchung kann die antianginöse Therapie schrittweise reduziert werden.
Die Behandlung mit Aspirin sollte für die nächsten 3–6 Monate fortgeführt
werden, sofern der Patient die Therapie gut toleriert. Die Restenosierungsrate
läßt sich aber weder mit Aspirin noch mit anderen Pharmaka senken.

Drei und 6 Monate nach der PTCA sollten die Belastungsuntersuchungen
wiederholt werden, um eine Restenosierung des Gefäßes frühzeitig zu erfassen.

b) PTCA der rechten Kranzarterie

Bei normal abgehender rechter Kranzarterie empfiehlt sich ein Judkins-Führungskatheter. Bei einer hoch abgehenden und weit nach oben im Bogen
verlaufenden rechten Kranzarterie eignet sich zur besseren Führung des Ballonkatheters ein linker Amplatz Nr. 1-Führungskatheter, bei totaler Okklusion des Gefäßes ein linker Amplatz Nr. 1- oder Nr. 2-Katheter. Häufig führt
der Führungskatheter zu einer Okklusion der rechten Kranzarterie mit entsprechend gedämpfter Druckkurve. Deswegen wird meist schon von vornherein ein Führungskatheter mit Seitenlöchern gewählt werden, die einen ausreichenden koronaren Blutfluß erlauben.

Die Größe des Ballonkatheters richtet sich nach dem Durchmesser des
prästenotischen Gefäßabschnittes und der Konfiguration der Stenose selbst.
Bei proximalen RCA-Stenosen müssen Ballonkatheter gewählt werden, die
einen hohen Druck bis 10 atm ohne Probleme tolerieren. Bei hoch abgehender
und geschlängelt verlaufender rechter Kranzarterie empfiehlt sich ein Katheter
mit besonders kleinem Profil, um die Stenose zu überwinden. Bei Dilatation
des posterolateralen Astes ist das Risiko einer Dissektion besonders hoch. In
diesem Gefäßabschnitt sollten deswegen nur Ballons mit kleinem Durchmesser
(etwa 2,0 mm) zur Anwendung kommen.

c) PTCA der A. circumflexa

Mit einem Judkins-Führungskatheter kann der R. circumflexus mit dem Führungsdraht sowie mit dem Ballonkatheter häufig ohne Schwierigkeiten erreicht werden. Gelegentlich ist es notwendig, Führungskatheter mit einem
größeren Bogen zu benutzen und die Spitze des Führungskatheters nach inferior zu richten. Ist auch so die Kranzarterie mit dem Führungsdraht nicht zu
erreichen, ist oft ein Amplatz-Katheter mit nach inferior zeigender Katheterspitze hilfreich. Ein Amplatz-Katheter empfiehlt sich auch bei totaler Okklusion des R. circumflexus. Für die Dilatation von Stenosen im proximalen

R. circumflexus sind häufig Ballongrößen von 3 mm notwendig. Für den ersten kräftigen marginalen Ast empfehlen sich in der Regel 2,5–3 mm große Ballonkatheter, für die mittleren und distalen Gefäßabschnitte 2 mm-Ballonkatheter. Zur Dilatation des posterolateralen Astes eignen sich 1,5–2 mm-Ballonkatheter. Bei geschlängelten Gefäßsegmenten sollte ein Ballonkatheter verwandt werden, dessen Durchmesser unterhalb dem des Gefäßkalibers liegt.

d) PTCA des R. interventricularis anterior

Gewöhnlich ist ein Judkins-4 cm-Bogen-Führungskatheter mit Seitenlöchern für die Dilatation von Stenosen im R. interventricularis anterior geeignet (Abb. 55a–c). Manchmal gleitet der Führungskatheter jedoch sehr tief in den R. circumflexus. In diesen Fällen sollte der Führungskatheter durch einen 3,5 cm-Bogen ausgetauscht werden und der Katheter im Ostium gegen den Uhrzeigersinn rotiert werden, so daß er nach oben in Richtung des R. interventricularis anterior zeigt. Bei hochgradigen, verkalkten Stenosen in geschlängelten Gefäßsegmenten ist die Passage der Stenose mit dem Ballon oft schwierig. In diesen Fällen kann der Ballonkatheter durch kurze Rückwärts- und Vorwärtsbewegungen in die Stenose eingebracht werden. Bei den meisten umschriebenen proximalen Stenosen eignet sich ein 3,0 mm-Ballon, bei den zuletzt beschriebenen ein 2,5 mm-Ballon, bei diffusen distalen Gefäßveränderungen ein 2,0 mm-Ballonkatheter, der im letzteren Fall ein besonders kleines Profil haben sollte.

Einen Sonderfall stellt die Dilatation von Bifurkationsstenosen dar, bei denen neben dem Hauptast auch der Abgangsbereich eines großen Seitenastes stenosiert ist (Abb. 56a–c). Um das Risiko eines Verschlusses dieses Seitenastes zu vermeiden, kann in diesem Fall die sog. Doppeldrahttechnik angewandt werden. Über einen Führungskatheter werden zunächst zwei Führungsdrähte, der eine bereits mit einem Ballonkatheter armiert, in den Führungskatheter bis zur sekundären Krümmung vorgeschoben. Es wird dann der nichtarmierte Führungsdraht in den stenosierten Seitenast, sodann der andere Führungsdraht in den Hauptast eingeführt. Es folgt die Dilatation der Stenose des Hauptastes, gewöhnlich mit einem 3,0 mm-Ballonkatheter. Nach erfolgreicher Dilatation wird der Ballonkatheter entfernt und ein kleinerer, gewöhnlich 2,5 mm-Ballonkatheter über den im Seitenast liegenden Führungsdraht vorgeschoben.

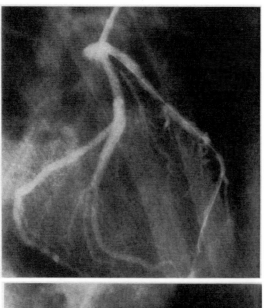

a

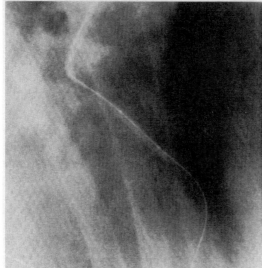

b

Abb. 55. a Hochgradige Stenose im proximalen Drittel des R. interventricularis anterior mit Führungsdraht im Gefäß. **b** Im Stenosebereich entfalteter Ballonkatheter. **c** Kontrollangiographie nach Dilatation

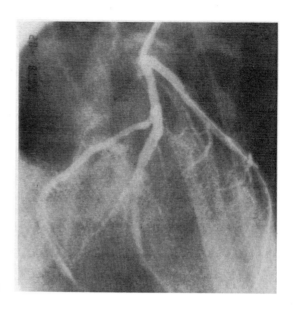

Abb. 55 c

e) Strategie der PTCA bei Mehrgefäßerkrankung

Grundsätzlich sollte bei der Mehrgefäßerkrankung eine komplette Revaskularisation angestrebt werden. Folgende Stenosen sollten zuerst angegangen werden:

- die für die Beschwerden verantwortliche Stenose;
- die komplexeste Stenose (z. B. Bifurkationsstenose);
- die Stenose mit dem größten nachgeschalteten Myokardareal;
- die technisch am schwierigsten zu dilatierende Stenose.

Ist die PTCA dieser Stenose erfolglos, sollte die Prozedur abgebrochen werden. Gewöhnlich kann die Ballondilatation bei Mehrgefäßerkrankung in einer Sitzung durchgeführt werden. Verlängert sich die Prozedur hierdurch jedoch erheblich oder bestehen Zweifel über den Erfolg der 1. Dilatation, sollte die Dilatation weiterer Stenosen in einer 2. Sitzung fortgesetzt werden.

Im Falle eines chronischen Gefäßverschlusses ist es häufig sinnvoll, zunächst diese Koronararterie zu rekanalisieren, um dann die Stenose in einem anderen Gefäß mit einem geringeren Risiko dilatieren zu können.

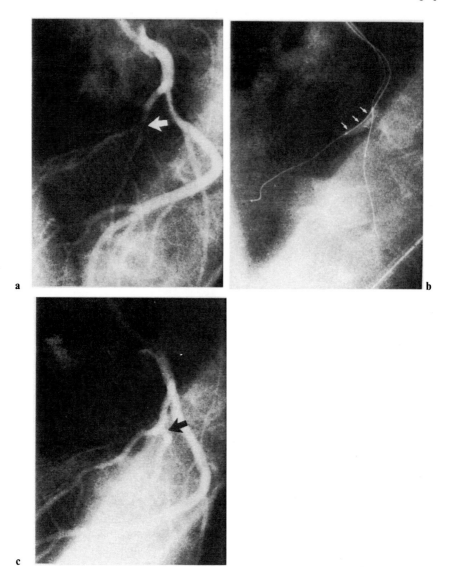

Abb. 56a–c. Sog. Doppeldraht-Technik zur Dilatation einer Stenose eines Hauptgefäßes, die den Abgang eines größeren Seitenastes mit einbezieht. **a** Zustand vor Ballondilatation. **b** Entfalteter Ballon im Stenosebezirk des R. interventricularis anterior, ein 2. Führungsdraht im diagonalen Ast. **c** Zustand nach Dilatation in beiden Ästen

Bei Tandemstenosen werden zunächst alle Läsionen mit dem Ballonkatheter passiert und dann die Stenosen rückwärts von distal nach proximal dilatiert (Abb. 57a–d).

Bei instabiler Angina pectoris soll die für die Instabilität verantwortliche Koronararterienstenose zuerst dilatiert werden. Wegen einer höheren Restenosierungs- und Verschlußrate soll die Dilatation anderer noch bestehender Koronararterienstenosen in einer 2. Sitzung erfolgen.

Die Katheterausrüstung muß für jede Stenose gesondert vor dem Eingriff ausgewählt und zurechtgelegt werden. Häufig werden hierzu mehrere Führungsdrähte und Ballonkatheter benötigt.

f) Strategie der PTCA von Bypass-Stenosen (am Beispiel von V. saphena- und A. mammaria interna-Bypass-Stenosen)

Als Führungskatheter eignen sich der Judkins-Katheter für die rechte Herzkranzarterie oder ein spezieller Bypass-Katheter, manchmal muß der linke Amplatz Nr. 1-Katheter eingesetzt werden. Da insbesondere bei älteren Bypass-Gefäßen die Gefahr der Embolisierung von wandständigem Material besteht, sollten nur Führungsdrähte mit extrem weicher und flexibler Drahtspitze verwendet werden (z. B. *high tourque* Floppy-Draht). Die Größe der Ballonkatheter kann das Kaliber des Bypass-Gefäßes um maximal 10% überschreiten. Bei Stenosen im distalen Anastomosenbereich wird die Größe des Ballons dem Kaliber der nativen Kranzarterie angepaßt (Abb. 58a–c).

Die Kanülierung der A. mammaria interna mit dem Führungskatheter muß sehr vorsichtig erfolgen, da in diesem Gefäß leicht Spasmen und Dissektionen auftreten können. Als Führungskatheter eignet sich ein speziell vorgeformter A. mammaria-Katheter.

5. Mechanismen der PTCA

Die Mechanismen der Ballondilatation sind bis heute nicht vollständig aufgeklärt. Nach autoptischen Untersuchungen von menschlichen Kranzarterien nach Dilatationen führen vor allem 2 Faktoren zur Lumenerweiterung (Abb. 59a, b). Einmal ist es eine Überdehnung der Media und kollagener Fasern der Adventitia, wodurch auch der äußere Gefäßquerschnitt des dilatierten Segmentes im Vergleich zum nichtdilatierten zunimmt. Hierdurch verteilt sich das Plaquematerial auf eine größere Fläche. Ferner entstehen Einrisse der Intima und von Teilen der Media, bevorzugt am Rand des arteriosklerotischen Plaques.

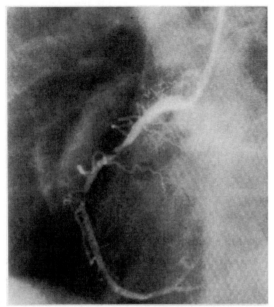

a

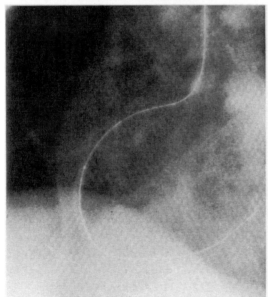

b   **Abb. 57 a, b**

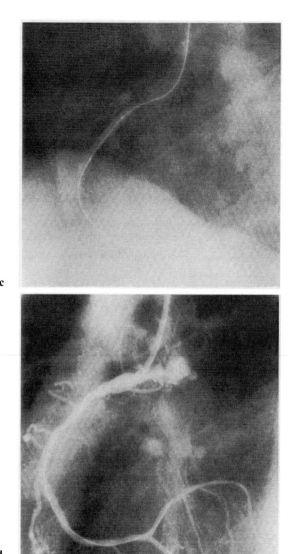

c

d

Abb. 57. a Rechte Herzkranzarterie mit zwei hintereinandergeschalteten hochgradigen Stenosen. **b** In der distalen Stenose entfalteter Ballon. **c** In der proximalen Stenose entfalteter Ballon. **d** Kontrollangiographie nach Dilatation

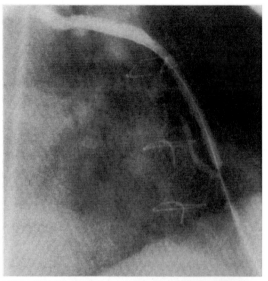

a

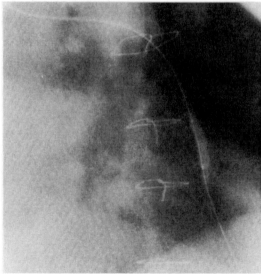

b

Abb. 58. a Bypass-Stenose im distalen Anastomosebereich mit liegendem Führungsdraht.
b Im Stenosebereich entfalteter Ballon. **c** Kontrollangiographie nach Angiographie

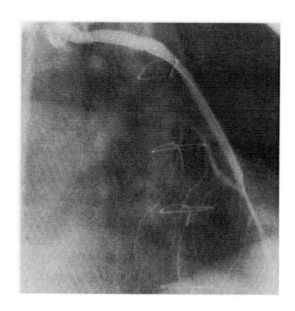

Abb. 58 c

C. Ergebnisse

1. Kriterien für die primäre Erfolgsrate und die Restenosierung

Die Definition einer erfolgreichen Ballondilatation beinhaltet folgende Kriterien:

- fehlendes Auftreten bedeutsamer Komplikationen, wie Tod, nichttödlicher Myokardinfarkt oder koronare Bypass-Operation während des Krankenhausaufenthaltes;
- die Reduktion einer ≥ 50%igen Stenose vor PTCA auf einen Stenosegrad < 50% sofort nach der PTCA;
- eine Reduktion des Stenosegrades durch die PTCA von, visuell beurteilt, wenigstens 20%.

2. Definition der Restenosierung

Angiographische Veränderungen sind visuell sicher zu erfassen, wenn sich der Stenosegrad um wenigstens 20% unterscheidet. Die Restenosierung ist definiert als Zunahme des Stenosegrades von 50% und weniger unmittelbar nach PTCA auf mehr als 50% bei Kontrolle. Inwieweit eine Restenosierung von klinischer Bedeutung ist zum Zeitpunkt der Nach-Angiographie, muß nach der Schwere der Symptomatik und der Einschränkung der Belastungstoleranz sowie der Größe der Ischämiezone beurteilt werden.

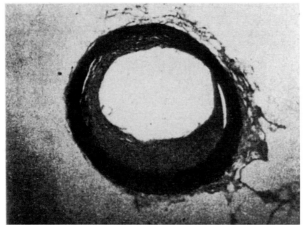

a

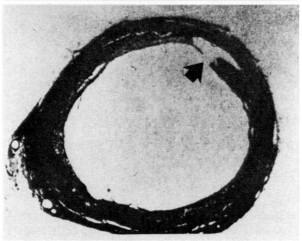

b

Abb. 59. a Querschnitt einer stenosierten Koronararterie vor Ballondilatation (PTCA).
b Querschnitt desselben Gefäßes nach PTCA mit Überdehnung des Gefäßes, Kompression
des Plaques und Dissektion (Pfeil)

3. Ergebnisse bei Eingefäßerkrankung

Bei Patienten mit chronisch-stabiler Angina pectoris und Eingefäßerkrankung
liegt die primäre Erfolgsrate der PTCA bei etwa 90%. Bei etwa zwei Drittel der
erfolgreich dilatierten Patienten verschwindet die Angina pectoris-Symptomatik vollständig, bei 80% aller Patienten ist sie erheblich reduziert. Bei kompli-
zierten Stenosen liegt die primäre Erfolgsrate etwas niedriger, etwa um 80%.

Bei 2–3% der Patienten tritt während der PTCA, seltener wenige Stunden
danach ein Koronararterienverschluß ein. Bei etwa der Hälfte dieser Patienten
ist eine aortokoronare Bypass-Operation notwendig, bei den übrigen Patien-

ten gelingt es durch Kathetermaßnahmen (Perfusionsballonkatheter, Stent-Implantation etc.), den Verschluß zu beseitigen. Etwa die Hälfte aller operierten Patienten erleiden trotz der Operation einen Myokardinfarkt. Die Letalität der PTCA liegt bei etwa 0,3%.

4. Ergebnisse bei Mehrgefäßerkrankungen, chronischem Gefäßverschluß, instabiler Angina pectoris und akutem Myokardinfarkt

Bei Mehrgefäßerkrankung ist die primäre Erfolgsrate einer kompletten Revaskularisation mit etwa 85% etwas niedriger als bei unkomplizierter Eingefäßerkrankung. Die Rate an akuten Koronararterienverschlüssen liegt mit etwa 5% leicht über der bei Eingefäßerkrankung, und etwa ebenso häufig ist eine akute aortokoronare Bypass-Operation notwendig.

Die Rekanalisation von Koronararterienverschlüssen, die nicht älter als 3 Monate sind, kann mit einer Erfolgsrate von 60–70% durchgeführt werden.

Bei instabiler Angina pectoris und akutem Myokardinfarkt liegt die primäre Erfolgsrate der Ballondilatation, ähnlich wie bei chronisch-stabiler Angina pectoris, bei etwa 90%. Die Rate an Gefäßverschlüssen liegt deutlich über der bei chronisch-stabiler Angina pectoris.

5. Restenosierung

Die Restenosierungsrate beträgt bei der unkomplizierten Eingefäßerkrankung 20–30%. Die Restenosierung tritt innerhalb von 3–6 Monaten nach erfolgreicher Ballondilatation auf. Ihr liegt eine Proliferation von glatten Muskelzellen in die Intima hinein zugrunde. Stellt sich im Laufe von 6 Monaten nach der Ballondilatation keine Restenosierung ein, bleiben die Gefäße nach Verlaufsbeobachtungen über nunmehr 7 Jahre weitgehend stabil. Die erneute Dilatation eines restenosierten Segments ist mit einer leicht höheren Erfolgsrate verbunden als die Erstdilatation.

Während die Stenosen im distalen Anastomosenbereich zwischen Bypass und nativem Kranzgefäß eine den nativen Kranzgefäßen vergleichbare Restenosierungsrate aufweisen, kommen Restenosierungen von Stenosen im Bypass selbst mit 40–50% sehr viel häufiger vor.

D. Früh- und Spätkomplikationen und deren Behandlung

Etwa 20–25% aller Patienten erleiden während oder nach der Ballondilatation eine Komplikation. Die Komplikationen lassen sich in weniger bedeut-

same und bedeutsame Komplikationen sowie in Spätkomplikationen untertei-
len.
An bedeutsamen risikoreichen Komplikationen kommen vor:

- Koronararterienembolie;
- Koronararterienokklusion;
- Koronararteriendissektion;
- akuter Myokardinfarkt;
- Koronararterienruptur;
- Herzbeuteltamponade;
- ventrikuläre Tachykardie oder Kammerflimmern;
- Tod.

An meist unbedeutenden Komplikationen kommen im Bereich der Koronararterie vor:

- ein Intimaeinriß;
- eine Plaqueruptur;
- ein Koronararterienspasmus;
- eine länger anhaltende Angina pectoris mit reversibler Ischämie;
- venöse Thrombose mit dem Risiko einer Lungenembolie;
- Nervenschädigung.

Komplikationen im Bereich der arteriellen Punktionsstelle sind:

- Leistenhämatom;
- arterielle Thrombose;
- Okklusion oder Dissektion;
- Pseudoaneurysma;
- arteriovenöse Fistel.

An spät auftretenden Komplikationen sind zu nennen:

- Restenosierung;
- kompletter Gefäßverschluß.

Die bedeutsamen Komplikationen, wie akute Koronararterienokklusion, akuter Myokardinfarkt und Tod, kommen zusammengenommen bei weniger als
5% der Patienten vor. Folgende, vor Dilatation zu erhebende angiographische
Befunde weisen auf ein erhöhtes Risiko für eine Dissektion und Koronararterienokklusion nach PTCA hin:

- eine komplexe Koronararterienläsion mit Ulzeration des Plaques oder
  Plaqueruptur und Koronararterienthrombus (Abb. 60);
- exzentrisch gelegene Stenosen in stärkeren Gefäßkrümmungen;
- Bifurkationsstenosen;
- rigide Stenosen mit hohem Stenosierungsgrad;
- Stenosen mit einer Länge von mehr als 1 cm;
- Stenosen in Gefäßen, die in der AV-Grube verlaufen.

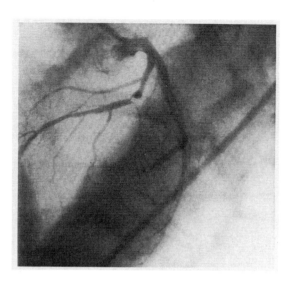

Abb. 60. Hochgradige komplexe Stenose im R. interventricularis anterior

Tabelle 8. Vorsichtsmaßnahmen zur Vermeidung von Koronardissektion und -okklusion

Stenosetyp	Maßnahmen
exzentrische Stenosen Stenosen in Gefäßkrümmungen	langsame Balloninflation mit niedrigerem Druck
Tandem-Stenosen	zuerst Dilatation der distalen Stenose mit kleinerem Ballon, Anwendung der *over the wire*-Technik
komplexe Stenosen	optimales Durchleuchtungsbild, i.v. Flüssigkeitszufuhr zur Vermeidung von Hypotonien, Plaque darf durch Führungsdraht nicht angehoben werden
Bifurkationsstenosen	Ballonkatheter mit geringem Profil, Doppeldrahttechnik

Durch die in Tabelle 8 aufgeführten Vorsichtsmaßnahmen läßt sich das Risiko einer Koronararteriendissektion oder Okklusion reduzieren.

Bei exzentrischen Stenosen oder Stenosen in einer starken Gefäßkrümmung sollte die Ballondilatation mit einem kurzen Ballonkatheter durchgeführt werden, die Balloninflation langsam erfolgen und kein zu hoher Inflationsdruck angewendet werden.

Bei Tandemstenosen sollte ein „over-the-wire" System eingesetzt werden und dabei die distale Stenose mit einem kleineren Ballon dilatiert werden.

Bei komplexen, ulzerierten Stenosen sollte ein weicher, aber drehstabiler Führungsdraht verwandt werden. Besonderes Augenmerk muß darauf gerichtet werden, daß der Plaque durch den Führungsdraht nicht angehoben wird. Hierzu ist eine optimale Darstellung der Gefäßläsionen notwendig. Unter

Umständen kann die gleichzeitige Infusion von Dextran das Okklusionsrisiko reduzieren.

Bei Bifurkationsläsionen kann die Doppeldrahttechnik unter Verwendung von Ballonkathetern mit geringem Profil eingesetzt werden. Für den Seitenast muß häufig ein kleinerer Ballon verwandt werden als für den Hauptast. Vor der Kanülierung des Ostiums mit dem Führungskatheter sollten beide Führungsdrähte, der eine armiert mit dem Ballonkatheter zur Dilatation der Hauptaststenose, bereits bis an die sekundäre Katheterkrümmung vorgeführt sein.

1. Vorgehen bei Koronararterienokklusion

Eine Koronararterienokklusion tritt innerhalb von Minuten bis mehreren Stunden nach der PTCA auf. Der Mechanismus, der dem akuten Gefäßverschluß zugrunde liegt, sollte, wenn irgend möglich, geklärt werden. Ergibt sich der Verdacht auf einen Spasmus, sollte eine intrakoronare Injektion von Nitroglyzerin erfolgen. Ist die Okklusion hierdurch nicht zu beseitigen, wird eine erneute Dilatation nach vorheriger Gabe von Heparin durchgeführt. Die Redilatation ist gewöhnlich erfolgreich, wenn die Okklusion durch einen Thrombus hervorgerufen wird. Ist sie jedoch durch einen Intimalappen verursacht, kann es schwierig sein, den Verschluß zu überwinden und das wahre Lumen zu erreichen. Hierfür sollte ein weicher, drehstabiler Führungsdraht verwandt werden; die Dilatation mit einem größeren Ballonkatheter wird als sinnvoll erachtet. Prinzipiell sollte der Ballon mit einem geringeren Druck, aber für eine längere Zeit entfaltet werden, um den Intimalappen mit der Gefäßwand zu verkleben. Mit Hilfe des Perfusionsballonkatheters nach Stack kann die Dilatationszeit auf 10–30 min verlängert werden. Die Erfolgsrate liegt bei etwa 50%.

Selten wird die Koronarokklusion distal der Angioplastiestelle durch einen Thrombus hervorgerufen und kann durch die intrakoronare Infusion eines Thrombolytikums wieder beseitigt werden (Abb. 61 a–d).

Gelingt die permanente Gefäßöffnung durch eine Redilatation nicht, ist aber mit dem Führungsdraht ein Zugang zum distalen Gefäßsegment geschaffen, kann ein Autoperfusionskatheter (Abb. 62) bzw. ein Perfusionsballonkatheter in das verschlossene Gefäß eingeführt werden, mit dem eine minimale Koronarperfusion zur Überbrückung der Zeit bis zur notfallmäßigen Bypass-Operation wiederhergestellt werden kann. Ein solcher Perfusionskatheter besitzt an seinem Ende mehrere Seitenlöcher. Er wird so in das verschlossene Gefäß plaziert, daß ein Teil der Seitenlöcher proximal des Verschlusses, der andere Teil distal des Verschlusses zu liegen kommt und somit durch die Druckdifferenz über die Verschlußstelle hinweg eine passive Perfusion der distalen Myokardabschnitte erfolgen kann. Diese reicht jedoch manchmal nicht aus, einen Myokardinfarkt vollständig zu verhindern. Die Infarktrate läßt sich jedoch mit dieser Maßnahme deutlich senken. Zur Vermeidung von

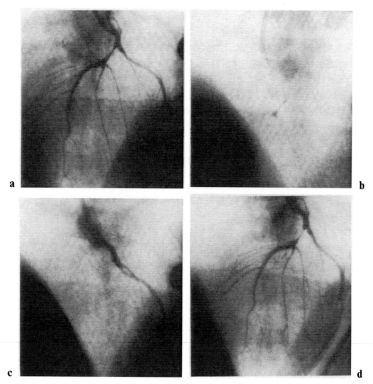

Abb. 61a–d. Koronarangiogramm der li. Herzkranzarterie in linksanteriorer Schrägprojektion. **a** Vor Ballondilatation einer proximalen Stenose im R. interventricularis anterior. **b** Im Stenosebereich entfalteter Ballon. **c** Kompletter Verschluß des R. interventricularis anterior nach Dilatation. **d** Wiedereröffnetes Gefäß nach intrakoronarer Streptokinase-Infusion

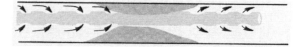

Abb. 62. Autoperfusionskatheter. Aufgrund der Druckdifferenz zwischen prä- und poststenotischem Gefäßabschnitt tritt das Blut proximal der Okklusion in den Katheter ein und verläßt ihn durch die distal der Okklusion gelegenen Seitenlöcher

thrombotischen Verschlüssen der Seitenlöcher wird über den Katheter bis zur Bypass-Operation eine Heparin-Dauerinfusion angeschlossen. Eine Alternative zum Perfusions-(Ballon-)Katheter stellt die Implantation eines Konorararterienstents (s. u.) dar, mit dem es selbst bei ausgeprägter Dissektion häufig gelingt, die Dissektion zu beseitigen.

2. Behandlung der Restenosierung

Eine Restenosierung kann prinzipiell mit einer Erfolgsrate von über 90%
erneut dilatiert werden. Die Technik der Dilatation unterscheidet sich nicht
von der eines Ersteingriffes, jedoch kann für ein restenosiertes Gefäßsegment
häufig ein etwas größerer Ballonkatheter verwandt werden, weil die Gefahr
der Koronararteriendissektion geringer zu sein scheint.

E. Neue Entwicklungen in der Koronarangioplastie

Die PTCA hat sich in den letzten 10 Jahren erheblich weiterentwickelt. Dennoch sind einige Probleme, die mit dieser Methode verknüpft sind, bis heute
ungelöst: bei etwa 4% der Patienten tritt während des Eingriffs eine akute
Koronararterienokklusion auf, etwa 30% der Patienten entwickeln nach einer
PTCA eine Restenosierung, die Restenosierungsrate von V. saphena-Bypasses
und nach Rekanalisation totaler Gefäßverschlüsse liegt gar bei 50%. Insbesondere bei Patienten mit Mehrgefäßerkrankungen ist ein wesentlicher Aus-
schlußgrund für eine Ballondilatation das Vorliegen eines chronischen Koronararterienverschlusses, der mit den zur Zeit verfügbaren Methoden nur selten
beseitigt werden kann. Neue Kathetermethoden, mit denen diese Probleme
beseitigt werden sollen, befinden sich zur Zeit im Stadium des Experiments
bzw. der klinischen Prüfung. Zu ihnen gehören die Koronargefäßprothesen,
die Katheter-Atherektomie und die Laser-Angioplastie.

1. Koronargefäßprothesen

Ziel des Einsatzes von Gefäßprothesen ist die Wiederherstellung oder Auf-
rechterhaltung des koronaren Blutflusses durch nichtchirurgische Implantation der Prothese über einen Katheter. Ihr muß eine transluminale Koronarangioplastie vorausgegangen sein. Diese Gefäßprothesen bestehen aus einem
feinen Stahlgitter, das auf einen kleinen Katheter aufgebracht wird. Zwei
Arten von Koronargefäßprothesen befinden sich zur Zeit in der klinischen
Erprobung: selbstentfaltende Gefäßprothesen (Abb. 63), und Prothesen, die
durch einen Ballon entfaltet werden (Abb. 64). Selbstentfaltende Gefäßprothesen wurden erstmals beim Menschen von Sigwart angewandt. Sie werden
im nichtentfalteten Zustand über einen kleinen Koronarkatheter in den Stenosebereich eingebracht. Dann wird eine Plastikhülle zurückgezogen, wodurch
sich die Prothese auf ein definiertes Lumen entfaltet. Die Länge der Prothesen
beträgt 15–23 mm, der Prothesendurchmesser im entfalteten Zustand sollte
etwa 10–14% größer als der der nativen Kranzarterie sein. Zur Vermeidung

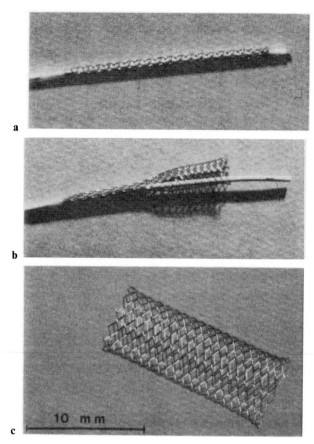

Abb. 63a–c. Koronargefäßprothese nach Sigwart. **a** Prothese im nicht-entfalteten Zustand auf dem Katheter. **b** Durch Zurückziehen einer Plastikhülle teilweise entfaltete Prothese. **c** Vollständig entfaltete Prothese

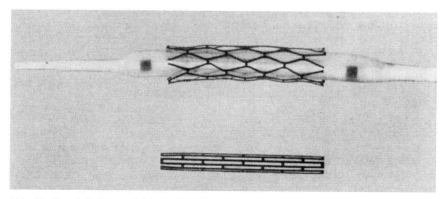

Abb. 64. Durch Ballon entfaltbare Gefäßprothese; im unteren Bildabschnitt im nicht-entfalteten, im oberen im entfalteten Zustand

Tabelle 9. Restenosierung und Komplikationen nach Implantation von Koronargefäßprothesen

Komplikation	Anzahl der Patienten	%
Früher Verschluß	1	1,7
Später Verschluß	2	3,3
Restenose	2	3,3
Akuter Myokardinfarkt	3	5,0
Tod bei Operation	1	1,7
Tod nach Operation	1	1,7
Späterer plötzlicher Herztod?	1	1,7

von thrombotischen Verschlüssen werden die Patienten mit Acetylsalicylsäure, Dipyridamol und Sulfinpyrazon vorbehandelt und bekommen zum Zeitpunkt der Implantation 10 000–15 000 I.E. Heparin intravenös sowie 50 000–100 000 I.E. Urokinase intrakoronar appliziert. Die intravenöse Heparin-Infusion wird für 24 h fortgeführt, es erfolgt dann eine Umstellung auf Marcumar plus Kalziumantagonisten zu der Kombination von Acetylsalicylsäure, Dipyridamol und Sulfinpyrazon für die nächsten 6 Monate.

Die meisten Koronargefäßprothesen wurden von Sigwart zur Beseitigung von Restenosierungen, einige aber auch zur Beseitigung eines akuten Koronararterienverschlusses eingesetzt. In Tabelle 9 sind die Restenosierungs- und Komplikationsraten, die insgesamt bei 11,3% lagen, aufgeführt. Die Komplikationsrate war bei Implantation von Prothesen in den R. interventricularis anterior höher als bei Implantation in die rechte Kranzarterie, die Verschlußrate war negativ zur Länge der Gefäßprothesen korreliert. Bemerkenswert ist, daß keine größeren Komplikationen bei einer Prothesenversorgung von Bypass-Gefäßen aufgetreten waren.

Eine Alternative zur Sigwart-Gefäßprothese ist die von Palmaz entwickelte Prothese, die durch einen Ballon auf die gewünschte Größe entfaltet wird (Abb. 64). Das Prinzip dieser Metallprothese besteht darin, daß das Metall über die elastische Grenze hinaus plastisch deformiert wird, wodurch sie ihre Kollapsneigung verliert. Die klinischen Erfahrungen mit dieser Prothese sind im Vergleich zu der Sigwart-Prothese begrenzt. Erste Erfahrungen deuten jedoch darauf hin, daß sie weniger thrombogen sind.

2. Atherektomiekatheter

Mit Hilfe dieses Katheters können arteriosklerotisches Material oder dissezierte Intimaschichten aus dem Gefäß entfernt werden. Dieser Katheter besteht aus einem Hohlzylinder mit einem seitlichen Fenster. Dem Fenster gegenüber liegt ein Ballon. Durch Entfaltung des Ballons wird das Katheterfenster an das arteriosklerotische Plaque gedrückt, wodurch Teile dieses Plaques in das Katheterlumen hineinragen. Ein kolbenartiges Messer wird dann durch einen Motor von außen in Rotation versetzt und in den Zylinder vorgeschoben. Die in den Zylinder hineinragenden Anteile werden abgetragen und das Material am Ende des Zylinders gesammelt. Durch Rotation des Instrumentes kann so eine Atherektomie des Gefäßes durchgeführt werden (Abb. 65). Größere klinische Erfahrungen mit diesem Instrument sind im Bereich der A. femoralis gesammelt worden (Abb. 66). Der Einsatz im Koronargefäßsystem von Patienten hat inzwischen begonnen, Aussagen über den Stellenwert dieser Methode lassen sich jedoch noch nicht machen.

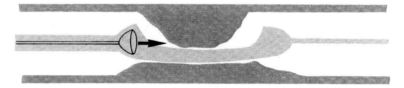

Abb. 65. Atherektomie-Katheter im Stenosebereich. Durch Entfaltung eines Ballons wird das ihm gegenüberliegende Fenster an den arteriosklerotischen Plaque gedrückt. Dann wird ein rotierendes kolbenartiges Messer in Richtung Katheterspitze vorgeschoben, wodurch das in den Katheter ragende Material abgetragen wird

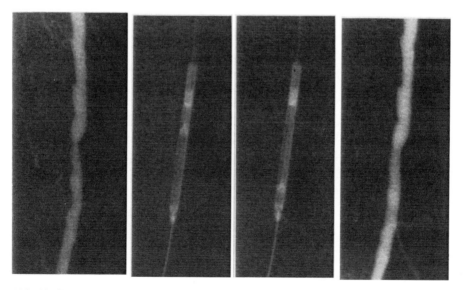

Abb. 66. Stenose der A. femoralis superficialis vor und nach Atherektomie. In der Mitte links wird das rotierende Messer vorgeführt und hat im mittleren Bild rechts das distale Katheterende erreicht

3. Laser-Angioplastie

Mit der Anwendung von Laser gelingt es, das arteriosklerotische Material zu verdampfen. In der Erprobung befinden sich der Argon-Laser, der Nd:YAG-Laser und der CO_2-Laser. Neben diesen kontinuierlichen Lasern wird der sog. Excimer-Laser erprobt, der als Lasermedium Argonfluorid, Kryptonfluorid, Xenonchlorid und Xenonfluorid benutzt. Der Excimer-Laser gibt die Energie in gepulster Form ab, was eine wesentlich geringere Hitzeentwicklung zur Folge hat.

Das Hauptproblem beim Einsatz von Laser liegt in der Perforationsgefahr der Koronararterien. Dieses Risiko kann vermutlich dadurch gesenkt werden, daß die Laserstrahlen nicht direkt auf die Gefäßwand, sondern auf eine dazwischengeschaltete Metallkappe, die sich an der Spitze des Katheters befindet, einwirken (Abb. 67). Der Effekt wird dann offensichtlich über die Erhitzung dieser Metallklappe erzeugt (sog. *hot tip*-Katheter).

Hauptanwendung werden die Laser-Methoden wohl in der Rekanalisierung chronischer Koronararterienverschlüsse finden. Sie wurden vorwiegend intraoperativ während einer koronaren Bypass-Operation eingesetzt. Über den Einsatz bei der perkutanen Angioplastie liegen nur ganz begrenzte Erfahrungen vor. Sanborn et al. versuchten bei 5 Patienten mit chronischem Koronararterienverschluß die Rekanalisation mit Hilfe eines *hot tip*-Argon-Laserkatheters. Über den so geschaffenen Gefäßkanal wurde eine Koronarangioplastie durchgeführt. Bei 3 der 5 Patienten konnte das Gefäß erfolgreich rekanalisiert werden; Perforationen, Embolien oder Infarkte traten bei keinem Patienten auf.

Eine andere Methode, mit der der akute Koronararterienverschluß nach Ballondilatation beherrscht werden soll, besteht in der sog. radialen Laser-An-

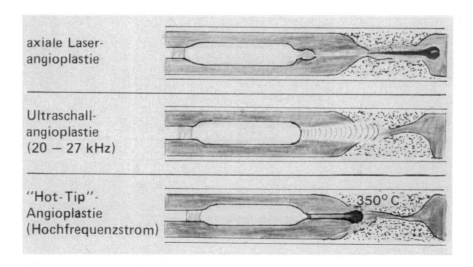

Abb. 67. Neue Methoden zur Rekanalisation chronischer Koronararterienverschlüsse

gioplastie. Von einem Laserkristall, der in den Dilatationskatheter integriert ist, werden Laserstrahlen in radialer Richtung auf die Gefäßwand abgegeben. Durch die Einwirkung der Laserstrahlen sollen die disseziierten Gefäßwandschichten miteinander „verschweißt" werden. Auch mit dieser Methode sind die Erfahrungen an Patienten bisher sehr begrenzt.

Neue Ansätze in der Laser-Angioplastie zielen darauf ab, selektiv das arteriosklerotische Material zu entfernen, um damit das Risiko des Eingriffs – insbesondere die Gefahr der Gefäßperforation – zu senken. Durch Kombination eines Laser-Katheters mit einem flexiben Koronarangioskop etwa kann die Laser-Angioplastie unter Sicht durchgeführt werden. Ein anderer Weg besteht in der Inkorporation von optischen Fasern in den Katheter, mit deren Hilfe charakteristische laserinduzierte Fluoreszenzspektren des atheromatösen Plaques dargestellt werden können, anhand derer die Laser-Prozedur gesteuert werden kann. Andere Möglichkeiten, das Plaquematerial darzustellen, werden im Einsatz von Ultraschall- (Abb. 68) und Dopplertechniken verfolgt. Mit der Applikation bestimmter Substanzen, die selektiv am arteriosklerotischen Plaque haften, gelingt es darüber hinaus, die Plaqueempfindlichkeit gegenüber dem Laserstrahl zu erhöhen.

Mit der Weiterentwicklung dieser Methoden erscheint es in nicht allzu ferner Zukunft möglich zu sein, mehr Patienten mit komplexeren Gefäßstenosen und mit chronischen Koronararterienverschlüssen einer transluminalen Koronarangioplastie zuzuführen und das Risiko des Eingriffes so weit zu senken, daß eine Operationsbereitschaft im Sinne eines *stand by* nicht mehr notwendig ist.

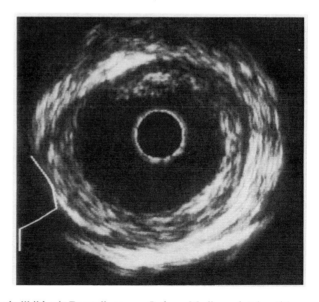

Abb. 68. Intravasales Ultraschallbild mit Darstellung von Intima, Media und Adventitia

VI. Herzklappenfehler

A. Aortenvitien

Aortenklappenfehler können in Form einer Klappenstenose, -insuffizienz oder einer Kombination von beidem vorliegen.

Aortenklappenstenosen treten häufiger bei Männern als bei Frauen auf. Ursache sind kongenitale oder degenerative Klappenveränderungen, selten eine rheumatische Klappenerkrankung. Unter den kongenitalen Klappenerkrankungen wird die Aortenstenose bei unikuspidaler Klappe oft schon im Säuglingsalter diagnostiziert. Kongenitale bikuspidale Klappen sind selten primär mit einer Klappenstenose verbunden; diese entwickelt sich vielmehr erst im Laufe des Lebens durch turbulente Blutströmung, die zu einer Fibrose und Verkalkung der Klappe führt. Die kongenitale Aortenstenose bei trikuspidal angelegter Klappe ist Folge einer Fusion der Klappenkommissuren (Abb. 69).

Die erworbene Aortenstenose ist überwiegend Folge von degenerativen Klappenveränderungen mit Verkalkungen im Bereich der Klappenbasis, der Biegungslinie der Taschenklappen. Diabetes mellitus und Hypercholesterinämie Typ II gelten als Risikofaktoren für degenerative Aortenklappenveränderungen.

Die rheumatisch bedingte Aortenklappenerkrankung hat häufig eine Kombination aus Aortenstenose und -insuffizienz zur Folge. Hierbei kommt es zu knotenförmigen Verdickungen der Klappenränder mit Verschmelzung der Klappenkommissuren und Übergang der Veränderungen auf proximale Anteile der aszendierenden Aorta.

Die *Aorteninsuffizienz* ist häufig Spätfolge eines rheumatischen Fiebers. Durch fibrotische Umwandlung tritt eine Klappenschrumpfung mit nachfolgender Schlußunfähigkeit ein. Oft ist in diesen Prozeß auch die Mitralklappe mit einbezogen.

Eine andere Ursache der Aorteninsuffizienz ist die infektiöse Endokarditis, die die Klappen zerstört, perforiert oder durch Vegetationen den regulären Klappenschluß behindert.

Ferner kann ein Thoraxtrauma Ursache einer Aorteninsuffizienz sein. Sie entsteht meist durch Dissektion der aszendierenden Aorta und Prolaps einer Taschenklappe in den linksventrikulären Ausflußtrakt.

Selten findet man bei bikuspidal angelegter Aortenklappe eine schwere Aorteninsuffizienz.

Auch Erkrankungen der Aortenwand, wie beim Marfan-Syndrom, beim Ehlers-Danlos-Syndrom, bei der zystischen Medianekrose der Aorta oder bei

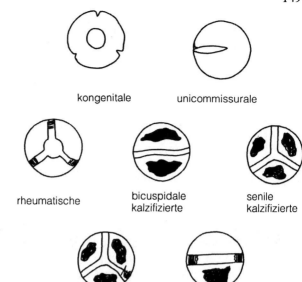

kongenitale unicommissurale

rheumatische bicuspidale kalzifizierte senile kalzifizierte

Abb. 69. Typen der Aortenklappenstenosen

Mischformen

idiopathischer entzündlicher Erkrankung der Aortenwand, können mit einer Aorteninsuffizienz verbunden sein. Weniger häufige Ursachen der Aorteninsuffizienz sind der systemische Lupus erythematodes, die rheumatoide Arthritis, der M. Bechterew, die Lues und die Whipple-Erkrankung.

Der operative Ersatz einer stenosierten oder insuffizienten Aortenklappe wirkt sich auf die klinische Symptomatik und die Lebenserwartung der Patienten positiv aus. Die Operationsmortalität und die Risiken einer Thrombembolie bzw. einer Klappenprothesendysfunktion stehen jedoch einer frühzeitigen prophylaktischen Operation entgegen. Andererseits darf die Operation nicht erst dann durchgeführt werden, wenn sich bereits eine irreversible Ventrikelfunktionsstörung entwickelt hat. Den richtigen Operationszeitpunkt zu wählen ist die wichtigste Aufgabe, der sich Arzt und Patient gegenübersehen.

1. Aortenstenose

a) Indikationen zur invasiven Diagnostik

Die Indikation zu einer Linksherzkatheteruntersuchung ist gegeben:

- bei Verdacht auf eine hämodynamisch relevante Aortenstenose in Verbindung mit Symptomen, die auf eine Aortenstenose zurückgeführt werden können;
- bei asymptomatischen Patienten mit deutlich kontraktionseingeschränktem linken Ventrikel und progredienter Kardiomegalie;

– bei asymptomatischen Patienten mit normaler linksventrikulärer Funktion und klinischem sowie aufgrund nichtinvasiver Untersuchungen bestehendem Verdacht auf eine schwere Aortenstenose.

Patienten mit leichter bis mittelschwerer asymptomatischer Aortenstenose und normaler linksventrikulärer Funktion müssen im weiteren Verlauf mittels klinischer Untersuchung und Doppler-Echokardiographie engmaschig kontrolliert werden. Etwa die Hälfte dieser Patienten wird im Laufe der nächsten 1 ½ Jahre symptomatisch.

Die Prognose der Patienten mit Aortenstenose ändert sich dramatisch, wenn sich Symptome einstellen: eine 50%ige Letalität ist nach Auftreten von Angina pectoris-Beschwerden innerhalb von 5 Jahren, nach der ersten Synkope nach 2 Jahren und nach Auftreten einer Herzinsuffizienz bereits nach 1–2 Jahren erreicht.

Die wichtigste hämodynamische Meßgröße bei einer Aortenstenose ist die nach der Gorlin-Formel berechnete Klappenöffnungsfläche. Diese Formel wird der Tatsache gerecht, daß das Ausmaß einer Klappenstenosierung nicht nur vom Druckgradienten über die Klappe sondern auch vom Fluß durch die Klappenöffnung abhängig ist. Von einer hämodynamisch relevanten Aortenstenose wird bei einer Klappenöffnungsfläche von weniger als 1 cm² gesprochen.

b) Technik

Retrograde Sondierung des linken Ventrikels

Der Katheter wird über eine arterielle Schleuse in die A. femoralis eingeführt. Der linke Ventrikel wird entweder mit einem 7F-high flow-Pigtail-Katheter oder, wenn die Aortenwurzel erweitert und die Klappenebene nach vertikal verzogen ist, mit Hilfe eines linken Amplatz-Koronarkatheters sondiert. Im Falle eines Pigtail-Katheters wird zunächst mit Hilfe eines Führungsdrahtes in einer linksanterioren 30–60°-Schrägposition die Klappe passiert und dann der Katheter in den linken Ventrikel vorgeführt. Bei Verwendung eines Amplatz-Katheters wird ein 240 cm langer Führungsdraht benutzt, über den nach Plazierung der Drahtspitze im linken Ventrikel der Katheter durch einen Pigtail-Katheter ausgewechselt wird. Es erfolgt die Registrierung der linksventrikulären Druckwerte. Bei enddiastolischen Druckwerten von mehr als 35 mm Hg sollte auf eine Ventrikulographie verzichtet werden.

Die Ventrikulographie wird in RAO-30°-Projektion mit geringen Mengen eines möglichst nichtionischen Kontrastmittels durchgeführt. Im Anschluß hieran wird unter laufender Druckregistrierung der Katheter von der linksventrikulären Spitze so langsam in die aszendierende Aorta zurückgezogen, daß auch ein evtl. vorhandener intraventrikulärer Durckgradient registriert werden kann. Es folgt die Aortographie, für die der Katheter ca. 2 cm oberhalb der Klappe positioniert wird. Bei biplanem Betrieb wird die Aortographie in simultaner RAO-30°/LAO-60°-Projektion durchgeführt, bei monoplanem Betrieb ist die LAO-60° der RAO-Projektion vorzuziehen. Bei sehr weiter Aortenwurzel sollte auch der Aortenbogen mit dem Abgang der großen Halsgefäße dargestellt werden.

Transseptale Sondierung des linken Ventrikels

Wenn die Aortenklappe retrograd nicht passiert werden kann, der linksventrikuläre Druck aber aus diagnostischen Gründen gemessen werden muß, ist die Sondierung des linken Ventrikels von transseptal her möglich. Diese Prozedur ist bei etwa 5% aller Patienten mit schwerer Aortenstenose und bei Patienten mit Kippscheiben-Prothesen in Aortenposition, bei denen die Druckdifferenz über die Klappe gemessen werden muß, notwendig. Bei Patienten mit Aorten-Bioprothesen oder Kugelklappen ist die Sondierung des linken Ventrikels von retrograd her möglich.

Die transseptale Katheterisierung wird mit einem 70 cm langen, 8 French kalibrigen sog. Brockenbrough-Katheter durchgeführt (Abb. 70). Vor Einführen des Katheters über die rechte Femoralvene nach der Seldinger-Technik wird die Brockenbrough-Nadel in den Katheter eingebracht und über die Nadel ein Drain geschoben, dessen Spitze ca. 1 cm aus der Nadel herausragen sollte, um bei Einführen der Nadel in den Katheter eine Penetration desselben zu vermeiden. Am Ende des Katheters befindet sich eine Richtungsanzeige (Flansch), die mit der Biegungsebene der Nadel übereinstimmt, so daß ihre Lage von außen kontrolliert werden kann.

Der Eingriff wird unter Durchleuchtung in frontaler Projektion durchgeführt. Der Brockenbrough-Katheter wird zunächst mit Hilfe eines Führungsdrahtes bis an die Verbindungsstelle zwischen rechtem Vorhof und V. cava superior vorgeführt, der Führungsdraht entfernt, der Katheter gespült und der rechtsatriale Druck registriert. Dann wird die Nadel zur transseptalen Punktion zusammen mit dem Mandrin in den Brockenbrough-Katheter unter Durchleuchtungskontrolle eingeführt. Dabei sollte eine freie Rotation der Nadel gewährleistet sein. Befindet sich der Mandrin kurz vor der Spitze des Brockenbrough-Katheters, wird er entfernt und die Nadel bis unmittelbar vor die Spitze des Katheters geführt. Die Nadel wird gespült und an einen Druckaufnehmer angeschlossen, so daß der rechtsatriale Druck registriert werden kann.

Zur Punktion des atrialen Septums werden Katheter und Nadel unter Durchleuchtungs- und Druckkontrolle langsam zwischen 4 und 5 h-Stellung des Richtunganzeigers zurückgezogen. Die Katheterspitze bewegt sich dabei, wenn die Aortenwurzel passiert ist, plötzlich vom Untersucher her gesehen nach rechts. Bei weiterem Zurückziehen des Katheters folgt eine zweite, geringere Rechtswärtsbewegung, dann hat die Katheterspitze die Fossa ovalis erreicht. Hier werden Katheter und Nadel etwas vorgeschoben, so daß beide am Oberrand der Fossa ovalis etwa in Höhe der Aortenklappenebene oder ein wenig darüber hängenbleiben. Im Falle eines offenen Foramen ovale gleitet der Katheter spontan in den linken Vorhof, es erscheint die charakteristische linksatriale Druckkurve mit einem gegenüber dem rechten Vorhof gewöhnlich

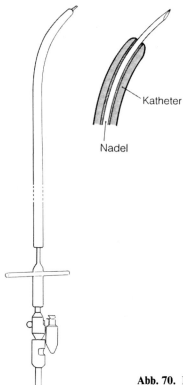

Abb. 70. Brockenbrough-Katheter mit Nadel. Rechts im Bild
Katheterspitze mit Nadel (vergrößert)

etwas höheren Mitteldruck. Die Position des Katheters im linken Vorhof wird
sie durch zusätzliche Bestimmung der Sauerstoffsättigung gesichert.

Meist ist das Foramen ovale verschlossen und muß mit der Nadel punktiert
werden. Dies wird unter Druck- und Durchleuchtungskontrolle durchgeführt,
indem die Nadel in der oben beschriebenen Position ca. 1 cm aus dem Katheter
herausgeführt wird, während der Katheter mit der anderen Hand des Untersuchers zu seiner Stabilisierung leicht gegen die Fossa ovalis gedrückt wird.
Ist der linke Vorhof erreicht, erscheint die linksatriale Druckwelle. Dann werden Nadel und Katheter unter kontinuierlicher Druckkontrolle langsam ca.
1 – 2 cm weiter in den linken Vorhof vorgeführt, die Nadel entfernt, der Katheter gespült und die Druckregistrierung und Bestimmung der Sauerstoffsättigung vorgenommen.

Die Mitralklappe wird unter Verwendung eines vorgebogenen Führungsdrahtes und Drehung des Katheters gegen den Uhrzeigersinn passiert.

Alternativ hierzu kann nach Punktion der Vorhofscheidewand eine
Schleuse in den linken Vorhof gelegt und hierüber ein Ballonkatheter eingeführt werden, der dann gemäß der Flußrichtung ohne Schwierigkeiten den
linken Ventrikel erreicht.

Komplikationen

Als Komplikationen können eine Perforation der rechtsatrialen oder linksatrialen Wand, eine Penetration des Koronarsinus oder der Aorta vorkommen.
Eine Fehlpunktion durch die dünne Nadel führt in aller Regel nicht zu Problemen. Die Passage des Katheters über die Nadel in die oben erwähnten Strukturen kann jedoch mit einer Herzbeuteltamponade oder gar dem Tod verbunden
sein.

Kontraindikationen gegen eine transseptale Punktion

Absolute Kontraindikationen sind:

– zyanotische, angeborene Herzfehler wegen der veränderten anatomischen
  Strukturen;
– Therapie mit oralen Antikoagulantien;
– schwere Thoraxdeformitäten;
– Unfähigkeit des Patienten, flach zu liegen.

Relative Kontraindikationen sind:

– ausgeprägte Dilatation des rechten Vorhofes;
– Verdacht auf Vorhofmyxom;
– Verdacht auf Vorhofthromben.

c) Befunde

Hämodynamische Befunde bei Aortenstenose

Die Aortendruckkurve zeigt bei noch guter linksventrikulärer Funktion ein
charakteristisches Hahnenkamm-Phänomen mit verzögertem Druckanstieg
(Abb. 71).
    Der linksventrikuläre enddiastolische Druck ist erhöht, er übersteigt häu-
fig den mittleren pulmonalen Kapillardruck. Diese Druckdifferenz kommt

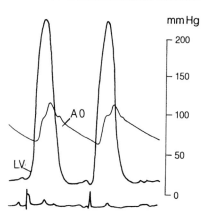

Abb. 71. Druckgradient zwischen linkem
Ventrikel und Aorta bei Aortenklappenstenose

durch die Vorhofkontraktion des hypertrophierten linken Vorhofes zustande, die für einen erhöhten linksventrikulären Füllungsdruck sorgt, ohne den mittleren linksatrialen Druck in Bereiche hinein zu steigern, die eine erhebliche Lungenstauung zur Folge hätten.

Angiographische Befunde bei Aortenstenose

Verkalkungen der Aortenklappe werden bei nahezu allen Erwachsenen mit hämodynamisch relevanter Aortenstenose gefunden und sind echokardiographisch oder in der Durchleuchtung sichtbar. Die Abwesenheit von Klappenkalk bei Patienten, die älter als 35 Jahre sind, schließt eine hämodynamisch relevante Aortenstenose aus. Umgekehrt sind jedoch bei Patienten jenseits des 60. Lebensjahres schwere Verkalkungen der Klappe mit nur geringer Klappenstenosierung keine Seltenheit.

Mit der Injektion von Kontrastmittel in den linken Ventrikel kann neben dem linksventrikulären Cavum die Aortenklappe dargestellt werden. Oft ist ein systolischer *Jet* des Kontrastmittels über die Klappe oder eine charakteristische Domstellung der verdickten Aortenklappe nachweisbar. Der linke Ventrikel ist häufig hypertrophiert, das Cavum stark trabekularisiert.

Bei der Aortographie gelingt es in linksanteriorer 60°-Schrägprojektion häufig, die Anzahl der Taschenklappen zu ermitteln und eine begleitende Aorteninsuffizienz sowie Dilatation der Aorta ascendens nachzuweisen.

d) Therapeutische Konsequenzen

Alle Patienten mit Aortenstenose sollten über die Notwendigkeit einer Endokarditisprophylaxe unterrichtet sein. Asymptomatische Patienten müssen ferner darüber informiert werden, bei Auftreten von Symptomen, die für eine Aortenstenose typisch sind, ihren Arzt aufzusuchen. Bei milder bis mäßiger Aortenstenose (Klappenöffnungsfläche > 1 cm^2) muß eine klinische, elektrokardiographische und echokardiographische Verlaufskontrolle in Intervallen von 6–12 Monaten erfolgen.

Eine hämodynamisch relevante Aortenstenose mit klinischer Symptomatik oder eingeschränkter linksventrikulärer Funktion stellt eine Indikation zum operativen Klappenersatz dar. Bei schwerer Aortenstenose (Klappenöffnungsfläche $< 0{,}75$ cm^2) ist auch bei asymptomatischen Patienten die Operation indiziert, wenn echokardiographisch eine deutliche linksventrikuläre Hypertrophie oder im EKG Hypertrophie- und Schädigungszeichen nachweisbar sind. Die Operation verbessert die Lebenserwartung und die Lebensqualität der Patienten. Das Operationsrisiko liegt bei 2–8%, wenn die linksventrikuläre Funktion nicht erheblich eingeschränkt ist. Faktoren, die das Risiko der Operation erhöhen, sind:

– ausgeprägte Symptomatik (New York Heart Stadium III–IV);
– eingeschränkte linksventrikuläre Funktion;

- hohes Lebensalter;
- gleichzeitig bestehende erhebliche Aorteninsuffizienz;
- koronare Herzkrankheit.

Die Zehnjahresüberlebensrate von Patienten nach Klappenersatz beträgt ohne koronare Herzkrankheit 77%, mit koronarer Herzkrankheit und Bypass-Versorgung 41%, mit koronarer Herzkrankheit ohne Bypass-Versorgung nur 26%. Bei Vorliegen einer koronaren Herzkrankheit sollte demnach im Rahmen einer Aortenklappenersatz-Operation eine Revaskularisation angestrebt werden.

Für die Patienten, bei denen das Operationsrisiko unvertretbar hoch ist oder die trotz intensiver Aufklärung eine Operation ablehnen, steht heute die Valvuloplastie zur Verfügung (s. unten).

2. Aorteninsuffizienz

a) Indikationen zur invasiven Diagnostik

Akute Aorteninsuffizienz

Die akut auftretende Aorteninsuffizienz ist ein kardialer Notfall, hervorgerufen durch eine Aortendissektion, ein Thoraxtrauma oder eine infektiöse Endokarditis. Die Patienten befinden sich in einem schwerkranken Zustand mit Tachykardie, ausgeprägter Vasokonstriktion und deswegen häufig nur kleiner Pulsamplitude (im Gegensatz zur chronischen Aorteninsuffizienz), Zyanose und häufig Lungenstauung oder -ödem. Jeder Patient mit schwerer akuter Aorteninsuffizienz ist ein Kandidat für einen operativen Klappenersatz, der evtl. mit einer Aortengefäßprothese kombiniert werden muß. Bei Aortendissektion oder Trauma ergibt sich aus der akuten Operationsindikation die Indikation für eine notfallmäßig durchzuführende Aortographie mit selektiver Darstellung der Koronararterien, um den Grad der Klappeninsuffizienz, das Ausmaß der Dissektion sowie die Abgänge und den Zustand der Koronararterien zu ermitteln.

Liegt der Aorteninsuffizienz eine infektiöse Endokarditis zugrunde, sollte bei hämodynamischer Stabilität und bei Nichtvorliegen von rezidivierenden Embolien zunächst eine 10–14tägige intensive antibiotische Therapie eingeleitet werden, um den Patienten durch Behandlung der akuten Infektion für die Operation in einen besseren Zustand zu bringen. Entsprechend kann eine invasive Diagnostik um diesen Zeitraum hinausgeschoben werden.

Eine retrograde Passage der Aortenklappe ist bei infektiöser Endokarditis und Klappenvegetationen aufgrund des hohen Embolierisikos kontraindiziert. Eine Koronarangiographie zum Ausschluß einer koronaren Herzkrankheit ist bei Patienten unter 45 Jahren bei fehlenden Risikofaktoren und leerer Anamnese nicht notwendig. Besteht am Schweregrad der Aorteninsuffizienz kein Zweifel und liegt keine Indikation zur Koronarangiographie vor, kann auf eine präoperative Angiographie ganz verzichtet werden.

Ebenso kann bei hämodynamisch instabilen Patienten mit infektiöser Endokarditis auf eine Angiographie verzichtet werden. Diese Patienten müssen
notfallmäßig operiert werden.

Chronische Aorteninsuffizienz

Im Gegensatz zur akuten treten bei der chronischen Aorteninsuffizienz gewöhnlich erst Symptome auf, wenn sich bereits eine beträchtliche linksventrikuläre Dilatation und Funktionsstörung eingestellt hat. Das führende Symptom ist die Dyspnoe, relativ typisch das Auftreten von nächtlicher Angina
pectoris, die durch Abfall von Herzfrequenz und diastolischem arteriellem
Druck zustande kommt. Im Gegensatz zur akuten Aorteninsuffizienz ist bei
der chronischen die Blutdruckamplitude groß, der linke Ventrikel enddiastolisch, unter Umständen auch endsystolisch vergrößert.
Die Indikation zur Linksherzkatheteruntersuchung ist gegeben

- bei Patienten mit symptomatischer Aorteninsuffizienz;
- bei Patienten mit asymptomatischer Aorteninsuffizienz und herabgesetzter
  Ejektionsfraktion und/oder erhöhtem endsystolischen Volumen in Ruhe.

Auch ein fehlender Anstieg der Ejektionsfraktion unter Belastung kann Hinweis auf eine bereits eingetretene Schädigung des linken Ventrikels sein, obwohl dieser Befund nur in Kenntnis des Nachlastverhaltens unter Belastung
genau gedeutet werden kann. Die Entscheidung zur Operation sollte bei diesen
Patienten nicht von dem Ergebnis einer Einzelmessung abhängig gemacht
werden. Bestätigt sich über einen Beobachtungszeitraum von etwa 6 Monaten
der fehlende Anstieg der Ejektionsfraktion unter Belastung oder ist insgesamt
ein Trend zur Verschlechterung zu erkennen, sollte die Operation angestrebt
werden. Patienten mit herabgesetzter Ejektionsfraktion, aber erhaltener Belastungstoleranz, deren linksventrikuläre Funktionsstörung weniger als 1 Jahr
zurückliegt, haben eine gute Prognose nach Klappenersatz. Dahingegen haben
Patienten mit herabgesetzter Belastungstoleranz und einer Ventrikelfunktionsstörung, die länger als 1 Jahr zurückliegt, postoperativ eine deutlich schlechtere Prognose.
Die Prognose von Patienten mit asymptomatischer Aorteninsuffizienz, guter Belastungstoleranz und normaler linksventrikulärer Funktion kann auch
durch einen operativen Klappenersatz nicht verbessert werden. Diese Patienten müssen in Abständen von etwa 6 Monaten kontrolliert werden, um eine
linksventrikuläre Funktionsstörung so frühzeitig zu erkennen, daß eine Operation noch vor Eintreten einer irreversiblen linksventrikulären Funktionsstörung durchgeführt werden kann.

b) Technik

Die retrograde Passage der Aortenklappe kann mit dem Pigtail-Katheter ohne
Schwierigkeiten erfolgen. Sie ist kontraindiziert bei akuter Endokarditis mit

Klappenvegetationen. Oft kann auf eine Lävokardiographie verzichtet werden, da sich der linke Ventrikel durch den massiven Reflux des Kontrastmittels bereits während der Aortographie ausreichend darstellt.

Die Koronarangiographie kann bei dilatierter Aortenwurzel und Aortendissektion sehr schwierig sein. Es empfiehlt sich von vornherein die Wahl von Kathetern mit 5- oder 6 cm-Bögen. Gelingt die Angiographie mit den üblichen Judkins-Kathetern nicht, kann auf Amplatz- oder Sones-Katheter übergegangen werden.

c) Befunde

Hämodynamische Befunde bei Aorteninsuffizienz

Die Druckmessung im linken Ventrikel, in der Aorta sowie im pulmonalen Kapillargebiet weist für die akute und chronische Aorteninsuffizienz charakteristische Muster auf.

Bei akuter Aorteninsuffizienz sind die systolischen Ventrikel- und Aortendruckkurven eingipflig (Abb. 72). Der enddiastolische Druck im linken Ventrikel ist stark erhöht, diastolischer Aortendruck und enddiastolischer Druck im linken Ventrikel sind in der Regel angeglichen. Der pulmonale Kapillardruck liegt deutlich unter dem linksventrikulären enddiastolischen Druck, bedingt durch den frühzeitigen Schluß der Mitralklappe, mit der der Lungenkreislauf vor dem hohen Füllungsdruck geschützt ist.

Bei chronischer Aorteninsuffizienz ist die systolische Aortendruckkurve doppelgipflig (Abb. 73). Während der Diastole fällt der Aortendruck bei schwerer Aorteninsuffizienz steil bis zum Beginn der nächsten Systole ab. Ein kompletter Druckangleich zwischen enddiastolischem Druck in der Aorta und im linken Ventrikel findet jedoch nicht statt. Der linksventrikuläre enddiastolische Druck ist häufig normal, eine größere Differenz zwischen diesem und dem mittleren pulmonalen Kapillardruck findet sich nicht.

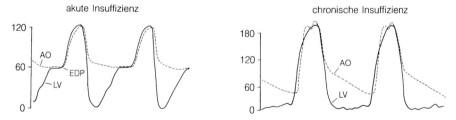

Abb. 72. Haemodynamische Befunde bei akuter und chronischer Aorteninsuffizienz; AO = aortale Druckkurve; LV = linksventrikuläre Druckkurve, EDP = linksventrikulärer enddiastolischer Druck

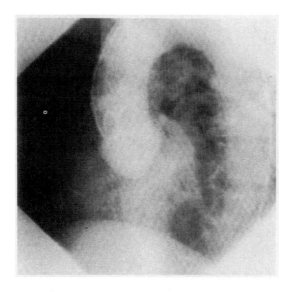

Abb. 73. Aortographie bei
Aorteninsuffizienz mit Darstellung des Kontrastmittelrefluxes
in den linken Ventrikel

Angiographische Befunde bei Aorteninsuffizienz

Die Aortographie wird mit höherem Kontrastmittelfluß und größeren Mengen
durchgeführt. Neben der Kontrastmittelregurgitation, für deren Beurteilung
das gesamte linksventrikuläre Cavum im Bild sein muß, müssen die Aortenwurzel und evtl. die aszendierende Aorta sowie der Aortenbogen dargestellt
werden. Hierfür eignet sich vor allem die LAO-60°-Projektion.

Der Abgangsbereich der großen Halsgefäße muß gut erkennbar sein. Bei
Vorliegen einer Aortendissektion, die angiographisch nicht immer nachgewiesen werden kann, erkennt man typischerweise in das Aortenlumen hinein-
ragende flottierende Wandabschnitte mit verzögerter Füllung des zweiten Ge-
fäßlumens.

Das Ausmaß der Aorteninsuffizienz wird angiographisch in 4 verschiedene
Schweregrade eingeteilt:

Grad 1:
Eine geringe Kontrastmittelmenge erreicht während der Diastole den linksventrikulären Ausflußtrakt, sie wird bei jeder Systole wieder vollständig ausge-
spült, so daß keine komplette Füllung des linksventrikulären Cavums zustande kommt.

Grad 2:
Während jeder Diastole färbt sich das gesamte linksventrikuläre Cavum
schwach mit Kontrastmittel an.

Grad 3:
Die Regurgitation von Kontrastmittel führt zu einer deutlichen Anfärbung des
gesamten linksventrikulären Cavums, dessen Kontrastmitteldichte mit der der
aszendierenden Aorta vergleichbar ist.

Grad 4:

Komplette Kontrastmittelanfärbung des linksventrikulären Cavums bereits während des ersten Herzzyklus, wobei die Kontrastmitteldichte im linken Ventrikel die in der aszendierenden Aorta übersteigt.

Diese angiographische Klassifizierung entspricht einer Regurgitationsfraktion bei Grad 1 von < 20%, bei Grad 2 von 20–40%, bei Grad 3 von 40–60% und bei Grad 4 von > 60%.

Der Grad der Aorteninsuffizienz sowie die Beschaffenheit der Aortenklappe sind am besten in LAO-Projektion beurteilbar. Hier können die Beweglichkeit der Taschenklappen und deren Anzahl, der Grad der Kalzifikation sowie das Ausmaß der Dilatation der Aorta ascendens, Koronarläsionen, Sinus-Valsalvae-Aneurysmata, Dissektionen und begleitende Ventrikelseptumdefekte am besten erkannt werden.

Der linke Ventrikel ist enddiastolisch vergrößert und kann je nach Schweregrad und Dauer der Erkrankung ein normales oder global gestörtes Kontraktionsverhalten aufweisen. Bei ausgeprägter linksventrikulärer Dilatation ist häufig eine relative Mitralinsuffizienz nachweisbar.

d) Therapeutische Konsequenzen

Die Patienten müssen auf die Endokarditisprophylaxe hingewiesen werden. Die Indikationen zur Klappenoperation sind

- die schwere akute Aorteninsuffizienz;
- Aortenklappendokarditis mit konservativ nicht beherrschbarer Infektion;
- die chronische Aorteninsuffizienz mit Symptomen;
- die chronische, asymptomatische Aorteninsuffizienz mit eingeschränkter linksventrikulärer Funktion in Ruhe;
- die chronische, asymptomatische Aorteninsuffizienz mit eingeschränkter linksventrikulärer Funktion unter Belastung, wenn eine eindeutige Ventrikelfunktionsstörung durch wiederholte Untersuchungen über 6 Monate bestätigt werden kann.

Die Operationsergebnisse bei Aorteninsuffizienz sind vergleichbar mit denen bei Aortenstenose, obwohl die postoperative Verbesserung der Ventrikelfunktion bei einigen Patienten nicht so ausgeprägt ist. Möglicherweise wurde bei diesen Patienten der Operationszeitpunkt zu spät gewählt.

Bei Patienten mit asymptomatischer Aorteninsuffizienz, normaler Belastungstoleranz und normaler linksventrikulärer Funktion ist, sofern vom arteriellen Druck her tolerabel, der Einsatz eines Vasodilatators mit Nachlastsenkung (Hydralazin, ACE-Hemmer) sinnvoll. Durch diese Behandlung kann die Dilatation des linken Ventrikels aufgehalten und dadurch möglicherweise der Operationszeitpunkt hinausgeschoben werden. Keinesfalls kann diese Therapie jedoch eine Alternative für den Klappenersatz sein. Die Patienten müssen vielmehr engmaschig kontrolliert werden. Bei grenzwertigen Befunden der Ventrikelfunktion sollte die Untersuchung ohne Vasodilatator wiederholt werden, da diese eine Funktionsstörung des linken Ventrikels maskieren und damit der richtige Zeitpunkt zur Operation verpaßt werden könnte.

B. Mitralvitien

Der normale Mitralklappenring hat eine Zirkumferenz von etwa 10 cm und eine Öffnungsfläche von 5–6 cm². Zwischen den beiden Kommissuren ist der Klappendurchmesser am größten. Die Kommissuren reichen nicht ganz an den Klappenring heran, sondern enden etwa 0,5–1 cm vor dem Klappenring. Die Mitralklappe ist bikuspidal angelegt. Das vordere (aortale) Mitralsegel ist fast doppelt so groß wie das hintere.

1. Mitralstenose

Häufigste Ursache der Mitralstenose ist die rheumatische Endokarditis, als deren Folge es zu narbigen Veränderungen der Klappe kommt. Die Reduktion der Klappenöffnungsfläche korreliert mit dem klinischen Bild der Erkrankung. Bis zu einer Öffnungsfläche von 2 cm² bleibt der Patient im allgemeinen asymptomatisch, bei Werten darunter stellt sich eine Belastungsdyspnoe ein, unterhalb 1,5 cm² sind Symptome schon bei leichter oder mäßiger Belastung, bei einer Öffnungsfläche unter 1,2 cm² bereits in Ruhe vorhanden. Durch eine chirurgische Intervention (Kommissurotomie, Klappenersatz) und neuerdings auch bei ausgewählten Patienten durch die perkutane Valvuloplastie können die Symptome nahezu vollständig beseitigt werden, wenn der operative Eingriff zum richtigen Zeitpunkt vorgenommen wird.

a) Indikationen zur invasiven Diagnostik

Die Diagnose einer Mitralstenose kann im allgemeinen schon anhand der Anamnese und der klinischen Untersuchung gestellt werden. EKG, Röntgen-Thoraxaufnahme und Echokardiographie vervollständigen die nichtinvasive Diagnostik. Weiterführende diagnostische Maßnahmen werden daher nicht zur Diagnosesicherung, sondern zur Abklärung der Frage durchgeführt, ob sich die Erkrankung bereits in einem Stadium befindet, in dem eine chirurgische Intervention angezeigt ist. Bestimmte klinische Zeichen (Kürze des S_2/ MÖT-Intervalls, Intensität von P2, usw.) weisen zwar auf die Schwere der Mitralstenose hin, exakter beurteilt wird der Schweregrad aber durch eine dopplersonographische Untersuchung der Mitralklappe und die echokardiographische Bestimmung der Klappenöffnungsfläche. Die Aussagekraft dieser Untersuchungsmethoden hat die Notwendigkeit zur Herzkatheteruntersuchung in der präoperativen Diagnostik eingeschränkt. So ist es heute gerechtfertigt, einige Patienten auch ohne Herzkatheteruntersuchung einem operativen Eingriff an der Mitralklappe zuzuführen, wenn eine ausgeprägte Symptomatik auf die Mitralstenose zurückgeführt werden kann, der klinische Befund eindeutig ist und durch Doppler- und echokardiographische Untersuchungen eine schwere Mitralstenose (Klappenöffnungsfläche $< 1,2$ cm^2) diagnostiziert werden kann.

Indikationen zur hämodynamischen Abklärung und Angiographie sind aber dann präoperativ gegeben,

- wenn der Koronarstatus festgestellt werden muß; dies ist bei Patienten oberhalb des 40. Lebensjahres und bei Patienten mit Risikofaktoren der Fall;
- bei einer Diskrepanz zwischen dem klinischen Bild und den Ergebnissen der nichtinvasiven Untersuchungen. Dies trifft sowohl auf geringgradig symptomatische Patienten zu, wenn Hinweise auf eine schwere Mitralstenose bestehen, als auch auf deutlich symptomatische Patienten, bei denen die nichtinvasiven Untersuchungen eine nur geringe Mitralstenose vermuten lassen. In diesen Fällen ist eine exakte hämodynamische Abklärung der Mitralstenose notwendig;
- bei Patienten mit Mitralstenose und Verdacht auf zusätzliche Klappenfehler; hier sind ebenfalls eine hämodynamische und eine angiographische Abklärung (Ventrikulographie, Aortographie) erforderlich.

b) Technik

Arterieller und venöser Katheter werden meist von der rechten Leiste aus über eine Schleuse in die A. bzw. V. femoralis eingeführt. Dabei ist darauf zu achten, daß die venöse Punktionsstelle um ca. 2–3 cm nach distal versetzt ist, damit es nicht – insbesonders bei erhöhtem venösen Druck – zur Ausbildung einer arteriovenösen Fistel kommt. Folgende Untersuchungstechnik und folgender Ablauf haben sich bewährt, um das Risiko embolischer Ereignisse möglichst klein zu halten:

- Darstellung der linken und rechten Koronararterie (bei Normalbefund weniger Projektionen erforderlich als bei Patienten mit koronarer Herzkrankheit);
- Zurückziehen des rechten Koronarkatheters in die Aorta abdominalis unterhalb des Abganges der Nierenarterien;
- Vorführen eines Swan-Ganz-Katheters in den pulmonalen Kapillarbereich; Registrierung des pulmonalen Kapillar- und Pulmonalarteriendrucks;
- Auswechseln des rechten Koronarkatheters gegen einen Pigtail-Katheter, der retrograd in den linken Ventrikel eingeführt wird;
- Bestimmung des Herzminutenvolumens nach Fick oder nach der Thermodilutionsmethode;

- simultane Messung des pulmonalen Kapillardrucks und des diastolischen linksventrikulären Drucks zur Bestimmung des Druckgradienten über die Mitralklappe;
- linksventrikuläre Angiographie zur Beurteilung der linksventrikulären Funktion, Darstellung der Mitralklappe und Beurteilung ihrer Schlußfähigkeit;
- Rückzug des Pigtail-Katheters in die Aorta ascendens;
- Aortographie;
- Rückzug des Swan-Ganz-Katheters aus der Pulmonalarterie über den rechten Ventrikel in den rechten Vorhof.

c) Befunde

Mitralklappenöffnungsfläche

Die hämodynamische Abklärung eines Patienten mit Mitralstenose macht die Bestimmung des Druckgradienten (s. Abb. 74) über die Mitralklappe und die gleichzeitige Bestimmung des Herzminutenvolumens erforderlich. Aus diesen Werten kann nach der Gorlin-Formel die Klappenöffnungsfläche berechnet werden (s. Appendix).

Folgende Gesichtspunkte sind bei Anwendung dieser Formel zu beachten:

- die Gorlin-Formel verliert ihre Gültigkeit bei gleichzeitigem Vorliegen einer relevanten Mitralinsuffizienz. Das Herzminutenvolumen ist dann nicht mehr mit dem Blutfluß über die Mitralklappe identisch, der die Summe aus dem Herzminutenvolumen und dem Regurgitationsvolumen darstellt. Eine Berechnung der Klappenöffnungsfläche würde unter diesen Umständen zu einer Überschätzung des Schweregrades der Mitralstenose führen. So wäre z. B., wenn Regurgitationsvolumen und Herzminutenvolumen gleich groß wären, die errechnete Klappenöffnungsfläche halb so groß wie die reale;
- der Druckgradient und das Herzminutenvolumen müssen möglichst zeitgleich bestimmt werden, da sich der Druckgradient mit dem Quadrat des Blutflusses ändert. So würde eine 40%ige Zunahme des Herzminutenvolumens (hervorgerufen z. B. durch den Untersuchungsstress) zu einer Verdopplung des Druckgradienten führen;

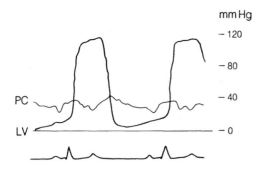

Abb. 74. Simultane Messung von pulmonalem Kapillardruck (PC) und linksventrikulärem Druck (LV) bei Mitralstenose

– bei einem kleinen Druckgradienten (z. B. < 5 mm Hg) ist die Berechnung der Klappenöffnungsfläche ungenau; unter diesen Umständen sollte die Mitralklappenöffnungsfläche während einer Steady-state-Belastung bestimmt werden, während der der Gradient aufgrund des höheren Blutflusses über die Mitralklappe größer ist.

Pulmonaler Gefäßwiderstand

Der linksatriale Druck und pulmonale Kapillardruck können in Ruhe Werte von 25–30 mm Hg über längere Zeit nicht übersteigen, ohne daß sich ein Lungenödem entwickelt. Die einzige Möglichkeit, eine weitere Zunahme des pulmonalen Kapillardrucks über diesen kritischen Bereich hinaus zu verhindern, kann nur durch Reduktion des Blutangebotes vor der Mitralklappe erreicht werden. Dies geschieht durch Zunahme des pulmonalen Gefäßwiderstandes, hervorgerufen durch eine Vasokonstriktion (s. Kapitel Pulmonale Hypertonie).

Folgen dieser Vasokonstriktion sind eine Abnahme des Herzminutenvolumens sowie ein Anstieg des Pulmonalarteriendrucks, der deutlich über die durch den erhöhten pulmonalen Kapillardruck bedingte passive Drucksteigerung hinausgeht. Dadurch entsteht ein Druckgradient zwischen dem enddiastolischen Pulmonalarteriendruck und dem pulmonalen Kapillardruck. Der Pulmonalarteriendruck kann im Verlauf der Erkrankung auf systemische oder höhere Werte ansteigen. Folge hiervon sind eine ausgeprägte rechtsventrikuläre Hypertrophie, rechtsventrikuläre Dilatation mit Ausbildung einer Trikuspidalinsuffizienz und eine manifeste schwere Herzinsuffizienz.

Entstehung und Progression der pulmonalen Widerstandserhöhung unterliegen starken interindividuellen Schwankungen. Gelegentlich entstehen diese Veränderungen zwar als Folge eines erhöhten pulmonalen Kapillardrucks, ohne daß jedoch eine Korrelation zum Schweregrad der Symptome besteht. In der Regel liegt bei einer pulmonalen Widerstandserhöhung eine schwere Mitralstenose mit einer Mitralklappenöffnungsfläche unter 1 cm^2 vor, nicht selten aber ist der pulmonale Gefäßwiderstand im Verhältnis zur Schwere der Mitralstenose überproportional hoch.

Postoperativ fällt der erhöhte pulmonale Gefäßwiderstand um so stärker ab, je ausgeprägter er präoperativ erhöht war. Eine schwere pulmonale Hypertonie stellt daher keine Kontraindikation gegen einen operativen Eingriff dar, sie unterstreicht vielmehr die Dringlichkeit der Operation.

Linksventrikuläre Angiographie

Bei einer Mitralstenose ist das Cavum des linken Ventrikels nicht vergrößert. Die verdickten und an den Kommissuren verbackenen Segel der Mitralklappe wölben sich schüsselförmig in das Cavum vor. Bei gleichzeitig bestehender Mitralinsuffizienz kommt häufig der deutlich vergrößerte linke Vorhof zur Darstellung. Die Funktion des linken Ventrikels ist gelegentlich infolge einer Hypokinesie im Bereich des posterobasalen oder anteroapikalen Segments eingeschränkt. Die Ursache dieser Wandbewegungsstörung ist nicht bekannt. Möglicherweise handelt es sich um eine myokardiale Fibrosierung als Folge einer bei der Klappenerkrankung durchgemachten Begleitmyokarditis. Als weiterer Mechanismus wird eine endomyokardiale Fibrosierung im Bereich des *jet*förmig auftreffenden Bluteinstromes über die stenosierte Mitralklappe diskutiert. Infolge eines erhöhten Volumens kann es zu einer Vorwölbung und Hypokinesie des Septums kommen. Das bei Mitralstenose herabgesetzte Herzzeitvolumen ist aber vorwiegend Folge der reduzierten Klappenöffnung sowie des erhöhten pulmonalen Gefäßwiderstandes anzusehen und weniger Folge der linksventrikulären Funktionsstörung.

d) Therapeutische Konsequenzen

Symptome stellen sich bei einer Mitralstenose erst nach einer Latenzperiode von 10–20 Jahren ein. Mit ihrem Einsetzen nimmt die Lebenserwartung deutlich ab. Die Fünfjahresüberlebensrate beträgt im klinischen Stadium NYHA III 62%, im Stadium IV 15%. Die häufigsten Todesursachen sind: Lungenödem, Rechtsherzversagen, arterielle Embolie oder Lungenembolie.

Indikationen zum operativen Vorgehen bzw. Kathetervalvuloplastie:

- klinisches Stadium III und IV,
- hämodynamische Zeichen einer schweren Mitralstenose (Klappenöffnungsfläche $< 1\,cm^2$), auch wenn die klinische Symptomatik nur gering ausgeprägt ist;
- arterielle Embolie unter adäquater Antikoagulation.

Eine erfolgreiche Korrektur der Mitralstenose führt innerhalb weniger Tage zu einer deutlichen Abnahme des pulmonalen Gefäßwiderstandes, und zwar unabhängig davon, in welchem Ausmaß er vor dem Eingriff erhöht war. Entsprechend fällt der Pulmonalarteriendruck auf hochnormale oder nur noch leicht erhöhte Druckwerte in Ruhe ab. Unter Belastung kann jedoch der Pulmonalarteriendruck in den pathologischen Bereich ansteigen, da sich der pulmonale Gefäßwiderstand nicht vollständig normalisiert.

Bei Patienten, die zum Zeitpunkt der Klappenoperation Vorhofflimmern haben, sollte intraoperativ eine elektrische Kardioversion durchgeführt werden. Bei etwa der Hälfte dieser Patienten bleibt der Sinusrhythmus bis zur Krankenhausentlassung, bei etwa einem Viertel auch dauerhaft bestehen. Stellt sich postoperativ erneut Vorhofflimmern ein, sollte eine Kardioversion mit nachfolgender antiarrhythmischer Prophylaxe (z. B. Chinidin) durchgeführt werden. Tritt hierunter ein Rezidiv auf, sollte die weitere medikamentöse Behandlung nur darauf gerichtet sein, die Ventrikelfrequenz zu normalisieren (z. B. mit Digitalis oder Verapamil). Bei diesen Patienten besteht die Indikation zur Antikoagulation.

2. Mitralinsuffizienz

Die Schlußunfähigkeit der Mitralklappe kann durch eine Funktionsstörung oder durch anatomische Veränderungen des Klappenapparats bedingt sein. Dieser besteht aus dem anterioren und posterioren Segel und den dazugehörigen beiden Papillarmuskeln, die über die Chordae tendineae und den Klappensegeln verbunden sind, und aus dem Klappenring.

Ursachen einer Mitralinsuffizienz sind:

- Destruktion und Deformation der Klappensegel durch rheumatisches Fieber oder bakterielle Endokarditis; bei diesen Erkrankungen beginnt die Mitralinsuffizienz während der isometrischen Kontraktion des linken Ventrikels und hält während der gesamten Systole an;
- Mitralsegelprolaps als Folge myxomatöser Veränderungen der Mitralklappe; hier können alle Schweregrade der Mitralinsuffizienz beobachtet werden, besonders schwer ist sie beim Marfan-Syndrom. Klappensegel und Chordae sind beim Mitralsegelprolaps zu lang, so daß es während der Systole zum Prolabieren der Segel in den linken Vorhof und damit zu einer Klappenschlußunfähigkeit kommt;
- Papillarmuskeldysfunktion; eine Funktionsstörung der Papillarmuskeln tritt im Rahmen einer Ischämie oder bei Myokarditis auf. Ihre Folge ist ein unvollständiger Klappenschluß;
- linksventrikuläre Dilatation; die Geometrie des Mitralklappenapparats wird derart gestört, daß die Klappe ihre Schlußfähigkeit verliert.

a) Indikation zur invasiven Diagnostik

Ähnlich wie die Mitralstenose kann auch die Mitralinsuffizienz im allgemeinen auf klinischem und nichtinvasiven Wege diagnostiziert werden. Ein invasives Vorgehen ist indiziert.

- bei *akuter* Mitralinsuffizienz zur Sicherung der Diagnose, Ermittlung des Schweregrades sowie Beurteilung der linksventrikulären Funktion;
- bei *chronischer* Mitralinsuffizienz im klinischen Stadium II oder schlechter;
- bei Patienten mit Mitralinsuffizienz und eingeschränkter linksventrikulärer Funktion; hier ist abzuklären, ob die Mitralinsuffizienz Folge der Ventrikeldilatation ist oder ob eine schwere primäre Klappeninsuffizienz die linksventrikuläre Funktionsstörung verursacht hat. Nur im letzten Fall ist eine operative Korrektur in Erwägung zu ziehen;
- bei schwerer Mitralinsuffizienz mit normaler linksventrikulärer Funktion und wenig ausgeprägter Symptomatik, wenn eine plastische Korrektur der Mitralklappe möglich erscheint. In diesen Fällen sollte der Eingriff schon frühzeitig durchgeführt werden, da nur dann mit einem optimalen chirurgischen Resultat zu rechnen ist;

– bei Mitralinsuffizienz und dem Verdacht auf zusätzliche Klappenläsionen;
– bei Mitralinsuffizienz präoperativ zur Beurteilung der Koronararterien,
  wenn die Patienten älter als 40 Jahre sind oder Risikofaktoren aufweisen.

b) Technik

Die Untersuchungstechnik ist mit der bei Mitralstenose vergleichbar. Sie besteht aus folgenden Schritten:

– Rechtsherzkatheteruntersuchung, um das Ausmaß der pulmonalen Hypertonie und die Höhe der v-Welle im pulmonalen Kapillarbereich zu ermitteln;
– Linksherzkatheteruntersuchung zur Messung des linksventrikulären enddiastolischen Drucks und des Druckgradienten über die Mitral- und Aortenklappe;
– Bestimmung des Herzminutenvolumens nach dem Fick-Prinzip oder der Thermodilutionsmethode;
– linksventrikuläre Angiographie zur Beurteilung der linksventrikulären Funktion und der Regurgitation über die Mitralklappe;
– Aortographie zum Ausschluß einer Aorteninsuffizienz.

c) Befunde

Hämodynamik

Bei einer *akuten* Mitralinsuffizienz infolge der Ruptur von Chordae tendineae oder eines Papillarmuskels wird eine hohe v-Welle im pulmonalen Kapillargebiet registriert (Abb. 75), die gelegentlich auch in der Pulmonalarteriendruckkurve erkennbar ist. Die v-Wellenerhöhung kommt durch die Regurgitation in den nicht vergrößerten und wenig dehnbaren linken Vorhof zustande. Normalerweise ist die v-Welle weniger als doppelt so hoch wie der mittlere pulmonale Kapillardruck. Im Falle einer schweren Mitralinsuffizienz übersteigt sie diesen um mehr als das Doppelte. Das Fehlen einer hohen v-Welle schließt jedoch eine schwere Mitralinsuffizienz nicht aus.

Eine *chronische* Mitralinsuffizienz führt zur Dilatation des linken Vorhofs, der ein großes Regurgitationsvolumen ohne wesentlichen Anstieg des linksatrialen Druckes aufnehmen kann. Neben dem Regurgitationsvolumen und der Vorhofgröße hat der systemische Gefäßwiderstand einen Einfluß auf die Höhe der v-Welle bei Mitralinsuffizienz. Durch eine Nachlastsenkung, z.B. mit einer Natriumnitroprussid-Infusion, kann die v-Welle nahezu zum Verschwinden gebracht werden, obwohl angiographisch noch eine schwere Mitralinsuffizienz besteht. Differentialdiagnostisch ist zu beachten, daß auch ein erhöhter pulmonaler Blutfluß, etwa bei einer Ventrikelseptumruptur als Komplikation eines akuten Myokardinfarktes, zu einer massiven Erhöhung der v-Welle führen kann.

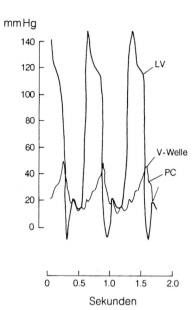

Abb. 75. Simultane Messung des pulmonalen Kapillardruckes (PC) und des linksventrikulären Druckes (LV) bei akuter Mitralinsuffizienz

Angiographie

Bei der linksventrikulären Angiographie wird der Schweregrad der Mitralinsuffizienz bestimmt. Sie wird nach folgenden Kriterien beurteilt:

- angiographischer Schweregrad I: das Kontrastmittel färbt den linken Vorhof nicht vollständig an und wird mit jeder Herzaktion wieder ausgewaschen;
- angiographischer Schweregrad II: der gesamte linke Vorhof färbt sich nach mehreren Herzaktionen an. Die Kontrastmitteldichte liegt aber deutlich unter der des linken Ventrikels (Abb. 76);
- angiographischer Schweregrad III: der linke Vorhof ist vollständig und ähnlich intensiv eingefärbt wie der linke Ventrikel;
- angiographischer Schweregrad IV: der gesamte linke Vorhof wird innerhalb einer Herzaktion mit Kontrastmittel angefärbt, wobei die Kontrastmitteldichte die des linken Ventrikels übersteigt und ein Reflux in die Lungenvenen sichtbar wird.

Anhand des linksventrikulären Angiogramms kann die linksventrikuläre Funktion beurteilt werden. Die unterschiedlichen Formen der akuten und chronischen Mitralinsuffizienz unterscheiden sich hinsichtlich des enddiastolischen und endsystolischen Volumens und hinsichtlich der Ejektionsfraktion (Tabelle 10).

Therapeutische Konsequenzen

Die chronische Mitralinsuffizienz wird ähnlich einer Aorteninsuffizienz meist über viele Jahre ohne wesentliche Symptome toleriert. Erst mit Einsetzen der

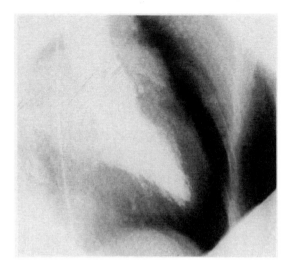

Abb. 76. Linksventrikuläre
Angiographie bei Mitralinsuffizienz mit Darstellung des
Kontrastmittelrefluxes in den
linken Vorhof

Tabelle 10. Angiographische Differenzierung zwischen akuter und chronischer Mitralinsuffizienz

	LV enddiast. Volumen	LV endsyst. Volumen	EF
Akute Mitralinsuffizienz	↑	↓	↑
Kompensierte, chronische Mitral-insuffizienz	↑↑	↓	↑
Dekompensierte, chronische Mitral-insuffizienz	↑↑↑	↑	↓

Beschwerden verschlechtert sich das klinische Bild allmählich. Im Unterschied
hierzu kann sich die Beeinträchtigung der linksventrikulären Funktion in kurzer Zeit ohne klinische Vorboten entwickeln.
Indikationen zum operativen Klappenersatz sind gegeben

– bei symptomatischen Patienten mit schwerer Mitralinsuffizienz (angiographischer Schweregrad III), sofern die linksventrikuläre Funktion noch
  nicht so erheblich gestört ist (Ejektionsfraktion < 40%), daß die linksventrikuläre Funktionsstörung postoperativ durch die erhöhte Nachlast weiter voranschreitet;
– bei asymptomatischen und geringgradig symptomatischen Patienten mit
  schwerer Mitralinsuffizienz (angiographischer Schweregrad III), wenn in
  Ruhe die systolische Funktion gestört ist (EF ≥ 55% oder systolische
  Verkürzungsfraktion < 30%) und die enddiastolischen und endsystolischen Volumina erhöht sind. Ziel der Operation ist, einer weiteren linksventrikulären Funktionsstörung vorzubeugen.

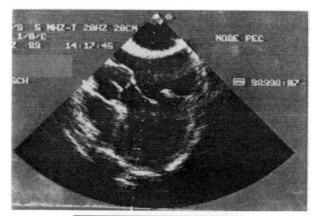

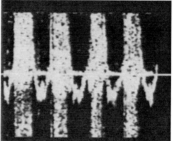

a

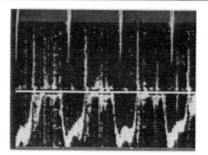

b

Abb. 77. a Transoesophageale Echokardiographie und Doppler-Sonographie bei partiellem Abriß des hinteren Mitralsegels und Mitralinsuffizienz (präoperativer Befund). **b** Transoesophageale Kontrolluntersuchung postoperativ nach Mitralklappenplastik und Implantation eines Carpentier-Ringes. Jetzt schlußfähige Mitralklappe

Die Indikation zur Mitralklappenplastik ist möglicherweise anders zu beurteilen. Hier hängt die Wiederherstellung einer schlußfähigen Mitralklappe unter anderem von einer normalen Geometrie des linken Ventrikels und der Beschaffenheit des Mitralklappenapparats ab. Entsprechend sollte der Eingriff frühzeitig erfolgen. Das Beispiel eines Patienten mit schwerer Mitralinsuffizienz bei Mitralsegelprolaps und normaler linksventrikulärer Funktion ist in Abb. 77 wiedergegeben. Durch Resektion von Klappengewebe und Implantation eines Carpentier-Rings konnte eine nahezu vollständige Schlußfähigkeit der Mitralklappe herbeigeführt werden.

C. Trikuspidalklappenfehler

Die Diagnose eines schweren Trikuspidalklappenfehlers kann klinisch aufgrund des typischen Auskultationsbefundes und des erhöhten zentralvenösen Drucks gestellt werden. Leichtere Formen einer Trikuspidalklappenerkrankung äußern sich klinisch nicht so eindeutig. Nichtinvasive und invasive Untersuchungstechniken sind notwendig, um in diesen Fällen die Diagnose zu stellen und den Schweregrad der Klappenerkrankung zu bestimmen.

Eine Trikuspidalklappenerkrankung ist häufig Teil eines Krankheitsbildes, das ätiologisch weiter abgeklärt werden muß.

1. Trikuspidalklappeninsuffizienz

Die Ursachen einer Trikuspidalklappeninsuffizienz sind:

Erworbene Trikuspidalinsuffizienz

– funktionell (Dilatation des Klappenrings bei Rechtsherzinsuffizienz);
– rheumatisch;
– rechtsventrikulärer Infarkt (Klappeninsuffizienz infolge Papillarmuskeldysfunktion);
– bakterielle Endokarditis;
– traumatisch (Segel-, Chordae- oder Papillarmuskelruptur);
– Trikuspidalklappenprolaps;
– Karzinoid-Syndrom;
– rechtsatriales Myxom;
– thrombosiertes Schrittmacherkabel;
– restriktive Kardiomyopathie.

Kongenitale Trikuspidalinsuffizienz

– Ebstein-Anomalie;
– Endokardkissendefekt;
– „korrigierte" Transposition.

a) Indikationen zur invasiven Diagnostik

Ziele der Herzkatheteruntersuchung sind, den Schweregrad der Trikuspidalinsuffizienz und ihre Auswirkung auf die rechtsventrikuläre Funktion zu bestimmen sowie festzustellen, ob die Trikuspidalinsuffizienz Folge einer pulmonalen
Hypertonie ist oder ob es sich um eine primäre Klappenerkrankung handelt.
Diese Unterscheidung ist therapeutisch wichtig, da bei Trikuspidalinsuffizienz
infolge pulmonaler Hypertonie die Senkung des Pulmonalarteriendrucks im
Vordergrund der therapeutischen Bemühungen steht und bei primärer Klappenerkrankung von einer Operation eine Besserung zu erwarten ist.
    Indikationen zur Herzkatheteruntersuchung sind:

- symptomatische Patienten mit schwerer Trikuspidalinsuffizienz;
- asymptomatische oder geringgradig symptomatische Patienten mit schwerer Trikuspidalinsuffizienz, wenn sich aufgrund nichtinvasiver Untersuchungen Hinweise auf eine Dilatation und Funktionsstörung des rechten
  Ventrikels ergeben.

b) Technik

Die Druckmessung im kleinen Kreislauf wird mit Hilfe eines Swan-Ganz-Katheters von der V. femoralis aus vorgenommen. Zur Angiographie wird ein
Pigtail-Katheter in die Spitze des rechten Ventrikels eingeführt. Dazu ist es
gelegentlich notwendig, einen vorgebogenen Führungsdraht zu verwenden,
um vom rechten Vorhof aus den rechten Ventrikel zu erreichen. Über den
Führungsdraht wird der Pigtail-Katheter in den rechten Ventrikel eingeführt.
Das rechtsventrikuläre Angiogramm wird in der RAO-15°-Projektion aufgenommen, in der der rechte Ventrikel seine größte Projektionsfläche hat und
sich die Trikuspidalklappe gut darstellt. Die 2. Ebene steht senkrecht hierzu in
LAO-75°-Projektion. Während der Kontrastmittelinjektion können zahlreiche
ventrikuläre Extrasystolen auftreten, die die Beurteilung der Klappenschlußfähigkeit erschweren.

c) Hämodynamische und angiographische Befunde

Die Analyse der rechtsatrialen Druckkurve kann wichtige Hinweise auf das
Vorliegen einer Trikuspidalklappeninsuffizienz liefern. Normalerweise fällt bei
Inspiration der rechtsatriale Druck ab. Bei leichter Trikuspidalinsuffizienz
jedoch nimmt die rechtsatriale v-Welle während Inspiration infolge des erhöhten venösen Rückstroms in den rechten Vorhof und der Zunahme der Regurgitation zu. Bei mittelgradiger Trikuspidalinsuffizienz übersteigt die v-Welle die
a-Welle während In- und Exspiration. Bei schwerer Trikuspidalinsuffizienz ist
die rechtsatriale Druckkurve ähnlich der Konfiguration der rechtsventrikulären Druckkurve (*Ventrikularisierung*). Diesen Befund kann man bei einem

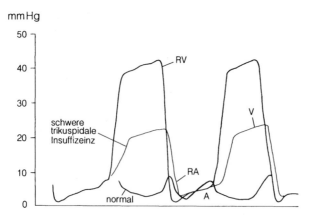

Abb. 78. Rechtsatrialer (RA) und rechtsventrikulärer Druck (RV) einer Normalperson und eines Patienten mit schwerer Trikuspidalinsuffizienz

Drittel der Patienten mit schwerer Trikuspidalinsuffizienz beobachten (Abb. 78).

Die Zuverlässigkeit, die Diagnose einer Trikuspidalinsuffizienz durch das rechtsventrikuläre Angiogramm zu stellen, wurde lange Zeit angezweifelt, weil der Katheter die Schlußfähigkeit der Klappe beeinträchtigen kann. Das Vorliegen einer Trikuspidalinsuffizienz kann angiographisch dann zuverlässig nachgewiesen werden, wenn der Katheter in der Mitte der Klappe senkrecht zur Klappenebene liegt und während der Kontrastmittelinjektion keine Extrasystolen ausgelöst werden. Der Schweregrad einer Trikuspidalinsuffizienz wird angiographisch eingeteilt in:

– minimaler systolischer Reflux;
– partielle Kontrastmittelanfärbung des rechten Vorhofs, die während der Diastole bestehen bleibt;
– deutliche und vollständige Anfärbung des rechten Vorhofs;
– deutliche und vollständige Anfärbung des rechten Vorhofs mit Reflux in die beiden Hohlvenen.

d) Therapeutische Konsequenzen

Die Behandlungsstrategie bei Trikuspidalinsuffizienz wird durch die zugrunde liegende Erkrankung bestimmt. Erstes Therapieziel bei funktioneller Trikuspidalinsuffizienz ist die Senkung des erhöhten Pulmonalarteriendrucks. Dies kann durch die Besserung einer Linksherzinsuffizienz, die Korrektur einer Mitralklappenerkrankung, die Thrombolysetherapie bei Lungenembolie oder eine chronisch-intermittierende O_2-Insufflation bei Patienten mit respiratorischer Insuffizienz erreicht werden.

Eine Indikation zur chirurgischen Korrektur (Klappenplastik oder Ersatz) besteht bei

-   bakterieller Endokarditis, wenn sie therapierefraktär ist oder zu einer
    schweren Trikuspidalinsuffizienz geführt hat;
-   rechtsatrialem Myxom mit Trikuspidalinsuffizienz;
-   traumatischer Trikuspidalinsuffizienz;
-   symptomatischen Patienten mit primärer schwerer Trikuspidalinsuffizienz
    (angiographischer Schweregrad III);
-   bei asymptomatischen oder geringgradig symptomatischen Patienten mit
    schwerer primärer Trikuspidalinsuffizienz und eingeschränkter rechtsven-
    trikulärer systolischer Funktion sowie erhöhten enddiastolischen und end-
    systolischen Volumina des rechten Ventrikels.

2. Trikuspidalstenose

Klinisch besteht ein Verdacht auf eine Trikuspidalstenose bei Patienten mit
einer rheumatischen Herzklappenerkrankung, einem erhöhten zentralvenösen
Druck und den Symptomen der körperlichen Schwäche und Flüssigkeitsreten-
tion. Durch Auskultation und zweidimensionale Echokardiographie läßt sich
die Diagnose der Trikuspidalstenose sichern.

Eine Trikuspidalstenose geht häufig nur mit einem geringen Druckgradienten über die Klappe einher. Zu seiner Bestimmung ist eine simultane Messung
des rechtsatrialen und rechtsventrikulären Druckes erforderlich. Wie Abb. 79
zeigt, nimmt bei Trikuspidalstenose der Druckgradient über die Trikuspidalklappe mit Inspiration zu, indem der diastolische rechtsventrikuläre Druck
abnimmt und der rechtsatriale Druck unverändert bleibt. Bei alleiniger Be-

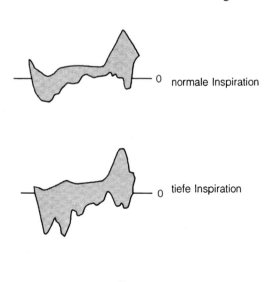

normale Inspiration

tiefe Inspiration

normale Exspiration

Abb. 79. Rechtsventrikulärer und
rechtsatrialer diastolischer Druck
bei Trikuspidalklappenstenose.
Zunahme des Druckgradienten bei
tiefer Inspiration durch Abnahme
des rechtsventrikulären diastolischen Druckes

trachtung der Rückzugkurve wird dieser geringe Druckgradient leicht übersehen. Nichtinvasive Voruntersuchungen sind hilfreich bei der gezielten Suche nach einer Trikuspidalstenose.

Die Kontrastmittelinjektion in den rechten Vorhof erlaubt die Ermittlung seiner Größe und bringt oft eine bewegungseingeschränkte Trikuspidalklappe zur Darstellung.

D. Wahl der Klappenprothese

Es stehen mechanische und biologische Klappenprothesen zur Verfügung.

1. Mechanische Prothesen

Bei den mechanischen Prothesen können Kugelklappen, Kippscheiben-Klappen oder Flügelklappen unterschieden werden.

Mit der Starr-Edwards-Kugelklappe bestehen die längsten Erfahrungen (Abb. 80). Sie hat sich als sehr haltbar herausgestellt. Ein Nachteil dieser Klappe liegt in ihrer Größe. Für Patienten mit kleinem linksventrikulären Cavum oder kleinem Aortenring sowie für Patienten mit kombiniertem Aortenklappen- und Gefäßprothesenersatz ist die Starr-Edwards-Klappe nicht geeignet. Ein weiterer Nachteil ist, daß bei einigen Patienten eine ausgeprägte Hämolyse entstehen kann.

Die Björk-Shiley-Klappe als ein Vertreter der Kippscheibenklappen weist ein günstigeres Verhältnis von Klappenringdurchmesser zu Klappenöffnungsfläche auf. Sie ist jedoch mit 2 selten auftretenden, aber ernsthaften Problemen behaftet: der akut einsetzenden Klappenthrombose und dem Bügelbruch. Eine neu entwickelte Björk-Shiley-Klappe soll diese Nachteile nicht mehr aufweisen. Zu den modernen Kippscheibenklappen gehört auch die Medtronic-Hall Klappe (Abb. 81).

Die St. Jude-Medical-Klappe hat unter den Kunstklappen den geringsten transvalvulären Gradienten und ist deswegen insbesondere für kleine Herzen, z. B. für Kinderherzen, besonders geeignet.

Jede Kunstklappe bedarf einer Langzeit-Antikoagulationstherapie, um das Thrombembolierisiko, das im 1. Jahr besonders hoch ist, zu reduzieren. Bei adäquater Antikoagulation treten pro 100 Patientenjahre 0,2 tödliche und 1–2 nichttödliche Embolien auf. Ohne Antikoagulation sind Thrombembolien um das Drei- bis Sechsfache häufiger. In Mitralposition scheint die Inzidenz von Thrombembolien etwas größer zu sein als in Aortenposition. Das höchste Risiko besteht in Trikuspidalposition.

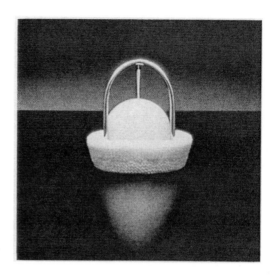

Abb. 80. Starr-Edwards Kugel-
klappe

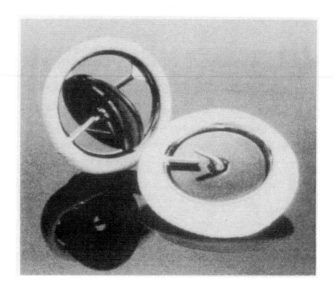

Abb. 81.
Kipp-Scheibenklappe

2. Biologische Prothesen

Es gibt Bioprothesen vom Schwein, Perikard-Bioprothesen und Klappen von
menschlichen Leichen, sog. *Homografts*. Die Perikard-Bioprothesen sind wegen ihrer geringen Lebensdauer durch den Hersteller bereits vom Markt gezogen worden, über Homografts liegen zu wenig Erfahrungen vor.

Die Schweineklappenprothesen sind als Hancock- (Abb. 82) sowie als Car-
pentier-Edwards-Klappe am weitesten verbreitet. Beide sind in Glutaraldehyd
fixiert, die erste mit Dacron, die zweite mit Teflon überzogen.

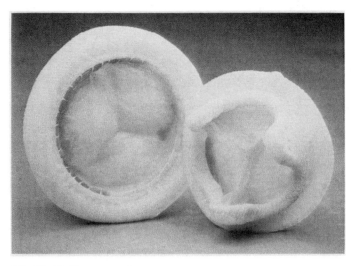

Abb. 82. Bioklappenprothese

Das hämodynamische Profil von Schweineklappenprothesen ist ähnlich demjenigen der St. Jude-Medical-Klappe, ihre Klappenöffnungsfläche ist jedoch im Gegensatz zu den mechanischen Klappen vom transvalvulären Fluß abhängig.

In den ersten 3 Monaten nach Implantation, während der die Nahtreihen endothelialisiert werden, ist das Thrombembolierisiko ohne Antikoagulation hoch. Für diesen Zeitraum wird deswegen eine Antikoagulation durchgeführt. Danach beträgt das Thrombembolierisiko ohne Antikoagulation bei Bioprothesen in Aortenposition 1–2 pro 100 Patientenjahre. In Mitralposition ist es ähnlich niedrig, sofern ein Sinusrhythmus vorliegt, präoperativ keine Thrombembolie stattgefunden hat und intraoperativ kein Vorhofthrombus gefunden wurde. Patienten, bei denen die oben erwähnten Risikofaktoren bestehen – dies sind etwa ein Drittel aller Patienten mit Mitralklappenersatz –, haben ohne Antikoagulation ein inakzeptabel hohes Thrombembolierisiko; für Patienten mit Vorhofflimmern beispielsweise ist es 3mal höher als für Patienten ohne Risikofaktoren. Bei ihnen ist eine dauerhafte Antikoagulation indiziert.

Das Hauptproblem der Bioprothesen liegt in ihrer begrenzten Haltbarkeit. Klappendegenerationen, Fibrinablagerungen, Zerstörung des fibrokollagenen Gerüsts, Klappenperforationen, Fibrosen oder Verkalkungen beginnen im 4.–5. postoperativen Jahr, nach 10 Jahren hat man mit einer primären Klappendysfunktionsrate von 20% zu rechnen. Je jünger der Patient, um so kürzer die Zeit bis zur Entwicklung einer Klappendysfunktion. Deswegen sind Bioprothesen bei Kindern und Jugendlichen bis zum Alter von 25 Jahren kontraindiziert. Gewöhnlich versagen die Bioklappen nicht plötzlich, so daß die Zweitoperation elektiv durchgeführt werden kann.

In den ersten 7 Jahren nach Klappenersatz halten sich Vor- und Nachteile von mechanischen und Bioklappenprothesen die Waage. Aus diesem Grunde ist die Wahl zwischen mechanischen und Bioprothesen bei vielen Patienten schwierig. Der Patient sollte in die Entscheidung miteinbezogen werden. Die Hauptaufgabe bei der Aufklärung besteht darin, zwischen dem Vorteil (lange Lebensdauer) und den Nachteilen (höheres Thrombembolierisiko, dauerhafte Antikoagulation) der mechanischen Klappen und dem Vorteil (geringes Thrombembolierisiko) und Nachteil (begrenzte Lebensdauer) von Bioprothesen abzuwägen.

Folgende Patienten kommen für eine Bioprothese in Betracht

- Patienten mit erhöhtem Blutungsrisiko bzw. die für eine Antikoagulanzien-Dauertherapie ungeeignet sind;
- Patienten jenseits des 65.–70. Lebensjahres, bei denen die Haltbarkeit der Klappenprothese eine geringere Rolle spielt als das Risiko einer Antikoagulanzien-Therapie;
- Patienten, bei denen ein Klappenersatz in Trikuspidalposition durchgeführt werden muß.

Folgende Patienten kommen für eine Bioprothese nicht in Betracht

- Kinder und Jugendliche bis zum 25. Lebensjahr;
- Patienten mit chronischer Niereninsuffizienz, die dialysepflichtig ist oder werden kann;
- Hyperkalzämie bei sekundärem Hyperparathyreoidismus.

Patienten mit chronischem Vorhofflimmern, vergrößertem linken Vorhof, einer Thrombembolie in der Vorgeschichte oder Thromben im linken Vorhof sind eher Kandidaten für eine mechanische Klappenprothese, da bei ihnen der Hauptvorteil einer Bioprothese – der Verzicht auf eine Antikoagulantien-Dauertherapie – nicht wirksam werden kann.

E. Perkutane Ballonvalvuloplastie

Tuffier berichtete 1913 erstmals von einer digitalen Sprengung einer verkalkten Aortenklappe, indem er die Wand der aszendierenden Aorta mit dem Finger in Richtung Aortenklappe einstülpte und auf diese Weise eine geschlossene Kommissurotomie durchführte. Wegen der hohen Restenosierungsrate, die in den folgenden Jahrzehnten nach geschlossener Kommissurotomie beobachtet wurde, wurde mit Ende der 50er Jahre die offene Kommissurotomie entwickelt, während der die Kalkplatten von der Aortenklappe entfernt werden konnten. Diese Methode wurde bald von der Valvulektomie mit prothetischem Klappenersatz abgelöst. Erst in den letzten 3–5 Jahren gewann durch Entwicklung von perkutanen Ballonkathetersystemen das Konzept der Kommissurotomie mit Erhalt der Klappen wieder an Bedeutung. Die Ballonvalvuloplastie wurde Anfang der 80er Jahre zuerst in der Pädiatrie zur Behandlung von Aortenisthmusstenosen und Pulmonalklappenstenosen eingesetzt. Auf

der Grundlage dieser Erfahrungen führten Cribier et al. 1986 die erste Valvuloplastie bei erwachsenen Patienten mit erworbener Aortenstenose durch.

1. Ballonvalvuloplastie der Aortenklappe

a) Technik

In die kontralaterale A. femoralis wird eine 6 French-Schleuse zur kontinuier-
lichen Druckkontrolle gelegt. Nach Einführen einer 12 F-Schleuse in die
A. femoralis nach Seldinger-Technik erhält der Patient einen intravenösen
Bolus von 5000 I.E. Heparin, anschließend jeweils 2000–3000 I.E. nach 30 min
für die Dauer der Prozedur. Die Aortenklappe wird nach der im Kapitel
Aortenstenose beschriebenen Technik retrograd passiert. Befindet sich der
Katheter im linken Ventrikel, werden zur Bestimmung der Klappenöffnungsfläche die Drücke und das Herzzeitvolumen gemessen. Über den Katheter
wird dann ein 260 cm langer, 0,038 inch dicker, relativ steifer Führungsdraht
mit J-förmiger Spitze in den linken Ventrikel eingeführt. Zur besseren Stabilisierung des Ballonkatheters werden entweder mehrere Schleifen dieses Drahtes
im linken Ventrikel gebildet oder die Drahtspitze retrograd in den linken
Vorhof vorgeführt. Meist wird für die erste Valvuloplastie ein 18–20 mm-Ballon verwendet (Abb. 83). Der Ballonkatheter wird in der deszendierenden
Aorta zunächst entlüftet und dann soweit vorgeschoben, bis die verkalkte
Aortenklappe zwischen den beiden röntgendichten Markierungen am Katheterende gelegen ist. Es folgen 1–3, ca. 10–60 s dauernde Balloninflationen mit
einer Mischung aus Kochsalz und Kontrastmittel (4:1). Nach Ballondeflation
wird der Katheter unter negativem Druck aus der Klappenebene herausgezo-
gen und gegen einen diagnostischen Katheter ausgetauscht. Die Messung von
Druck und Herzzeitvolumen wird dann wiederholt.

Ein neuartiger Ballon-Pigtail-Katheter bietet die Möglichkeit, über den
Katheter Kontrastmittel zu injizieren sowie den transvalvulären Druckgradienten zu bestimmen (Abb. 84). Seine arterielle Einführung ist über eine
9 F-Schleuse möglich.

Wurde auch mit dem größten Einzelballon kein befriedigendes Ergebnis
erzielt (Druckgradient über die Aortenklappe > 35 mm Hg bzw. Aortenklappenöffnungsfläche < 0,5 cm^2), sollte die Doppelballontechnik angewandt werden.

Die Summe beider Ballondurchmesser sollte etwa 12–13 mm über dem
Aortenklappenringdurchmesser liegen.

Über die kontralaterale Seite wird ein diagnostischer Katheter retrograd
über die Aortenklappe geführt und gegen einen zweiten 0,038 inch dicken
Führungsdraht ausgetauscht. Über die liegenden Drähte werden dann die
beiden Ballonkatheter (typischerweise 18+18 mm oder 18+20 mm oder
20+20 mm Durchmesser) simultan in die Aortenklappenebene gelegt und
entfaltet.

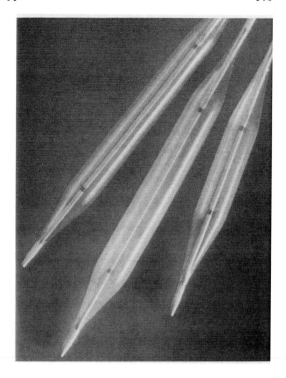

Abb. 83. Valvuloplastiekatheter
mit unterschiedlicher Ballongröße

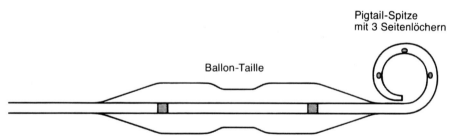

Abb. 84. Valvuloplastiekatheter mit Pigtail-Spitze für die Kontrastmittelinjektion

Alternativ kann bei Patienten mit arteriosklerotischen Veränderungen der Beckenarterien eine transseptale Ballonvalvuloplastie der Aortenklappe durchgeführt werden (Technik wie unter **Ballonvalvuloplastie der Mitralklappe**). Dieses Vorgehen ist mit einer etwa gleich großen Komplikationsrate wie das transfemorale Vorgehen verbunden.

b) Mechanismen der Ballonvalvuloplastie

Die 3 möglichen Mechanismen der Ballonvalvuloplastie sind eine Überdehnung des Klappenapparats, eine Ruptur der Kommissuren und eine Sprengung der Kalkauflagerungen. Die 2 letztgenannten Mechanismen sind wahrscheinlich die wirksamsten. In Abhängigkeit vom pathologischen Typ der Aortenstenose stehen entweder die Ruptur der verschmolzenen Kommissuren oder die Zertrümmerung von großen Kalkplatten in kleinere Fragmente im Vordergrund. Hierdurch werden die Klappen beweglicher. Die Klappensegel selbst werden durch die Valvuloplastie offensichtlich nicht geschädigt. Aus diesem Grund entsteht gewöhnlich nach Valvuloplastie keine Aorteninsuffizienz. In einigen Fällen nimmt das Ausmaß der Aorteninsuffizienz durch eine Verbesserung der Klappenschlußfähigkeit nach der Valvuloplastie sogar ab.

Die Dehnung des Klappenapparats durch Valvuloplastie scheint für den Behandlungserfolg von geringer Bedeutung zu sein, obwohl die Klappe z. B. mit einem 20 mm-Ballonkatheter auf eine Öffnungsfläche von 3,14 cm² gedehnt wird. Die bleibende Öffnungsfläche beträgt nämlich in diesem Fall nicht mehr als 1,2–1,6 cm². Dieser Schrumpfungsprozeß ist möglicherweise bei einigen Patienten für die Restenosierung der Aortenklappe verantwortlich.

Die Balloninflationszeiten von bis zu 60 s werden vom Patienten nur deswegen toleriert, weil im Zustand der Ballonentfaltung noch ein ausreichender Blutfluß aus dem Ventrikel in die Aorta vorhanden ist. Das Blut passiert die Winkel zwischen den Kommissuren.

c) Indikationen

Zur Zeit sind die Indikationen für die aortale Ballonvalvuloplastie im Erwachsenenalter noch nicht genau definiert. Mögliche Indikationen sind gegeben bei

– Patienten im hohen Lebensalter (80 Jahre und älter) aufgrund ihres deutlich höheren Operationsrisikos;
– Patienten, bei denen eine Klappenoperation mit einem nicht akzeptablen Risiko verbunden ist. Dies trifft z. B. auf Patienten mit ausgedehnter inoperabler koronarer Herzkrankheit oder schweren Begleiterkrankungen zu;
– Patienten mit schwerster hämodynamischer Beeinträchtigung; hier kann die Valvuloplastie als Brückenfunktion in Betracht gezogen werden, um den klinischen Zustand soweit zu stabilisieren, daß ein operativer Klappenersatz unter besseren Bedingungen durchgeführt werden kann.

d) Ergebnisse

Mit Hilfe der Valvuloplastie konnte der Druckgradient über die Klappe nach einer Untersuchungsserie von Cribier et al. von im Mittel 72 mm Hg auf 30 mm Hg unmittelbar nach dem Eingriff gesenkt werden (Abb. 85a, b). Die Klappenöffnungsfläche war im Mittel von 0,53 auf 0,93 cm² zu steigern. Bei 50–60% der Patienten kann die Aortenklappenöffnungsfläche auf über 1 cm² vergrößert werden, bei 25–30% auf Werte über 1,2 cm². Die meisten Patienten bessern sich noch während des stationären Aufenthaltes klinisch deutlich.

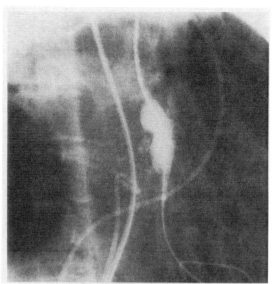

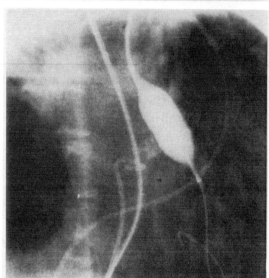

Abb. 85 a, b. Katheter-Valvuloplastie einer Aortenklappenstenose. **a** Kurz vor Klappensprengung. **b** Nach Klappensprengung

Die primäre Erfolgsrate scheint bei Patienten mit bikuspidal angelegter Aortenklappe geringer zu sein.

Im Gegensatz zu den guten Akutresultaten sind die Langzeitergebnisse nach Valvuloplastie der Aortenklappe eher enttäuschend. Im Vordergrund steht eine hohe Restenosierungsrate, die bei etwa 50% liegt. Im Gegensatz zu der angiographisch nachweisbaren Restenosierung bleibt die Verbesserung der klinischen Symptomatik bei vielen Patienten bestehen. Eine mögliche Erklä-

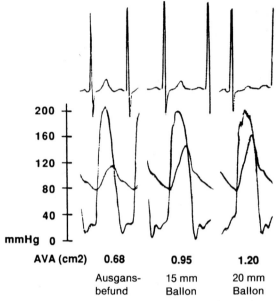

Abb. 86. Abnahme des Druckgradienten und Zunahme der Klappenöffnungsflächen (AVA) nach aortaler Valvuloplastie mit einem 15 mm bzw. 20 mm Ballon

rung für die Diskrepanz könnte die bei Verlaufsuntersuchungen beobachtete Verbesserung der linksventrikulären Funktion sein. Offensichtlich toleriert der erholte linke Ventrikel zumindest kurzfristig eine erneute Klappenstenosierung besser.

e) Komplikationen

– Gefäßläsionen im Bereich der A. femoralis kommen bei etwa 11% der Patienten vor. Es sind Pseudoaneurysmen, arteriovenöse Fisteln oder operationsbedürftige Hämatome beschrieben.
– Selten wurden eine massive Aorteninsuffizienz oder eine Aortenruptur beschrieben, die keinen Zusammenhang mit der Ballongröße ergaben.
– Periphere Embolien treten bei <2% der Patienten auf. Unklar ist, ob es sich hierbei um eine Kalkembolie oder um kleine Thromben handelt.
– Selten wurde eine Ventrikelperforation beschrieben, möglicherweise verursacht durch den Führungsdraht oder eine Fehlposition des Ballonkatheters.
– Irreversible Hypotonie hat bei wenigen Patienten zum Tode geführt. Vermutlich wurde sie durch ein linksventrikuläres Pumpversagen bei vorbestehender stark eingeschränkter Funktionsstörung und/oder ausgeprägter koronarer Herzkrankheit ausgelöst.
– Vorübergehende Hypotonie und Bradykardie werden insbesondere bei Anwendung der Doppelballontechnik häufiger beobachtet. Manche Untersucher verabreichen deswegen vor dem Eingriff Atropin.

– Vorübergehende ventrikuläre Rhythmusstörungen oder Leitungsstörungen werden während der Valvuloplastie oft beobachtet. Bei Patienten mit Leitungsstörungen im Ruhe-EKG empfiehlt sich die prophylaktische Anwendung eines temporären Schrittmachers.

2. Ballonvalvuloplastie der Mitralklappe

Die pathologische Veränderung, die für eine Mitralstenose verantwortlich ist, besteht in der Verschmelzung einer oder beider Kommissuren. Mit der Valvuloplastie wird diese Kommissurenfusion gesprengt.

a) Technik

Die Valvuloplastie wird meist transseptal durchgeführt. Die Punktion des Septums erfolgt, wie oben beschrieben nach der Brockenbrough-Methode. Ein Pigtail-Katheter wird in die linke Herzkammer eingeführt, um die Druckdifferenz über die Mitralklappe zu bestimmen. Es folgt die Messung des Herzzeitvolumens nach der Thermodilutions- oder Fick-Methode zur Berechnung der Klappenöffnungsfläche. Die Wahl der Ballongröße für die Valvuloplastie richtet sich nach der Größe des Mitralklappenringes, die mit Hilfe der zweidimensionalen Echokardiographie bestimmt wird. Mit einem 8 mm-Ballonkatheter wird zunächst das interatriale Septum dilatiert, um einen ausreichenden Zugang für den Valvuloplastie-Katheter zu schaffen. Als Valvuloplastie-Katheter stehen Einzel-, Doppel- oder Dreifachballonkatheter zur Verfügung. Besonders geeignet erscheint der neu entwickelte Inoue-Ballon (Abb. 87), der ein kleinerkalibriges distales und größerkalibriges proximales Ende besitzt. Das distale Ende hat eine höhere Compliance und wird demnach bei Balloninflation zuerst entfaltet. Bei größerer Druckanwendung entfaltet sich dann der proximale größerkalibrige Ballonabschnitt. Der Vorteil dieses Ballonkatheters ist, daß mit unterschiedlichen Ballongrößen valvuloplastiert werden kann, ohne den Katheter austauschen zu müssen.

Die Punktion des interatrialen Septums muß zur Überwindung der Mitralklappe, die manchmal Schwierigkeiten bereitet, relativ tief gelegen sein. Häufig gelingt die Positionierung des Ballonkatheters in der Klappenebene nur mit einem Führungsdraht. Dort erfolgt die Balloninflation, die etwa 10–60 s dauert (Abb. 88 a–c).

b) Indikationen

Im Gegensatz zur Aortenstenose ist die Kathetervalvuloplastie bei Mitralstenose eine Alternative zur chirurgischen Therapie geworden. Wegen der begrenzten Erfahrungen sollte die Indikation hierzu jedoch immer noch streng

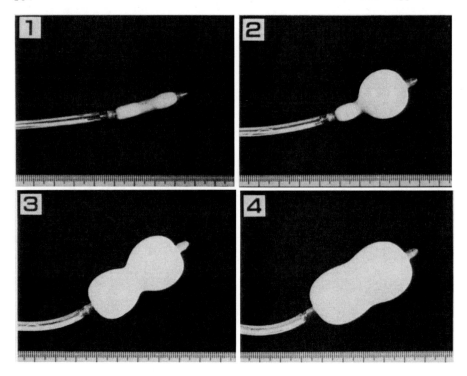

Abb. 87. Inoue-Valvuloplastiekatheter im nicht-entfalteten Zustand (1) und zunehmend entfaltetem Zustand (2, 3 und 4)

gestellt werden. Die Valvuloplastie der Mitralklappe ist insbesondere sinnvoll

– bei Patienten mit hohem Operationsrisiko bzw. bei Patienten, die einer Operation ablehnend gegenüberstehen;
– bei Frauen im gebärfähigen Alter, bei denen eine Klappenprothese während der Schwangerschaft bekanntlich Probleme aufwerfen kann.

c) Ergebnisse

Durch Valvuloplastie kann die Mitralklappenöffnungsfläche von initial 1 auf ca. 2 cm² vergrößert, entsprechend der Druckgradient über die Klappe nahezu halbiert werden. Besonders geeignet erscheinen Patienten mit einer nur geringen Einschränkung der Segelbeweglichkeit. Weder der Grad der Klappenverkalkung noch das Ausmaß der Verkürzung und Verdickung der Chordae tendineae scheint einen wesentlichen Einfluß auf das Ergebnis der Valvuloplastie zu haben. Bei sehr ausgeprägter subvalvulärer Stenosierung jedoch ist die operative Kommissurotomie der Valvuloplastie überlegen. Die Langzeitergebnisse nach Valvuloplastie der Mitralklappe sind sehr viel günstiger als die

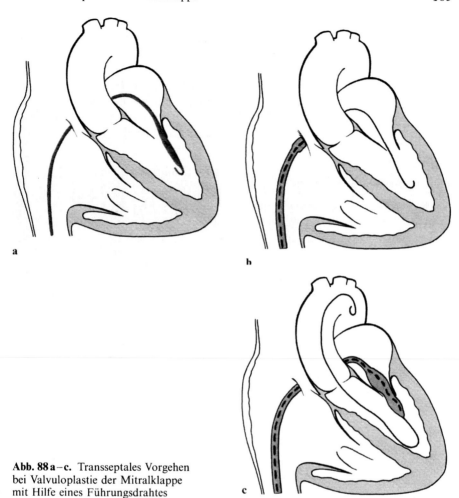

Abb. 88 a–c. Transseptales Vorgehen bei Valvuloplastie der Mitralklappe mit Hilfe eines Führungsdrahtes

Ergebnisse bei Aortenstenose. Die Restenosierungsrate über 3 Monate liegt bei etwa 20–30%, über 95% der Patienten weisen nach dieser Zeit aber noch eine deutliche Besserung ihrer klinischen Symptomatik auf.

d) Komplikationen

– Vorhofseptumdefekt; in seltenen Fällen entsteht durch die Prozedur ein hämodynamisch relevanter Vorhofseptumdefekt. Dieser entwickelt sich meist durch Fehlanwendung der Valvuloplastietechnik, wie z. B. bei nicht vollständiger Ballondeflation vor Rückzug des Katheters über die Vorhofscheidewand oder bei zu brüsker Handhabung des relativ steifen Führungsdrahtes, der im Septumbereich einen Sägeeffekt erzeugen kann.

– Zerebrale Embolien treten selten auf; prädisponiert hierfür sind Patienten mit Vorhofflimmern, einer Embolie in der Vorgeschichte sowie vergrößertem linken Vorhof. Vor Durchführung der Valvuloplastie sollte ein Vorhofthrombus ausgeschlossen werden. Da dies mit den verfügbaren Methoden nicht mit letztendlicher Sicherheit möglich ist, empfehlen einige Zentren eine orale Antikoagulation 4–6 Wochen vor und nach dem Eingriff.
– Die linksventrikuläre Perforation kann ähnlich wie bei der Aortenstenose durch Führungsdraht oder Katheter hervorgerufen werden und eine Herzbeuteltamponade zur Folge haben.

Kontraindikationen gegen die Mitralklappenvalvuloplastie sind

– der Nachweis eines linksatrialen Thrombus;
– hämodynamisch relevante Mitralklappeninsuffizienz (Grad II);
– relevante subvalvuläre Stenose.

VII. Kardiomyopathien

A. Hypertrophe Kardiomyopathie

Die hypertrophe Kardiomyopathie ist durch eine Myokardhypertrophie gekennzeichnet, die nicht auf eine erhöhte hämodynamische Belastung zurückzuführen ist. Die Erkrankung tritt familiär gehäuft auf und wird dann autoso-
mal dominant durch einen Fehler auf dem Chromosom 14 vererbt. Pathophy-
siologisch ist sie durch eine diastolische Funktionsstörung gekennzeichnet. Die
Hypertrophie kann sich homogen auf das ganze linksventrikuläre, zum Teil
auch das rechtsventrikuläre Myokard erstrecken oder lokalisiert auftreten. Im
letzteren Fall ist meist das interventrikuläre Septum betroffen. Bei diesen
Formen kann während der Systole eine dynamische Obstruktion des linksventrikulären Ausflußtraktes auftreten, die durch eine systolische Vorwärtsbewegung des Mitralsegels gegen das Septum hervorgerufen wird. Zwischen dem
Grad der systolischen Vorwärtsbewegung und der Ausflußtraktobstruktion
besteht eine enge zeitliche und quantitative Beziehung.

Zwei ungewöhnliche Formen der hypertrophen Kardiomyopathie sind
durch einen lokalisierten Befall der Herzspitze gekennzeichnet. Der 1. Typ
dieser apikalen Form führt zu einer vollständigen Obliteration des spitzennahen Cavums. Er ist mit tief negativen T-Wellen in den präkordialen Ableitungen des EKGs verbunden. Beim 2. Typ ist ein hypokontraktiles apikales Segment durch einen engen mittventrikulär gelegenen Tunnel von der subaortalen
Region des linksventrikulären Cavums getrennt. Hierbei kann ein interventri-
kulärer Druckgradient gefunden werden, die T-Wellen sind flach negativ konfiguriert.

Von der hypertrophen Kardiomyopathie muß die Myokardhypertrophie
von älteren Patienten mit Hypertonus differentialdiagnostisch abgegrenzt werden, die ebenfalls mit einer Ausflußtraktobstruktion des linken Ventrikels
einhergehen kann.

Im Vordergrund der klinischen Symptomatik bei hypertropher Kardiomyopathie stehen

– Dyspnoe (bei 90% der Patienten);
– Angina pectoris (bei ¼ der symptomatischen Patienten);
– Leistungsschwäche;
– Synkopen.

Bei etwa 90% aller Patienten mit hypertropher Kardiomyopathie fehlen jeg-
liche Symptome, und die Erkrankung wird zufällig oder im Rahmen der

Durchuntersuchung von symptomatisch erkrankten Familienmitgliedern entdeckt. Die Diagnose kann anhand der Klinik, des EKGs und vor allem der zweidimensionalen und eindimensionalen Echokardiographie gestellt werden.

Für die echokardiographische Diagnose wird eine Muskelhypertrophie von wenigstens 15 mm (enddiastolische Wanddicke) gefordert. Von einer asymmetrischen Septumhypertrophie wird gesprochen, wenn die Wanddicke des Septums die der posterioren Wand um das 1,3--1,5fache übersteigt. Typische echokardiographische Zeichen für eine Obstruktion des linksventrikulären Ausflußtrakts sind die systolische Vorwärtsbewegung des anterioren Mitralsegels und ein in der Frühsystole auftretender vorzeitiger Aortenklappenschluß.

1. Indikationen zur Herzkatheteruntersuchung

Die Indikation zur Links- und Rechtsherzkatheteruntersuchung ist gegeben, wenn

- bei symptomatischen Patienten mit obstruktiver hypertropher Kardiomyopathie eine Operation erwogen wird;
- Unsicherheit über den Schweregrad einer begleitenden Mitralinsuffizienz besteht;
- aufgrund nichtinvasiver Methoden die Diagnose nicht eindeutig gestellt werden kann;
- der Verdacht auf eine zusätzliche koronare Herzkrankheit besteht.

2. Technik

- Plazieren einer 8 F-Seldinger-Schleuse in die A. femoralis sowie in die V. femoralis;
- Plazieren eines Pigtail-Katheters in die Spitze des linken Ventrikels;
- Simultane Druckmessung über den Katheter und den Seitenarm der arteriellen Schleuse;
- Auslösen einer ventrikulären Extrasystole durch Katheterbewegungen gegen die Ventrikelwand unter kontinuierlicher Druckregistrierung;
- Rückzug des Pigtail-Katheters in den linksventrikulären Ausflußtrakt und dann in die Aorta unter kontinuierlicher Druckregistrierung;
- Plazieren eines Swan-Ganz-Katheters in die A. pulmonalis, Druckregistrierung bei Rückzug des Katheters in die rechtsventrikuläre Spitze und von dort in den rechten Vorhof.
- Durchführung einer Lävokardiographie in rechtsanteriorer und linksanteriorer Schrägprojektion;
- Durchführung einer Dextrokardiographie in antero-posteriorer und lateraler Projektion.

3. Befunde

a) Druckwerte

Der linksatriale (bzw. Pulmonalkapillar-)Mitteldruck ist erhöht, die a-Welle ist prominent und kann bis zu 20 mm Hg betragen. Bei der obstruktiven Form der hypertrophen Kardiomyopathie weist die linksventrikuläre Druckkurve im Ausflußtrakt eine charakteristische Doppelgipfligkeit auf. Bei simultaner Druckregistrierung besteht bei Obstruktion in Ruhe eine Druckdifferenz zwischen dem systolischen linksventrikulären Druck im Hochdruckteil und der Aorta.

Bei Obstruktion in Ruhe oder unter Provokation ist das sog. Brockenbrough-Phänomen nachweisbar (Abb. 89). Es besteht in einem Anstieg des Druckgradienten zwischen linksventrikulärem Hochdruckteil und Aorta während eines postextrasystolischen Schlages. Gleichzeitig nimmt der systolische Aortendruck gegenüber dem Druck während des normalen Sinusrhythmus leicht ab und die Pulsamplitude (Differenz zwischen systolischem und diastolischem Druck) bleibt in etwa konstant. Im Unterschied hierzu finden sich bei der valvulären Aortenstenose postextrasystolisch ein Anstieg des systolischen Ventrikel- und Aortendruckes sowie der Pulsamplitude.

Bei der nichtobstruktiven hypertrophen Kardiomyopathie kann manchmal durch systolische Einschnürung des Katheters ein intraventrikulärer Druckgradient artifiziell entstehen. Die Differenzierung gegenüber der obstruktiven Form gelingt durch die Analyse der postextrasystolischen Druckkurven. Liegt keine Obstruktion vor, wird die Pulsamplitude der Aortendruckkurve größer.

Ähnliche Phänomene wie im linken finden sich auch im rechten Ventrikel, wenn, was selten der Fall ist, eine Obstruktion des rechtsventrikulären Ausflußtrakts vorliegt.

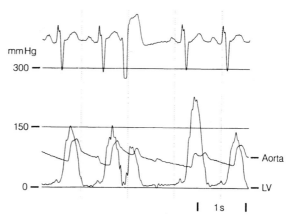

Abb. 89. EKG, linksventrikulärer und aortaler Druck bei hypertropher obstruktiver Kardiomyopathie. Darstellung der postextrasystolischen Zunahme des Druckgradienten durch Zunahme des linksventrikulären und Abnahme des aortalen Druckes (Brockenbrough-Phänomen)

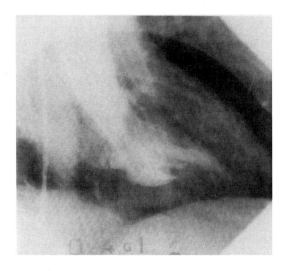

Abb. 90. Linksventrikuläres Angiogramm bei hypertropher obstruktiver Kardiomyopathie

b) Angiographische Befunde

Der linke Ventrikel ist deutlich hypertrophiert, das Cavum enddiastolisch normal groß oder klein, endsystolisch unter Umständen im Bereich der Spitze vollständig obliteriert. Der Hochdruckteil kann durch eine muskuläre Einengung systolisch vom subaortal gelegenen Niederdruckteil vollständig abgetrennt sein (Abb. 90). Im Falle einer Obstruktion kann in linksanteriorer Schrägprojektion die systolische Vorwärtsbewegung des anterioren Mitralsegels in Richtung des Septums als ringförmige Kontrastmittelaufhellung darstellbar sein. Ferner findet man bei dieser Form der hypertrophen Kardiomyopathie regelhaft eine unterschiedlich ausgeprägte Mitralinsuffizienz.

Die Obstruktion der rechtsventrikulären Ausflußbahn stellt sich in linkslateraler und anteroposteriorer Projektion dar.

4. Therapeutische Konsequenzen

Jährlich versterben 2–4% der Erwachsenen und 4–5% von Kindern und Jugendlichen, die an einer hypertrophen Kardiomyopathie erkrankt sind, an einem plötzlichen Herztod. Daneben besteht ein erhöhtes Endokarditisrisiko mit Befall der Aorten- oder Mitralklappe oder der septalen Region, an die das vordere Mitralsegel anschlägt. Während das Risiko einer Endokarditis durch Antibiotikaprophylaxe reduziert werden kann, besteht Unklarheit darüber, ob die Rate an plötzlichen Herztoden durch eine antiarrhythmische Behandlung gefährdeter Patienten gesenkt werden kann. Im Kindes- und Jugendalter spontan auftretende Rhythmusstörungen scheinen in keiner Beziehung zum Risiko des plötzlichen Herztodes zu stehen, der typischerweise unter körperlicher Belastung auftritt. Im Erwachsenenalter sind dagegen im 48 h-Langzeit-EKG zu erfassende ventrikuläre Tachykardien Hinweis für ein erhöhtes Risiko. Möglicherweise profitieren diese Patienten von einer Dauertherapie mit Amiodaron.

Andere Therapiemaßnahmen haben nur symptomatischen Charakter. Bei Dyspnoe oder Angina pectoris ist die Gabe von Betarezeptorenblockern oder Kalziumantagonisten vom Verapamil-Typ und möglicherweise auch von Disopyramid indiziert. Ist mit einer hochdosierten, konservativen medikamentösen Therapie keine Besserung zu erzielen, kann im Falle einer relevanten Obstruktion (intraventrikulärer Ruhegradient ≥ 50 mm Hg) eine Myotomie/Myektomie angestrebt werden.

Voraussetzung hierfür ist, daß die Septumhypertrophie in etwa der Mitte des Septums über eine Distanz von etwa 4 cm apikalwärts lokalisiert ist, was echokardiographisch nachgewiesen werden kann. Weiter lateral oder apikal gelegene Hypertrophieformen sind für eine Myotomie/Myektomie ungeeignet. In diesen Fällen kann bei Vorliegen einer schweren Mitralinsuffizienz ein Mitralklappenersatz durchgeführt werden, mit dem unter Entfernung der Papillarmuskeln das Cavum vergrößert wird und die systolische Vorwärtsbewegung des vorderen Mitralsegels unterbunden wird.

Die operative Therapie ist geeignet, die linksventrikuläre Obstruktion zu beseitigen oder zu mildern und die Belastbarkeit der Patienten zu verbessern. Erste Langzeitresultate nichtkontrollierter Studien lassen vermuten, daß die Myotomie/Myektomie auf die Prognose der Patienten mit obstruktiver hypertropher Kardiomyopathie keinen Einfluß hat. Langzeitresultate über den Mitralklappenersatz sind ähnlich zu beurteilen.

B. Dilatative Kardiomyopathie

Die dilatative Kardiomyopathie ist eine Herzmuskelerkrankung, die weder auf eine ischämische, noch auf eine hypertensive, kongenitale, valvuläre oder perikardiale Erkrankung zurückzuführen ist. Sie ist charakterisiert durch eine Vergrößerung des Herzens und eine systolische Kontraktionsstörung des linken, unter Umständen auch des rechten Ventrikels, die über Monate bis Jahre asymptomatisch verlaufen kann. Im fortgeschrittenen Stadium der Erkrankung treten Symptome der Linksherzinsuffizienz, im Spätstadium auch die der Rechtsherzinsuffizienz auf, wie Leistungsschwäche, Luftnot, Abgeschlagenheit oder linksthorakale Beschwerden. Bei anderen Patienten stellen sich Zeichen der Herzinsuffizienz im Anschluß an einen Viruseffekt ein, bei wieder anderen folgt einer akuten kardialen Dekompensation eine Phase mit relativer Symptomarmut. Das Hauptmanifestationsalter der Erkrankung liegt um das 50. Lebensjahr, Männer sind häufiger als Frauen betroffen.

Nichtinvasive Untersuchungsmethoden geben wichtige Hinweise auf das Vorliegen einer dilatativen Kardiomyopathie. Hierzu gehören der Röntgen-Thorax-Befund, das EKG und vor allem die Echokardiographie. Die Thallium-201-Untersuchung ist dagegen für die Unterscheidung zwischen dilatativer Kardiomyopathie und koronarer Herzerkrankung nur von begrenztem Wert.

1. Indikationen zur Herzkatheteruntersuchung

Die Indikation zur *Linksherzkatheteruntersuchung* mit Koronarangiographie ist nach unserer Einschätzung bei allen Patienten mit einer Linksherzinsuffizienz ungeklärter Ursache gegeben. Ausnahmen bilden Patienten in extrem schlechtem Allgemeinzustand, bei denen das Risiko der Herzkatheteruntersuchung unvertretbar hoch wäre, oder bei Patienten mit schweren, die Prognose limitierenden Begleiterkrankungen.

Die Indikation zur *Endomyokardbiopsie* ist gegeben

- bei einer Herzinsuffizienz, deren Beginn weniger als 6 Monate zurückliegt, insbesondere wenn sie nach einer fieberhaften Erkrankung aufgetreten ist;
- bei Hinweisen auf eine infiltrative Kardiomyopathie (Amyloidose, Hämochromatose, Sarkoidose usw.);
- wenn die Unterscheidung zwischen restriktiver und dilatativer Kardiomyopathie mit anderen Untersuchungsverfahren nicht gelingt.

2. Technik

Der invasiven Untersuchung sollte eine Echokardiographie zur Abklärung der Frage vorausgeschickt werden, ob flottierende linksventrikuläre Thromben die Durchführung einer Lävokardiographie verbieten.

Nach Plazieren einer Seldinger-Schleuse in der A. und V. femoralis werden zunächst die Druckwerte mittels Swan-Ganz-Katheter im pulmonalen Kapillarbereich, in der Pulmonalarterie, dem rechten Ventrikel und dem rechten Vorhof registriert sowie das Herzzeitvolumen in Ruhe bestimmt.

Es folgt die Durchführung der Koronarangiographie nach der üblichen Technik.

Für die Lävokardiographie sollte wegen der eingeschränkten Ventrikelfunktion ein nichtionisches Kontrastmittel verwendet werden. Das Risiko einer Herzkatheteruntersuchung ist bei Patienten mit dilatativer Kardiomyopathie erhöht und steigt mit der Dauer der Untersuchung an. Aus diesem Grunde sollte die Prozedur nur von erfahrenen Untersuchern vorgenommen werden, die Untersuchungszeit muß möglichst kurz und die Kontrastmittelmenge gering gehalten werden. Gelingt es auch nach Gabe von Nitroglyzerin nicht, den enddiastolischen Druck im linken Ventrikel auf Werte unter 30 mm Hg zu senken, sollte auf die Durchführung einer Lävokardiographie verzichtet werden.

3. Befunde

Der enddiastolische Druck im linken Ventrikel, der linksatriale Druck, der pulmonale Kapillardruck und in fortgeschrittenen Fällen die Füllungsdrücke des rechten Ventrikels sind erhöht. Gewöhnlich findet sich auch eine mäßige Erhöhung des pulmonalarteriellen Druckes.

In der Lävokardiographie zeigt sich typischerweise ein enddiastolisch und endsystolisch vergrößerter linker Ventrikel, der meist diffus kontraktionseingeschränkt ist. Regionale Wandbewegungsstörungen sind aber auch bei dilatativer Kardiomyopathie keine Seltenheit. Manchmal stellt sich in der Spitze des linken Ventrikels ein Thrombus als Kontrastmittelaussparung dar. Häufig besteht eine geringe Mitralinsuffizienz vom Dilatationstyp.

Die Koronararterien weisen keine hämodynamisch relevanten Stenosierungen auf und sind nicht selten kräftig angelegt.

4. Therapeutische Konsequenzen

Die Therapie besteht in einer medikamentösen Dauerbehandlung mit Vasodilatatoren, Digitalis und Diuretika. Bei eingeschränkter linksventrikulärer Funktion und Vorhofflimmern ist eine orale Antikoagulation indiziert. Bei Versagen der konservativen Therapie kann bei hochsymptomatischen Patienten eine Herztransplantation durchgeführt werden, mit der die Einjahresüberlebensrate von ungefähr 5 auf 80% und die Dreijahresüberlebensrate auf 70% verbessert werden kann.

C. Restriktive Kardiomyopathie

Unter allen Kardiomyopathien ist die restriktive Form am seltensten anzutreffen. Sie ist durch eine abnorme diastolische bei häufig ungestörter systolischer Funktion charakterisiert und weist somit viele funktionelle Ähnlichkeiten mit der konstriktiven Perikarditis auf. Die Differentialdiagnose zwischen diesen beiden Erkrankungen ist jedoch aufgrund der chirurgischen Interventionsmöglichkeiten bei konstriktiver Perikarditis von großer Wichtigkeit.

Ursachen einer restriktiven Kardiomyopathie können eine Myokardfibrose, eine Hypertrophie oder eine Infiltration sein, wie sie etwa bei Amyloidose, Hämochromatose, Glykogenspeicherkrankheiten vorkommen.

Klinisch stehen die eingeschränkte Belastungstoleranz mit Dyspnoe und Schwächegefühl sowie im fortgeschrittenen Stadium periphere Ödembildung, Lebervergrößerung und Aszites im Vordergrund.

Zur differentialdiagnostischen Abgrenzung gegenüber der konstriktiven Perikarditis tragen Echokardiographie und Röntgen-Thoraxuntersuchungen bei. Echokardiographisch erzeugen Speicherkrankheiten, wie etwa die Amyloidose, ein charakteristisches Echomuster der verdickten Ventrikelwände. Radiologisch spricht eine Verkalkung des Herzbeutels für eine konstriktive Perikarditis. An weiteren nichtinvasiven Untersuchungsverfahren zur Differentialdiagnose dieser beiden Erkrankungen sind die Computertomographie und die Kernspintomographie hilfreich, mit denen zwischen perikardialer und endomyokardialer Verdickung unterschieden werden kann.

1. Indikationen

Bei allen Patienten mit Verdacht auf restriktive Kardiomyopathie ist die Indikation für eine Herzkatheteruntersuchung gegeben, um

– anhand der invasiv erhobenen Befunde zwischen Konstriktion und Restriktion zu differenzieren;
– das Ausmaß der diastolischen Funktionsstörung zu objektivieren.

Eine Endomyokardbiopsie aus dem rechten oder linken Ventrikel ist indiziert, wenn

– aufgrund der Herzkatheteruntersuchung und der nichtinvasiven Untersuchungsverfahren eine Differenzierung in konstriktive Perikarditis und restriktive Kardiomyopathie nicht gelingt;
– der Verdacht auf eine Myokardspeicherkrankheit besteht.

2. Technik

– Plazierung einer arteriellen und venösen Schleuse in die Femoralgefäße nach Seldinger-Technik.
– Messung der Druckwerte im pulmonalen Kapillarbereich, in der Pulmonalarterie, im rechten Ventrikel, im rechten Vorhof sowie im linken Ventrikel.
– Simultane Registrierung der Druckwerte im rechten und linken Ventrikel in Ruhe und unter Volumenbelastung.
– Dextrokardiographie in a.p.- und lateraler Projektion, Lävokardiographie in rechtsanteriorer und linksanteriorer Schrägprojektion.

3. Befunde

a) Druckwerte

Die Vorhofdruckkurve ist typischerweise m-förmig konfiguriert, die a-Welle häufig genauso hoch wie die v-Welle.

Im rechten sowie im linken Ventrikel findet sich ein rascher frühdiastolischer Druckabfall (Dip), der von einem diastolischen Plateu gefolgt wird. Dieses Phänomen wird als *square root*-Zeichen bezeichnet (Abb. 91).

Zur hämodynamischen Differentialdiagnose zwischen restriktiver Kardiomyopathie und konstriktiver Perikarditis tragen die in Tabelle 11 aufgeführten hämodynamischen Befunde, deren Sensitivität allerdings nicht sehr groß ist, bei:

– Im Gegensatz zur konstriktiven Perikarditis, bei der ein diastolischer Druckangleich in allen 4 Herzhöhlen zu registrieren ist, kann der enddiastolische Druck im linken Ventrikel denjenigen des rechten um mehr als 5 mm Hg übersteigen; diese Druckdifferenz wird durch Volumenzufuhr oder körperliche Belastung weiter hervorgehoben.

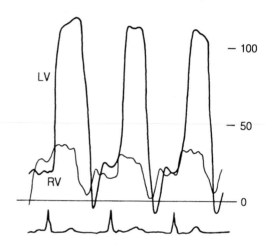

Abb. 91. Links- (LV) und rechtsventrikulärer (RV) Druck bei restriktiver Kardiomyopathie

Tabelle 11. Differentialdiagnose nach hämodynamischen Kriterien

	Restriktive Kardiomyopathie	Konstriktive Perikarditis
Enddiastolischer Druck	im linken Ventrikel kann den des rechten um mehr als 5 mmHg übersteigen; Druckdifferenz wird durch Volumenzufuhr oder körperliche Belastung größer	in allen 4 Herzhöhlen gleich
Systolischer Pulmonalarteriendruck	häufig über 45 mmHg	häufig unter 45 mmHg
Diastolisches Plateau	im rechten Ventrikel häufig geringer als ein Drittel des systolischen Druckes; kann ascendiered verlaufen	im rechten Ventrikel häufig höher als ein Drittel des systolischen Druckes; verläuft horizontal

– Der systolische Pulmonalarteriendruck ist bei restriktiver Kardiomyopathie häufig höher als 45 mm Hg, ein Druckwert, der bei konstriktiver Perikarditis meist nicht erreicht wird.
– Das Plateau des rechtsventrikulären diastolischen Druckes ist bei restriktiver Kardiomyopathie häufig geringer als ein Drittel des maximalen systolischen Druckes, bei konstriktiver Perikarditis meist höher.
– Das diastolische Plateau in beiden Ventrikeln kann bei restriktiver Kardiomyopathie leicht aszendierend verlaufen, bei konstriktiver Perikarditis verläuft es streng horizontal.

b) Angiographische Befunde

Beide Ventrikel sind enddiastolisch normal groß oder leicht verkleinert, die
systolische Funktion kann gering oder mäßig eingeschränkt sein. Häufig sind
eine Trikuspidal- und eine Mitralinsuffizienz, unter Umständen auch intraka-
vitäre Thromben nachweisbar. Angiographisch fällt ferner die frühdiasto-
lische schnelle Füllungsphase auf, die abrupt beendet wird.

4. Therapeutisches Vorgehen

Besteht eine klinisch relevante Störung der diastolischen Ventrikelfunktion
und gelingt die Differenzierung in konstriktive Perikarditis und restriktive
Kardiomyopathie mit Hilfe der oben erwähnten Untersuchungsverfahren
nicht, ist eine Probethorakotomie indiziert.

Im Falle einer Endomyokardfibrose kann in Einzelfällen eine Exzision des
fibrotischen Endokards mit Ersatz der Mitral- und Trikuspidalklappe zu einer
deutlichen symptomatischen Verbesserung der Patienten führen.

Bei anderen Patienten mit relevanter Mitralinsuffizienz kann ein Klappenersatz allein die Symptomatik schon wesentlich verbessern.

Im übrigen bleibt nur die medikamentöse symptomatische Therapie, je
nach zugrunde liegender Erkrankung sind aber auch spezifische konservative
Therapiemaßnahmen möglich.

D. Endomyokardbiopsie

Seit Einführung der transvaskulären Endomyokardbiopsie im Jahre 1962 besteht die Möglichkeit, mit geringem Risiko multiple Endomyokardstücke zur
histologischen, biochemischen, histochemischen und immunologischen Untersuchung zu gewinnen. Die Biopsie kann transvenös über die V. jugularis interna oder die V. femoralis oder transarteriell über die A. femoralis durchgeführt werden.

1. Indikationen

Die Indikation zu einer Endomyokardbiopsie ist gegeben

- wenn zwischen restriktiver Kardiomyopathie und konstriktiver Perikarditis mit anderen Untersuchungsverfahren nicht unterschieden werden kann;
- bei Verdacht auf Myokarditis;
- zur Früherkennung von kardiotoxischen Schäden bestimmter Substanzen (z. B. Adriamycin);
- zur Abklärung kardialer Tumoren;
- zur Abklärung einer kardialen Beteiligung bei Systemerkrankungen;
- zur Erkennung von Abstoßungsreaktionen nach Herztransplantationen.

2. Technik

Die transvaskuläre Endomyokardbiopsie wird gewöhnlich im Herzkatheterlabor unter kontinuierlicher EKG-Kontrolle und Durchleuchtung durchgeführt.

a) Endomyokardbiopsie über die V. jugularis interna

Die Punktion wird in Kopftieflage nach der Seldinger-Technik (wie oben beschrieben) durchgeführt. Der Führungsdraht wird bis in den rechten Vorhof vorgeführt; seine Position sollte durch eine kurze Durchleuchtung überprüft werden. Über den Draht wird eine 9 F-Schleuse eingeführt, die danach sorgfältig gespült wird. Das Bioptom wird dann auf seine Funktionstüchtigkeit überprüft. Die Biegung des Biopsiekopfes sollte mit einer Markierung oder dem Handgriff in einer Ebene liegen. Durch kräftigen Schluß der Biopsiezange kann das Bioptom gestreckt werden (Abb. 92). Ist die Funktionsfähigkeit des Instrumentes überprüft, wird das Bioptom mit geschlossener Zange über die Schleuse derart in den rechten Vorhof eingeführt, daß seine Spitze zur lateralen

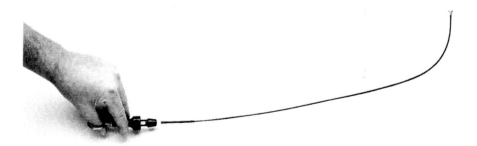

Abb. 92. Bioptom für die Endomyokardbiopsie über die V. jugularis interna im geöffneten und im geschlossenen, gestreckten Zusand (s. Insert)

Vorhofwand zeigt. In dieser Position wird das Instrument gegen den Uhrzeigersinn gedreht und vorsichtig über die Trikuspidalklappe hinweggeführt. Die Klappe muß ohne großen Widerstand passierbar sein. Nach Überwinden der Trikuspidalklappe wird das Bioptom unter weiterer leichter Drehung gegen den Uhrzeigersinn auf das interventrikuläre Septum vorgeführt. In dieser Position erscheint die Spitze des Instrumentes in anteroposteriorer Durchleuchtung jenseits der Wirbelsäule und unterhalb der linken Zwerchfellkuppel. In lateraler Durchleuchtungsposition zeigt die Spitze vom Untersucher weg. Mit Berühren des Septums wird die Herzbewegung spürbar, und es treten oft ventrikuläre Extrasystolen auf. Das Bioptom wird aus dieser Position heraus 1–2 cm zurückgezogen, die Zange geöffnet und erneut gegen das Septum vorgeführt. Der Zangenschluß wird mit leichtem Druck an das Septum durchgeführt und das Bioptom unter kräftigem Zangenschluß vorsichtig zurückgezogen, wobei ein leichter Widerstand zu überwinden ist. Unter leichter Drehung im Uhrzeigersinn wird das Instrument über die Schleuse zurückgezogen und das gewonnene Bioptat unter Verwendung einer sterilen Nadel vorsichtig, ohne das Gewebe zu traumatisieren, in 10%iges Formaldehyd oder 2,5%iges Glutaraldehyd gebracht oder in Flüssigstickstoff sofort tiefgefroren.

In der oben beschriebenen Art und Weise werden 4–5 Biopsiestücke gewonnen.

Im Anschluß an die Probeentnahme führen wir eine echokardiographische Kontrolluntersuchung zum Ausschluß eines Perikardergusses sowie etwa eine Stunde nach dem Eingriff eine Röntgen-Thoraxuntersuchung in Exspiration zum Ausschluß eines Pneumothorax durch. Bei negativem Befund beider Untersuchungen kann der Patient die Klinik verlassen.

b) Biopsie über die V. femoralis

Bei Biopsie über die rechte V. femoralis wird die Vene nach Seldinger-Technik punktiert und eine 9 F-Schleuse plaziert. Über diese Schleuse wird eine 90 cm lange 8 F-Schleuse mit Hilfe eines Führungsdrahtes und eines Judkins-Katheters für die rechte Kranzarterie in den rechten Ventrikel vorgeführt. Unter biplaner Durchleuchtung wird die Schleusenspitze an das spitzennahe interventrikuläre Septum gelegt, Draht und Katheter entfernt und die Schleuse sorgfältig entlüftet und mit heparinisierter Kochsalzlösung gespült. Danach wird ein 98 cm langes Bioptom (Abb. 93) eingeführt und unter biplaner Durchleuchtung die Biopsiestücke, wie oben erwähnt, aus dem Septum entnommen.

Die Nachbetreuung der Patienten geschieht in der gleichen Art wie bei der Punktion über die V. jugularis interna.

c) Biopsie über die A. femoralis

Für die linksventrikuläre Biopsie wird die rechte A. femoralis nach Seldinger-Technik punktiert und eine 9 F-Schleuse plaziert. Hierüber wird die 90 cm

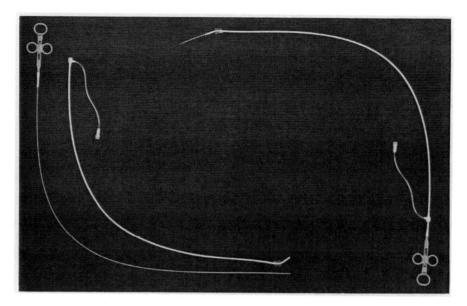

Abb. 93. Bioptom mit zugehöriger Schleuse für die Endomyokardbiopsie über die V. femoralis

lange Schleuse zusammen mit einem Draht und einem Pigtail-Katheter in die linke Herzkammer eingeführt. Nach Entfernen von Pigtail-Katheter und Draht werden 5000 I.E. Heparin nach vorheriger sorgfältiger Entlüftung über die Schleuse appliziert. Danach wird das Bioptom eingeführt und aus dem Bereich der spitzennahen linksventrikulären Hinter- und Seitenwand Biopsiestücke, wie oben beschrieben, gewonnen.

Im Anschluß an den Eingriff wird eine echokardiographische und eine Röntgen-Thoraxkontrolluntersuchung durchgeführt.

3. Komplikationen

Die Komplikationsrate der transvenösen Endomyokardbiopsie liegt bei 1–3%. Lebensbedrohliche Komplikationen treten wesentlich seltener auf. Die häufigsten Komplikationen sind:

– Perikardtamponade; kleinere Perikardergüsse sind bei rechtsventrikulärer Endomyokardbiopsie nicht selten zu beobachten (Abb. 94). Sie treten unmittelbar nach dem Eingriff auf und nehmen in ihrer Größe in den nächsten 2–3 Tagen rasch ab. Bei größeren Läsionen kann eine Perikardtamponade auftreten. Klinisch äußert sich diese Komplikation meist in einem heftigen Thoraxschmerz, einer vagalen Reaktion mit Frequenz- und Blutdruckabfall mit den anschließend sich manifestierenden Zeichen einer Herzbeuteltamponade. In diesem Fall sollte eine rasche echokardiographische Kontrolle sowie eine Druckmessung über den Swan-Ganz-Katheter

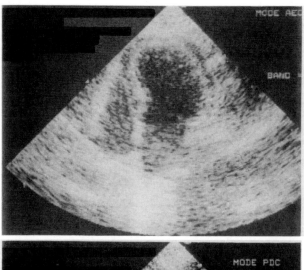

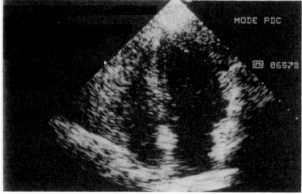

Abb. 94. Zweidimensionales Echokardiogramm eines Patienten mit kleinem Perikarderguß nach Myokardbiopsie (oben); bei Kontrolle ist der Erguß vollständig zurückgebildet

erfolgen. Bei hämodynamischer Instabilität ist eine Perikardpunktion indiziert, bei raschem Verlauf und schlechten Kreislaufverhältnissen wird eine operative Versorgung notwendig;
- Hämopneumothorax;
- Luftembolie;
- Schenkelblock.

4. Befunde

Spezifische pathologische Befunde, wie sie mit der Endomyokardbiopsie erhoben werden können, sind:

- Abstoßungsreaktion nach Herztransplantation;
- Myokarditis (Abb. 95);

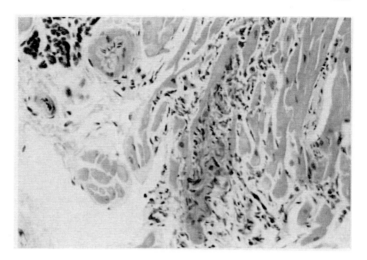

Abb. 95. Biopsiebefund einer akuten Myokarditis

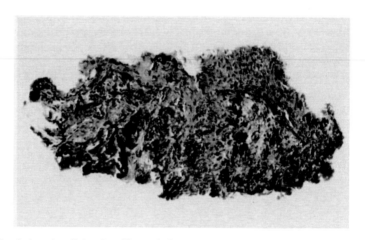

Abb. 96. Biopsiebefund einer kardialen Beteiligung bei Hypereosinophilie-Syndrom

- Riesenzellmyokarditis[1];
- Adriamycinkardiomyopathie[1];
- kardiale Amyloidose;
- kardiale Sarkoidose;
- kardiale Hämochromatose[1];
- Endokardfibrose;
- endokardiale Fibroelastose;
- Karzinoid-Syndrom;
- Bestrahlungsfolge;
- Glykogenspeicherkrankheiten;
- hypereosinophiles Syndrom[1] (Abb. 96);
- Toxoplasmose[1];
- Chagas-Kardiomyopathie.

Bei den mit 1 gekennzeichneten Befunden ist eine gesicherte Therapie möglich.

VIII. Angeborene Vitien des Erwachsenenalters

A. Vorhofseptumdefekt

Der Vorhofseptumdefekt kann in 3 anatomische Typen unterteilt werden (Abb. 97). Der häufigste ist der Ostium secundum-Defekt, der 70% aller Vorhofseptumdefekte ausmacht. Er ist in der Region der Fossa ovalis lokalisiert und kommt bei Frauen 3mal häufiger vor als bei Männern. In Kombination mit einer rheumatischen Mitralstenose wird von einem Lutembacher-Syndrom gesprochen.

Der Vorhofseptumdefekt vom Sinus venosus-Typ kommt in 15% aller Fälle vor. Er ist nahe der Einmündungsstelle der V. cava superior gelegen und kann mit einer oder mehreren fehleinmündenden Lungenvenen kombiniert sein, die typischerweise aus dem rechten Oberlappen oder anderen Anteilen der rechten Lunge entspringen.

Der Ostium primum-Defekt hat ebenfalls einen Anteil von 15%. Er liegt im unteren Abschnitt des Vorhofseptums und ist häufig mit einer Spaltbildung des vorderen Mitralsegels oder einer abnormen Insertion von rudimentären

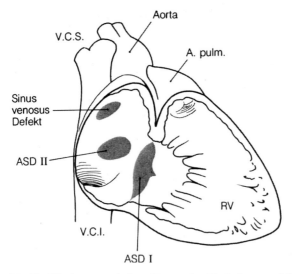

Abb. 97. Die 3 anatomischen Typen des Vorhofseptumdefektes; VCS = V. cava superior; VCT = V. cava inferior, ASD = Vorhofseptumdefekt, RV = rechter Ventrikel, A. pulm. = A. pulmonalis

Chordae tendineae am Oberrand des Ventrikelseptums verbunden. Selten ist auch das septale Segel der Trikuspidalklappe gespalten. Häufig ist der linksanteriore Faszikel des Reizleitungssystems nur hypoplastisch angelegt, weswegen sich im EKG ein überdrehter Linkstyp findet.

1. Indikationen zur Herzkatheteruntersuchung

Die Diagnose eines Vorhofseptumdefekts kann meist aufgrund der typischen Klinik, der echokardiographischen und dopplersonographischen Befunde gestellt werden. Die präoperative Kenntnis über ein zusätzliches Vorliegen von fehleinmündenden Lungenvenen hat seit dem routinemäßigen Einsatz der Herz-Lungen-Maschine an Bedeutung verloren. Die Indikation zur Herzkatheteruntersuchung ist deswegen nur noch gegeben bei Patienten mit

- Verdacht auf Vorhofseptumdefekt und atypischen klinischen Befunden;
- Zeichen einer schweren pulmonalen Hypertonie;
- Zyanose;
- Rechtsherzinsuffizienz;
- anderen Fehlbildungen.

2. Technik

Die Katheteruntersuchung wird mit einem Swan-Ganz-Ballonkatheter über die rechte V. femoralis durchgeführt. Gewöhnlich kann mit ihm, manchmal unter Verwendung eines Führungsdrahtes, über den Defekt der linke Vorhof direkt sondiert werden. Gelingt die Sondierung des Vorhofseptumdefekts nicht, besteht der Verdacht auf einen Sinus venosus-Defekt. Dieser ist häufig mit fehleinmündenden Lungenvenen kombiniert. Deswegen sollte die rechte Seitenwand der V. cava superior, an der diese Gefäße einmünden, mit dem Katheter abgetastet werden. Zur Identifikation dieser Venen helfen eine O_2-Sättigungsbestimmung sowie vorsichtige Handinjektionen von Kontrastmittel weiter.

Für die Shuntbestimmung und -lokalisation wird die O_2-Sättigung an folgenden Orten gemessen: Pulmonalvene, linker Vorhof, unterer, mittlerer und oberer rechter Vorhof, vorhofnahe V. cava superior, V. cava superior unmittelbar vor Einmündung der V. brachiocephalica, V. cava inferior unterhalb der Einmündung der Lebervenen, rechter Ventrikel, Pulmonalarterie.

Es folgt die Druckregistrierung im linken und rechten Vorhof, im rechten Ventrikel, in der Pulmonalarterie sowie im pulmonalen Kapillarbereich.

Verbleiben nach den vorausgegangenen Untersuchungen noch Zweifel an der Diagnose, kann mit Hilfe einer Pulmonalis-Durchlaufangiographie in linksanteriorer Schrägprojektion und gering kranialer Angulation der linke Vorhof mit Kontrastmittel gefüllt und das orthograd getroffene Vorhofseptum dargestellt werden.

Bei Ostium primum-Defekt wird zusätzlich eine Lävokardiographie in anterioposteriorer Projektion durchgeführt, in der die typische Gänsehalsdeformität des linksventrikulären Ausflußtraktes sowie die durch die Spaltbildung des anterioren Mitralsegels bedingte Mitralinsuffizienz dargestellt werden können.

3. Befunde

a) O₂-Sättigung

Abhängig von der Größe des Links-Rechts-Shunts ist auf Vorhofebene ein O_2-Sättigungssprung von 10–25% nachweisbar. Liegt die Sauerstoffsättigung in der V. cava superior über 80%, besteht der Verdacht auf eine fehleinmündende Lungenvene. Da sehr ängstliche Patienten mit hohem Herzzeitvolumen ähnliche Befunde aufweisen können, sollte in diesen Fällen eine Sättigungskontrolle in der rechten V. jugularis oder der rechten V. subclavia durchgeführt werden. Im Falle einer fehleinmündenden Lungenvene finden sich hier niedrigere O_2-Sättigungswerte. Manchmal ist zwischen rechtem Vorhof und rechtem Ventrikel ein weiterer kleinerer Sättigungssprung nachzuweisen, der durch eine direkte Strömung von arteriellem Shuntblut über die Trikuspidalklappe in den rechten Ventrikel zustande kommt. Zeigt die Sauerstoffsättigung im rechten Ventrikel und in der Pulmonalarterie Werte um 90–92%, ist der Nachweis eines zusätzlichen Shunts jenseits der Vorhofebene anhand der O_2-Sättigungsanalyse nicht mehr möglich.

Bei Patienten mit Sinus venosus-Defekt können auch kleinere Rechts-Links-Shunts ohne Druckerhöhung im kleinen Kreislauf nachweisbar sein, was durch einen venösen Bluteinstrom aus der V. cava superior direkt in den linken Vorhof zustandekommt.

b) Druckwerte

Typischerweise findet sich im rechten Vorhof ein dem linken Vorhof angeglichener Druckverlauf der Kurve mit prominenter v-Welle. Eine zwischen linkem und rechtem Vorhof nachweisbare Druckdifferenz von mehr als 5 mm Hg spricht gegen das Vorliegen eines großen Vorhofseptumdefekts. Der Pulmonalarteriendruck kann aufgrund des hohen pulmonalen Blutflusses auch in Gegenwart eines normalen pulmonalen Gefäßwiderstands erhöht sein. Selten überschreitet er dann jedoch systolische Druckwerte im rechten Ventrikel von mehr als 50 mm Hg. Über die Pulmonalklappe kann ebenfalls aufgrund des hohen Blutflusses ein systolischer Druckgradient von bis zu 20 mm Hg registriert werden, ohne daß die Pulmonalklappe stenosiert ist.

Aus der direkten Sondierung des linken Vorhofes allein darf nicht auf einen Vorhofseptumdefekt geschlossen werden. Sie ist nämlich bei einigen Patienten über ein offenes Foramen ovale möglich. Erst die gemeinsame Beurteilung der hämodynamischen, angiographischen und oxymetrischen Befunde erlaubt die Diagnose eines Vorhofseptumdefekts.

c) Angiographische Befunde

Durch Handinjektion von Kontrastmittel in den linken Vorhof kann ein kleinerer Vorhofseptumdefekt gut nachgewiesen werden. Bei höheren Blutflußraten ist jedoch die Kontrastmittelanfärbung in aller Regel zu gering, um eine exakte Diagnose stellen zu können.

In der Pulmonalis-Durchlaufangiographie ist bei größerem Vorhofseptumdefekt die rechtslaterale Wand des linken Vorhofs nicht mehr scharf begrenzt. Ferner tritt Kontrastmittel in den rechten Vorhof über. Auch fehleinmündende Lungenvenen können mit der Durchlaufangiographie nachgewiesen werden.

Im Falle eines Ostium primum-Defektes ist lävokardiographisch die typische Gänsehalsdeformierung des linksventrikulären Ausflußtrakts zu sehen, und es zeigt sich im Falle einer Spaltbildung des vorderen Mitralsegels eine Mitralinsuffizienz (Abb. 98), manchmal kann diese Spaltbildung direkt nachgewiesen werden.

4. Therapeutische Konsequenzen

Der unkomplizierte Vorhofseptumdefekt stellt bei Erwachsenen unterhalb des 45. Lebensjahres eine Indikation zum operativen Verschluß dar, wenn der

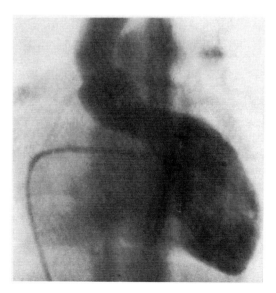

Abb. 98. Linksventrikuläres Angiogramm eines Patienten mit Vorhofseptumdefekt vom Primum-Typ

Links-Rechts-Shunt Werte von 50% überschreitet. In nahezu allen Fällen wird
die Lebenserwartung durch die Operation verbessert. Die Operationsmortalität, die bei jüngeren Erwachsenen unter 1% liegt, steigt bei Patienten jenseits
des 60. Lebensjahres auf 6% an.

Patienten mit einer Widerstandserhöhung im kleinen Kreislauf und Zyanose profitieren von einem Vorhofseptumverschluß, solange der Links-
Rechts-Shunt überwiegt. Ist eine Eisenmenger-Reaktion (überwiegender
Rechts-Links-Shunt) eingetreten, ist ein Defektverschluß kontraindiziert, und
die einzige therapeutische Alternative besteht in der Herz-Lungen-Transplantation.

Ein perkutaner Vorhofseptumdefektverschluß durch Einbringen einer Ein-
fach- oder Doppelscheibenprothese (Rashkind-Katheter) konnte sich bisher
aufgrund einer nur mäßigen Erfolgs- und noch ungewissen Komplikationsrate
nicht zu einer Alternative zur Operation entwickeln.

B. Ventrikelseptumdefekt

Der Ventrikelseptumdefekt ist der häufigste, im Kindesalter vorkommende
angeborene Herzfehler. Im Erwachsenenalter begegnet man dem Vorhofseptumdefekt häufiger, da sich bei einer Reihe von Patienten der Ventrikelseptumdefekt im Kindesalter spontan verschließt, andere Patienten bereits während
der Kindheit daran versterben und bei vielen Patienten der Defekt vor Erreichen des Erwachsenenalters operativ verschlossen wird.

Man unterscheidet 4 verschiedene Typen (Abb. 99). Mit einem Vorkommen von 75% der häufigste ist der unterhalb der Crista supraventricularis
gelegene membranöse Ventrikelseptumdefekt.

Mit 10% wesentlich seltener ist der muskuläre Typ, der gewöhnlich spontan verschließt. Genauso häufig ist der Defekt des Atrioventrikularkanals, oft
kombiniert mit der Trisomie 21. Am seltensten ist der oberhalb der Crista
supraventricularis und unmittelbar unterhalb des Aortenklappenrings gelegene Ventrikelseptumdefekt. Dieser ist häufig mit einem Prolabieren eines
Aortensegels in den Defekt hinein kombiniert.

Die pathophysiologischen Konsequenzen, die sich aus einem Ventrikelseptumdefekt ergeben, sind abhängig von seiner Größe, dem Verhältnis des pulmonalen zum peripheren Gefäßwiderstand und von begleitenden Erkrankungen bzw. Fehlbildungen.

Die Diagnose kann häufig aus der Verbindung zwischen Klinik und Befunden nichtinvasiver Untersuchungsverfahren gestellt werden. Neben dem typischen Auskultationsbefund können elektrokardiographisch Zeichen für eine
linksatriale und linksventrikuläre Volumenbelastung vorhanden sein. Radiologisch sind Herz und Gefäße in aller Regel unauffällig, bei großen Defekten
sind linker Vorhof und linker Ventrikel vergrößert und Zeichen eines erhöhten
pulmonalen Blutfusses nachweisbar. Mit Hilfe der zweidimensionalen Echo-

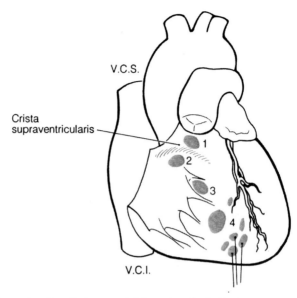

V.C.S.

Crista
supraventricularis

V.C.I.

Abb. 99. Die 4 anatomischen Typen des Ventrikelseptumdefektes: 1 = oberhalb der Crista supraventricularis; 2 = unterhalb der Crista supraventricularis; 3 = Defekt des Atrioventrikularkanals; 4 = muskuläre Defekte

kardiographie gelingt häufig die direkte Darstellung des Ventrikelseptumdefekts. Dopplerechokardiographisch sowie mit Hilfe der Farb-Doppler-Echokardiographie kann der Shunt lokalisiert werden.

1. Indikationen zur Herzkatheteruntersuchung

Die Indikation ist gegeben

- bei klinischem Verdacht auf einen hämodynamisch relevanten Ventrikelseptumdefekt;
- wenn die Diagnose trotz eines klinischen Verdachts mit nichtinvasiven Methoden nicht gesichert werden kann;
- bei Verdacht auf reaperten Ventrikelseptumdefekt (nach vorausgegangenem operativen Verschluß).

2. Technik

- Punktion der V. femoralis rechtsseitig nach Seldinger-Technik.
- Vorführen eines Swan-Ganz-Katheters zur Druckmessung im kleinen Kreislauf und Bestimmung des pulmonalen Gefäßwiderstands.

– Etagenweise Bestimmung der Sauerstoffsättigung aus A. pulmonalis,
  rechtsventrikulärer Spitze, rechtsventrikulärem Ausflußtrakt, rechtem
  Vorhof, V. cava superior und V. cava inferior.
– Lävokardiographie, um Größe und Lage des Septumdefekts zu identifizie-
  ren. Diese wird in linksanteriorer Schrägprojektion und 20–30° kranialer
  Angulation durchgeführt, um den membranösen Septumanteil besser zur
  Darstellung zu bringen.

3. Befunde

a) O$_2$-Sättigung

Ein Sauerstoffsättigungssprung zwischen rechtem Vorhof und rechtem Ventrikel ist in der Größenordnung zwischen 5–20% zu erwarten. Bei kleinen Ventrikelseptumdefekten ist der Shunt oxymetrisch häufig nicht nachzuweisen.
Innerhalb des rechten Ventrikels ist zwischen rechtsventrikulärem Cavum und
Infundibulum häufig ein weiterer kleiner Sättigungssprung nachweisbar, der
manchmal auch über die Pulmonalklappe hinweg besteht. Im Falle eines su-
pracristalen Defekts liegt der O$_2$-Sättigungssprung häufig zwischen rechtem
Ventrikel und Truncus pulmonalis, weil das Shuntblut direkt über den Septumdefekt in die Pulmonalarterie einströmt. Bei großem Defekt erreicht die O$_2$-
Sättigung in der Pulmonalarterie 85–90%. Dann ist es schwierig, auf der
oxymetrischen Basis nachgeschaltete Links-Rechts-Shunts wie etwa einen offenen Ductus arteriosus zu erfassen.

Im Falle eines erhöhten pulmonalen Gefäßwiderstands mit nachfolgendem
Rechts-Links-Shunt ist die O$_2$-Sättigung in der Aorta und den peripheren
Arterien reduziert, im linken Vorhof und im spitzennahen linken Ventrikel
jedoch gewöhnlich normal. Halten sich pulmonaler und systemischer Gefäßwiderstand in etwa die Waage, fällt die arterielle O$_2$-Sättigung unter Belastung
oder bei Einsatz von peripheren Vasodilatatoren ab.

b) Druckwerte

Bei Patienten mit kleinen Ventrikelseptumdefekten sind die intrakardialen
Drücke im Normbereich. Bei größeren Defekten steigt der rechtsventrikuläre
systolische Druck auf Werte zwischen 40–60 mm Hg an. Bei weiterer Volumenbelastung erhöhen sich auch die linksatrialen und linksventrikulären enddiastolischen Druckwerte leicht. Bei sehr großen Ventrikelseptumdefekten
kann, ähnlich wie bei Vorhofseptumdefekten, eine Druckdifferenz von 25–
30 mm Hg über die Pulmonalklappe gemessen werden, ohne daß eine Pulmonalstenose vorliegt.

In dem Maße, in dem der Lungengefäßwiderstand steigt, fallen linksatrialer und linksventrikulärer enddiastolischer Druck ab.

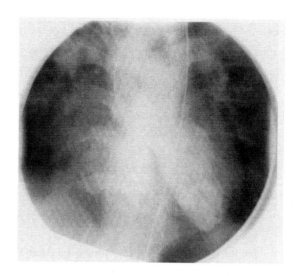

Abb. 100. Linksventrikuläres Angiogramm bei Ventrikelseptumdefekt

c) Angiographische Befunde

Mit Hilfe der Angiographie kann der Ventrikelseptumdefekt lokalisiert und in seiner Größe grob abgeschätzt werden (Abb. 100). Im membranösen Septum oder supracristal gelegene Defekte werden am besten in linksanteriorer Schrägprojektion mit 20–30° kranialer Angulation dargestellt. In dieser Projektion läßt sich häufig unterhalb der Aortenklappe ein Jet-förmiger Kontrastmittelübertritt in den rechten Ventrikel nachweisen.

Beim muskulären Typ finden sich häufig multiple Defekte, über die das Kontrastmittel manchmal nur während der Frühphase der Systole in den rechten Ventrikel übertritt, da die Defekte im Verlauf der Kontraktion geschlossen werden.

Im Anschluß an die Ventrikulographie wird eine Aortographie zum Ausschluß einer Aorteninsuffizienz, die häufig vor allem bei supracristaler Lokalisation den Ventrikelseptumdefekt begleitet, durchgeführt.

4. Differentialdiagnose

Kleinere Ventrikelseptumdefekte müssen differentialdiagnostisch von leichteren Formen der Pulmonal- oder Aortenstenose sowie von der hypertrophen obstruktiven Kardiomyopathie abgegrenzt werden. Mittelgroße Ventrikelseptumdefekte müssen vom Endokardkissendefekt, der Mitralinsuffizienz und einem Shunt vom linken Ventrikel in den rechten Vorhof abgegrenzt werden.

Bei Ventrikelseptumdefekt mit begleitender Aorteninsuffizienz muß differentialdiagnostisch ein offener Ductus arteriosus, eine Sinus valsalvae-Fistel, ein kombiniertes Aortenvitium, große koronararteriovenöse Fisteln sowie der Truncus arteriosus communis in Erwägung gezogen werden.

5. Therapeutische Konsequenzen

Bei einer Reihe von Patienten (20–25%) verschließt der Defekt im Laufe der ersten 20 Lebensjahre spontan. Bleibt der Ventrikelseptumdefekt bestehen, kann sich eine irreversible pulmonale Hypertonie oder eine infektiöse Endokarditis einstellen.

Bei einem Links-Rechts-Shunt von ≤ 50% ist die Wahrscheinlichkeit der Ausbildung einer pulmonalen Hypertonie äußerst gering. Diese Patienten können konservativ kardiologisch überwacht werden. Bei ihnen ist allerdings eine Endokarditisprophylaxe notwendig, solange der Defekt sich nicht spontan verschließt. Das Endokarditisrisiko beträgt 4%. Die Endokarditis tritt in der Regel in der 3.–4. Lebensdekade auf.

Indikationen zum operativen Defektverschluß bestehen:

– bei Links-Rechts-Shunt von > 50%;
– nach durchgemachter Endokarditis unabhängig vom Shuntvolumen;
– bei supracristalem Defekt mit begleitender Aorteninsuffizienz. Bei diesen Patienten sollte auch bei nur mittelgroßen Septumdefekten ein Defektverschluß angestrebt werden, da hiermit die weitere Entwicklung der Aorteninsuffizienz gebremst werden kann;
– bei supracristalem Defekt und Prolaps eines Aortensegels in den linksventrikulären Ausflußtrakt, selbst wenn keine Aorteninsuffizienz vorliegt;
– bei Patienten mit erhöhtem pulmonalem Gefäßwiderstand bis zu 8 Einheiten pro m^2;
   bei Patienten mit Widerstandserhöhung zwischen 8 und 12 Einheiten pro m^2 besteht über das therapeutische Vorgehen Unsicherheit. Es kann durch den Einsatz eines Vasodilatators oder durch O$_2$-Atmung versucht werden, den Anteil der nicht fixierten Widerstandserhöhung im kleinen Kreislauf zu ermitteln. Bis heute steht hierfür jedoch kein tauglicher standardisierter Test zur Verfügung, und es kann vom Testergebnis nicht auf das weitere Schicksal der Patienten nach der Operation geschlossen werden.

Hat der pulmonale Gefäßwiderstand den arteriellen Gefäßwiderstand bereits überschritten, sind diese Patienten für einen Defektverschluß nicht mehr geeignet. Hier käme nur eine Herz-Lungen-Transplantation in Betracht.

Nach erfolgreichem Defektverschluß ist eine Endokarditisprophylaxe nur noch bei bestehendem Restshunt bzw. begleitenden Herzklappenveränderungen notwendig.

C. Offener Ductus arteriosus

Der Ductus arteriosus stellt eine Verbindung zwischen der Aorta (distal des Abgangs der linken A. subclavia) und der linken Pulmonalarterie (unmittelbar hinter der Pulmonalbifurkation) dar. Länge, Form und Durchmesser des Ductus können variieren.

Die pathophysiologischen Konsequenzen eines offenen Ductus hängen von seinem Kaliber und dem Verhältnis zwischen pulmonalem und systemischem Gefäßwiderstand ab.

Bei großem Ductus führt der erhöhte pulmonale Blutfluß zu einer Dilatation von Pulmonalarterien, linkem Vorhof, linkem Ventrikel und Aorta ascendens. Eine Widerstandserhöhung im kleinen Kreislauf kann einen bidirektionalen Shunt oder eine Shuntumkehr zur Folge haben. Im letzteren Falle tritt charakteristischerweise eine Zyanose auf, die auf die untere Körperhälfte beschränkt ist. Erst bei fortgeschrittenen pulmonalen Gefäßveränderungen breitet sich die Zyanose über den gesamten Körper aus.

Die häufigsten Symptome eines offenen Ductus arteriosus im Erwachsenenalter sind Dyspnoe und eingeschränkte Belastungstoleranz.

Die Diagnose ist häufig bereits aus der Kombination von Klinik und Befunden nichtinvasiver Untersuchungsverfahren zu sichern. Auskultatorisch findet sich ein hochfrequentes, kontinuierliches Geräusch, das am lautesten links infraklavikulär sowie über dem linken oberen Sternalrand zu hören ist. Wenn der Lungengefäßwiderstand ansteigt und damit der Links-Rechts-Shunt abnimmt, wandelt sich das Geräusch zu einem rauhen Systolikum mit Betonung des Pulmonalisschlußtones. Röntgenologisch ist eine vermehrte Lungendurchblutung mit Dilatation der proximalen Pulmonalarterie, des linken Vorhofs und des linken Ventrikels sowie des Aortenknopfes zu beobachten. Letztere erlaubt die radiologische Abgrenzung gegenüber dem Ventrikel- und Vorhofseptumdefekt. Im Erwachsenenalter sind nicht selten auch Verkalkungen im Bereich des Ductus nachweisbar. Im zweidimensionalen Echokardiogramm ist der Ductus selbst manchmal darstellbar, dopplerechokardiographisch kann der Links-Rechts-Shunt nachgewiesen und der Druck in der Pulmonalarterie grob abgeschätzt werden.

1. Indikationen zur Herzkatheteruntersuchung

Obwohl die Diagnose oft schon auf nichtinvasivem Weg gestellt werden kann, sollte aus folgenden Gründen dennoch bei jedem Patienten mit offenem Ductus arteriosus eine Herzkatheteruntersuchung durchgeführt werden,

- um Lage und Ursprung des Ductus aus der Aorta zu identifizieren. Selten entspringt der Ductus höher aus dem Aortenbogen, eine Information, die der Chirurg vor der Operation benötigt;
- um die Größe des Shunts zu bestimmen (über die Problematik der Shuntbestimmung weiter unten);
- um das Ausmaß der pulmonalen Hypertonie zu ermitteln;
- um begleitende Herz- und Gefäßmißbildungen auszuschließen.

2. Technik

Die Untersuchung wird gewöhnlich über die rechte V. femoralis nach Seldinger-Technik durchgeführt. Unter Verwendung eines Swan-Ganz-Katheters
wird zunächst der Versuch unternommen, den Ductus arteriosus über die
Pulmonalarterie zu sondieren. Bei großem Ductus erreicht man über diesen
Weg die deszendierende Aorta (Abb. 101). Zur Darstellung des Ductus kann
dann eine Kontrastmittelhandinjektion in der Nähe des Ductus-Abgangs
durchgeführt werden. Es folgen Blutentnahmen zur Bestimmung der O_2-Sätti-
gung und Druckregistrierungen an folgenden Orten: Aorta descendens, Aorta
ascendens, linke Pulmonalarterie, rechte Pulmonalarterie, rechtsventrikulärer
Ausflußtrakt, rechtsventrikulärer Einflußtrakt, rechter Vorhof, V. cava superior, V. cava inferior. Danach werden pulmonaler Kapillardruck und Herzzeitvolumen zur Berechnung des pulmonalen Gefäßwiderstands bestimmt.

Anschließend wird in rechtsanteriorer und linksanteriorer Schrägprojektion eine Lävokardiographie zum Ausschluß eines Ventrikelseptumdefekts sowie eine Angiographie des Aortenbogens in linkslateraler Position durchgeführt.

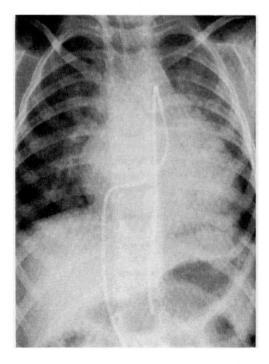

Abb. 101. Sondierung der descen-
dierenden Aorta über einen offenen Ductus arteriosus von der
Pulmonalarterie aus

3. Befunde

a) O₂-Sättigung

Die Sauerstoffsättigungsuntersuchung ergibt charakteristischerweise einen Sättigungssprung zwischen rechtem Ventrikel und der A. pulmonalis. Eine exakte Shuntberechnung ist aufgrund der O_2-Sättigungsdaten jedoch aus folgenden Gründen nur mit Einschränkung möglich:

- nicht selten findet sich bereits eine hohe zentralvenöse O_2-Sättigung, wodurch eine oxymetrische Shuntbestimmung erschwert wird.
- Es ist nahezu unmöglich, im Bereich der Pulmonalarterie ein repräsentatives Mischblut zu erlangen. Die Shuntverbindung besteht zwischen der Aorta und der linken Pulmonalarterie unmittelbar distal des Truncus pulmonalis, so daß keine Durchmischung von arteriellem und venösem Blut in einem nachgeschalteten Cavum mehr stattfinden kann.

In Einzelfällen ist die O_2-Sättigung bereits im rechtsventrikulären Ausflußtrakt erhöht, was auf eine Pulmonalklappeninsuffizienz zurückzuführen ist. Liegt ein bidirektionaler Shunt vor, ist ein O_2-Sättigungssprung zwischen der Aorta ascendens (proximal des Ductus) und der Aorta descendens (distal des Ductus) zu verzeichnen.
Ein kleiner Links-Rechts-Shunt über einen offenen Ductus arteriosus kann auf der Basis der O_2-Sättigungsanalyse übersehen werden, weswegen auch im Falle einer negativ verlaufenden Untersuchung zum sicheren Ausschluß der Shuntverbindung eine Aortographie durchgeführt werden sollte.

b) Druckwerte

Je nach Größe des Links-Rechts-Shunts ist der diastolische Aortendruck herabgesetzt und die arterielle Pulsamplitude erhöht. Bei größeren Shunts stellt sich eine Linksherzinsuffizienz mit erhöhtem enddiastolischen linksventrikulären Druck ein. Entwickelt sich eine pulmonale Widerstandserhöhung mit Druckangleich zwischen der Pulmonalarterie und der Aorta, unterscheidet sich die Form der Druckkurven nicht mehr.

c) Angiographie

Lage und Größe des Ductus werden in der linksanterioren oder linkslateralen Projektion unterhalb des Aortenbogens dargestellt. Ferner läßt sich die Größe des Links-Rechts-Shunts angiographisch grob abschätzen. Bei kleinem Ductus arteriosus ist die Angiographie in manchen Fällen die einzige Methode, mit der die Diagnose gesichert werden kann. Dann findet man in der Aorta in Höhe des Ductus-Abgangs häufig eine Vorwölbung, die sog. Ductus-Ampulle, von der ein schmaler Gefäßstrang die Verbindung zur linken A. pulmonalis herstellt.

Bei großem Links-Rechts-Shunt ist die Aorta ascendens dilatiert. Nicht selten ist der Ductus mit einer bikuspidal angelegten Aortenklappe kombiniert, die eine Insuffizienz aufweisen kann.

4. Differentialdiagnose

Der offene Ductus arteriosus muß differentialdiagnostisch von anderen Anomalien abgegrenzt werden, die ebenso ein kontinuierliches Geräusch am linken oberen Sternalrand oder links infraklavikulär erzeugen. Hierzu gehören

- pulmonale und systemische arteriovenöse Fisteln;
- das aortopulmonale Fenster;
- koronare arteriovenöse Fisteln oder Koronararterienfisteln zum rechten Vorhof, rechten Ventrikel oder Koronarsinus;
- der Fehlabgang der linken Koronararterie aus der A. pulmonalis;
- ein rupturiertes Sinus valsalvae-Aneurysma;
- die Kombination von Ventrikelseptumdefekt und Aorteninsuffizienz;
- periphere Pulmonalstenosen;
- systemische Venenanomalien.

5. Therapeutische Konsequenzen

Ein offener Ductus arteriosus kann im wesentlichen 3 ernsthafte Komplikationen verursachen:

1. eine linksventrikuläre Funktionsstörung;
2. eine infektiöse Endokarditis; und
3. eine Erkrankung der Lungenstrombahn mit Erhöhung des pulmonalen Gefäßwiderstands.

Während die Entwicklung einer Herzinsuffizienz und einer Lungengefäßerkrankung von der Größe des Links-Rechts-Shunts abhängt, ist das Risiko der infektiösen Endokarditis von der Shuntgröße unabhängig. Die Entzündung der Gefäßwand kann entweder im Ductus selbst oder in der Pulmonalarterie gegenüber der Eintrittsstelle des Ductus auftreten.

Aufgrund der oben beschriebenen Risiken sollte unseres Erachtens jeder Ductus arteriosus verschlossen werden. Dies geschieht operativ durch Unterbindung und Durchtrennung des Ductus, eine Operation, die im Kindesalter zu den einfachsten kardiothorakalen Eingriffen zählt. Im Erwachsenenalter kann die Operation durch Verkalkung des Ductus und aneurysmatische Erweiterung erschwert werden, und das Risiko einer Ductus-Ruptur ist größer.

Bei Patienten mit pulmonaler Widerstandserhöhung über 12 Einheiten pro m^2 ist die Überlebensrate ohne Operation höher. Während bei diesen Patienten die Entscheidung gegen eine Operation eindeutig gefällt werden kann, besteht bei Patienten mit einer Widerstandserhöhung im kleinen Kreislauf zwischen 8 und 12 Einheiten pro m² Unsicherheit über das therapeutische Vorgehen. Bei einigen Patienten sinkt postoperativ der pulmonale Gefäßwiderstand ab, bei anderen steigt er an. Präoperative pharmakologische Tests zur Überprüfung der Reversibilität der pulmonalen Gefäßwiderstandserhöhung haben sich in dieser Situation als wenig hilfreich für die Entscheidung erwiesen.

Als Alternative zur Operation wurde von Rashkind ein Doppelscheibenkatheter entwickelt, mit dem auf nichtchirurgischem Wege ein Ductusverschluß gelingt. Bisher liegen über diese Technik wenig Erfahrungen vor. Sie könnte sich allerdings insbesondere bei älteren Patienten mit erhöhtem Operationsrisiko zu einer alternativen Therapiemöglichkeit entwickeln.

D. Aortenisthmusstenose

Die Aortenisthmusstenose ist eine der chirurgisch korrigierbaren Ursachen der arteriellen Hypertonie. Im Erwachsenenalter ist die Isthmusstenose häufig eine Zufallsdiagnose, die im Rahmen einer Hypertonieabklärung gestellt wird. Männer sind 2mal häufiger als Frauen betroffen. Typischerweise ist die Stenose distal des Abgangs der linken A. subclavia gelegen. Selten liegt sie proximal dieser Arterie oder in ihrem Abgangsbereich. In Ausnahmefällen entspringt die rechte A. subclavia jenseits der Isthmusstenose aus dem deszendierenden Teil der thorakalen Aorta. Zwischen der proximalen Hochdruckzone und dem Niederdruckgebiet entwickeln sich ausgedehnte Kollateralen über die Aa. thoracicae internae und die Interkostalarterien.

Die Aortenisthmusstenose ist häufig von anderen Herzfehlern begleitet, insbesondere von der bikuspidalen Aortenklappe, dem offenen Ductus arteriosus, dem Ventrikelseptumdefekt oder Anomalien der Mitralklappe. Nicht selten finden sich bei Patienten mit Isthmusstenose aneurysmatische Erweiterungen im Circulus arteriosus Willisii, die wohl weniger als kongenitale als vielmehr als erworbene Gefäßanomalien anzusehen sind.

Die häufigsten Symptome sind Kopfschmerzen, Claudicatio und Schwere in den Beinen. An Komplikationen können Linksherzinsuffizienz, Ruptur oder Dissektion der Aorta, zerebrale Hämorrhagie, Endarteriitis oder häufiger Endokarditis einer bikuspidal angelegten Aortenklappe auftreten. Die Diagnose wird durch eine signifikante Differenz des Blutdrucks in den oberen und unteren Extremitäten gestellt. Die Pulse der unteren Extremität sind gegenüber denjenigen der oberen Körperhälfte deutlich abgeschwächt und verzögert. Übersteigt der systolische Blutdruck am rechten Arm denjenigen am linken um mehr als 15 mm Hg, besteht der Verdacht, daß die linke A. subclavia aus dem Isthmusbereich oder distal des Isthmusbereichs entspringt. Übersteigt der systolische Druckwert des linken Armes denjenigen des rechten um mehr als 10 mm Hg, besteht der Verdacht auf eine aus der Aorta descendens fehlabgehende rechte A. subclavia.

Auskultatorisch ist ein typisches Strömungsgeräusch mit Punctum maximum zwischen den Schulterblättern hörbar. Röntgenologisch sind typischerweise eine dilatierte Aorta ascendens sowie eine poststenotische Dilatation der Aorta descendens nachweisbar. Ferner bestehen in der 3.–8. Rippe auf beiden Seiten posterior gelegene Usuren. Liegt die Isthmusstenose proximal des Abgangs der linken A. subclavia, finden sich diese Rippenusuren nur in der rechten Thoraxhälfte. Umgekehrt sind Rippenusuren im Falle einer fehlabgehenden rechten A. subclavia nur linksseitig nachweisbar. Auf nichtinvasivem Wege kann die Druckdifferenz über die Isthmusstenose am genauesten mit Hilfe des Gefäß-Dopplers bestimmt werden. Für eine nichtinvasive Darstellung der Isthmusstenose eignet sich besonders die Kernspintomographie.

1. Indikationen zur Herzkatheteruntersuchung

Besteht aufgrund der Klinik und der nichtinvasiv erhobenen Untersuchungsbefunde der Verdacht auf eine hämodynamisch relevante Aortenisthmusstenose, sollte eine Angiographie durchgeführt werden, um

- die Schwere der Isthmusstenose zu objektivieren;
- die Anatomie des Aortenbogens und des Kollateralkreislaufs zu definieren;
- den Zustand der Koronararterien zu überprüfen;
- andere begleitende Herzfehler, wie z. B. ein Aortenvitium, in ihrer hämodynamischen Relevanz zu erfassen.

Mit der Weiterentwicklung nichtinvasiver Untersuchungsmethoden, insbesondere der Kernspintomographie, kann möglicherweise in Zukunft bei einer Reihe von Patienten auf eine präoperative Angiographie verzichtet werden.

2. Technik

Die Katheteruntersuchung sollte über die A. femoralis von retrograd durchgeführt werden. Es wird zunächst versucht, mit Hilfe eines weichen Führungsdrahtes die Aortenisthmusstenose zu überwinden. Ist dies nicht möglich, wird ein 2. arterieller Zugang über die A. brachialis geschaffen und hierüber der Aortenbogen erreicht. Ein Pigtail-Katheter wird dann in den linken Ventrikel vorgeführt, und die Druckwerte werden gemessen. Es schließt sich die Lävokardiographie in biplaner oder monoplaner linksanteriorer Schrägprojektion zum Ausschluß eines Ventrikelseptumdefekts an. Danach wird der Pigtail-Katheter unter simultaner Druckkontrolle in die Aorta ascendens unmittelbar über die Aortenklappe zurückgezogen. Es folgt die Darstellung des Aortenbogens in linksanteriorer Schrägprojektion, um die Schlußfähigkeit der Aortenklappe sowie die Anatomie des Aortenbogens und der abgehenden großen Gefäße zu überprüfen. Darüber hinaus wird auf diese Weise die Aortenisthmusstenose, die Beschaffenheit der poststenotisch gelegenen Aorta und die

Anatomie des Kollateralkreislaufs dargestellt. Es schließt sich dann die Druckmessung in der Aorta ascendens und descendens an.

Bei Patienten jenseits des 30. Lebensjahres bzw. bei Patienten mit Verdacht auf eine koronare Herzkrankheit sollte zusätzlich eine Koronarangiographie durchgeführt werden.

3. Befunde

a) Druckwerte

Typischerweise besteht eine Druckdifferenz über die Aortenisthmusstenose. Bei niedrigen Druckgradienten kann die Schwere der Isthmusstenose aus folgenden Gründen unterschätzt werden:

- weil ein Kollateralblutfluß zur deszendierenden Aorta besteht;
- weil eine Aktivierung des Renin-Angiotensin-Systems den peripheren Gefäßwiderstand in der unteren Körperhälfte steigert.

Die Druckwerte in der aszendierenden Aorta sind meist erhöht. Der linksventrikuläre enddiastolische Druck kann aufgrund einer Hypertrophie mit Compliance-Störung oder einer Funktionsstörung erhöht sein. Die Pulsamplitude distal der Stenose ist gewöhnlich klein.

b) Angiographische Befunde

Nicht selten ist die Aortenisthmusstenose mit einer bikuspidalen Aortenklappe assoziiert, die angiographisch in linksanteriorer Schrägprojektion nachgewiesen werden kann. Bei vielen dieser Patienten ist eine Aorteninsuffizienz unterschiedlichen Schweregrades nachweisbar. Die Aorta ascendens ist gewöhnlich dilatiert, ebenso wie der poststenotische Anteil der Aorta descendens (Abb. 102). Die linke A. subclavia ist, wenn sie vor der Isthmusstenose entspringt, deutlich dilatiert. Entspringt sie im Stenosebereich oder distal der Stenose, ist sie nur als hypoplastisches Gefäß ausgebildet. Die rechte A. subclavia kann jenseits der Isthmusstenose aus der rechten Seite der deszendierenden Aorta thoracica abgehen. Die A. thoracicae internae sind erheblich dilatiert und geschlängelt ebenso wie die Interkostalarterien, die teilweise aneurysmatisch erweitert sein können. Diese hier beschriebenen Gefäßbefunde sollten präoperativ bekannt sein, weil sie in die Operationstaktik einfließen. Insbesondere der Grad der Kollateralisierung gibt wichtige Auskünfte darüber, ob bei vollständiger Aortenabklemmung über diese Gefäße die untere Körperhälfte ausreichend versorgt werden kann.

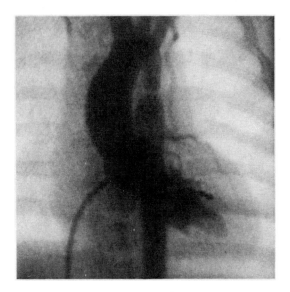

Abb. 102. Laevokardiographie
mit Darstellung der thorakalen
Aorta bei Aortenisthmusstenose

4. Therapeutische Konsequenzen

Der Spontanverlauf bei Patienten mit Aortenisthmusstenose ist durch eine
gegenüber operierten Patienten deutlich höhere Mortalität gekennzeichnet.
Etwa zwei Drittel aller nichtbehandelten Patienten entwickeln jenseits des
40. Lebensjahres eine Herzinsuffizienz, 6% der Patienten erleiden eine zere-
brovaskuläre Komplikation, 3% einen Myokardinfarkt, 2% eine bakterielle
Endokarditis und ebenso viele eine Aortendissektion oder -ruptur.
    Die Aortenisthmusstenose stellt eine Operationsindikation dar. Die opera-
tive Beseitigung der Aortenisthmusstenose geschieht durch Patch-Erweiterung
oder vollständige Resektion mit Implantation einer Gefäßprothese oder direk-
tem Gefäßanschluß. Ein postoperativ in Ruhe oder unter Belastung gefunde-
ner Druckgradient von mehr als 35 mm Hg bei angiographisch nachgewiesener
Restenosierung stellt eine Indikation zur Reoperation dar.
    Die Ballonangioplastie hat im Kindesalter zur Behandlung von Rezidiv-
stenosen nach erfolgter Operation einen gewissen Stellenwert, im Erwachsenenalter hat diese Prozedur zur Zeit noch rein experimentellen Charakter.
Insbesondere fehlen Langzeitresultate nach erfolgreicher Ballondilatation. Zu
befürchten ist die Ausbildung eines Aortenaneurysmas im Bereich der dilatierten Region.
    Nach neuen Untersuchungen beträgt die mittlere Überlebensrate 20 Jahre
nach erfolgreicher Operation 82%. Die Patienten sind gewöhnlich frei von
Symptomen. Je später der Operationszeitpunkt gewählt wird, um so größer

wird das Risiko, einen Hypertonus auch postoperativ zu behalten bzw. an einem kardiovaskulären Ereignis, vorwiegend einem koronaren Gefäßereignis (37%) oder einem plötzlichen Herztod (13%), zu versterben. Der effektivste Weg, die Rate dieser Spätkomplikationen zu senken, besteht in der Operation unmittelbar nach Diagnosestellung. Kinder jenseits des 1. und unterhalb des 9. Lebensjahres haben die beste Spätprognose, mit steigendem Lebensalter nimmt die Spätkomplikationsrate deutlich zu.

Die häufigsten Todesursachen nach erfolgreicher Operation sind eine koronare Herzkrankheit, kardiovaskuläre Ereignisse, Aortenaneurysmata sowie im Falle einer bikuspidalen Aortenklappe eine Aortenklappenstenose, -insuffizienz oder Endokarditis. Aufgrund dieser – oft erst Jahre nach der Operation – einsetzenden Komplikationen bedarf auch der erfolgreich operierte Patient einer lebenslangen kardiologischen Überwachung und Endokarditisprophylaxe.

E. Pulmonalstenose

Die kongenitale Pulmonalstenose kommt aufgrund ihrer günstigen Prognose im Erwachsenenalter häufiger vor. Bei etwa 80% der Patienten liegt sie als isolierte valvuläre Stenose vor, in der Regel mit einer partiellen Fusion der Klappen und erheblicher Dilatation des Truncus pulmonalis sowie der linken Pulmonalarterie. Die isolierte subvalvuläre Pulmonalstenose ist sehr selten.

Die meisten Patienten mit Pulmonalstenose sind asymptomatisch. Bei schwerer Stenose treten Dyspnoe und Leistungsschwäche sowie Angina pectoris-artige Beschwerden, die auf eine rechtsventrikuläre Ischämie zurückzuführen sind, auf. Seltener kommt es zu belastungsabhängigen Synkopen.

Die Diagnose kann in den meisten Fällen aufgrund des typischen Untersuchungsbefundes in Verbindung mit EKG, Röntgen-Thorax und Echokardiographie gestellt werden. Ein systolisches Geräusch mit frühsystolischem Klick und tastbarem Schwirren in der Pulmonalklappengegend sind typisch, wobei die Intensität des Klicks während der Inspirationsphase abnimmt. Ein ³⁄₆ und weniger lautes Geräusch in Verbindung mit einem normalen Pulmonalklappenschlußton macht einen Druckgradienten von weniger als 80 mm Hg wahrscheinlich. Ein QR-Komplex in V1 dagegen ist ein relativ sicheres elektrokardiographisches Zeichen für eine relevante Pulmonalklappenstenose. Radiologisch ist bei schwerer Pulmonalklappenstenose eine Vergrößerung des rechten Vorhofs und des rechten Ventrikels sowie eine erhebliche Dilatation des Truncus pulmonalis und der linken Pulmonalarterie nachweisbar. Durch den letzteren Befund läßt sich die valvuläre von der subvalvulären Pulmonalstenose differenzieren. Echokardiographisch stellt sich eine stenosierte, domförmig defomierte Klappe dar; der Druckgradient kann mit Hilfe des kontinuierlichen Dopplers bestimmt werden.

1. Indikationen zur Herzkatheteruntersuchung

Bei asymptomatischen Patienten mit den typischen Zeichen für eine leichte Pulmonalklappenstenose sollte keine invasive Untersuchung durchgeführt werden. Indikationen für eine Herzkatheteruntersuchung sind:

- symptomatische Patienten;
- asymptomatische Patienten mit den Zeichen einer schweren Pulmonalklappenstenose.

Mit Hilfe der Katheteruntersuchung werden der Grad der Obstruktion, die Beschaffenheit des rechtsventrikulären Ausflußtrakts, das Ausmaß der rechtsventrikulären Funktionsstörung und möglicherweise vorhandene begleitende Herzfehler erfaßt.

2. Technik

Nach Punktion der V. femoralis nach Seldinger-Technik wird ein Swan-Ganz-Katheter in die A. pulmonalis eingeführt. Zur Überwindung der Pulmonalklappe ist häufig die Verwendung eines Führungsdrahts notwendig. Gelingt die Sondierung der Pulmonalarterie nicht, kann alternativ ein Multipurpose-Katheter verwendet werden.

Es folgt die Messung der Druckwerte in der Pulmonalarterie und ihren Hauptästen und die Druckregistrierung während des Katheterrückzugs in den rechten Ventrikel zur Bestimmung des valvulären sowie eines möglicherweise bestehenden infundibulären Druckgradienten.

Der Swan-Ganz-Katheter wird gegen einen Pigtail-Katheter ausgewechselt, mit dem die Angiographie in anteriorposteriorer Projektion sowie in linkslateraler Projektion durchgeführt wird.

3. Befunde

Der systolische Druck im rechten Ventrikel ist je nach Schwere der Stenose erhöht. Bei schwerer Pulmonalklappenstenose steigt auch der rechtsventrikuläre enddiastolische Druck an. Bei zusätzlicher infundibulärer Stenose findet sich zwischen dem Ausflußtrakt und der Spitze des rechten Ventrikels ein weiterer, intraventrikulär gelegener Druckgradient. Der rechtsatriale Druck kann ebenfalls erhöht sein, in ausgeprägten Fällen führt dann ein offenes Foramen ovale zum Rechts-Links-Shunt.

Angiographisch ist der rechte Ventrikel hypertrophiert und vermehrt trabekularisiert. Bei beginnender Rechtsherzinsuffizienz ist er kontraktionseingeschränkt, häufig findet sich zusätzlich eine Trikuspidalinsuffizienz. Die Pulmonalklappe zeigt eine charakteristische systolische Domstellung, das Kontrastmittel wird über eine kleine Öffnung Jet-förmig in die dilatierte Pulmonalarterie ausgetrieben (Abb. 103). Im Falle einer infundibulären Pulmonalstenose ist

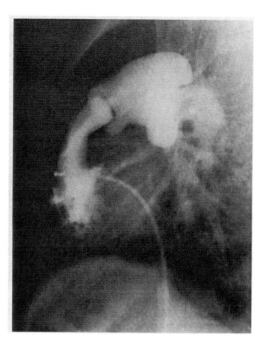

Abb. 103. Rechtsventrikuläre Angiographie bei valvulärer Pulmonalstenose

in linkslateraler Projektion, in der die Ausflußbahn des rechten Ventrikels am besten dargestellt werden kann, während der Systole eine deutliche, unter Umständen fast vollständige Obstruktion des Infundibulums zu sehen (Abb. 104a, b).

4. Therapeutische Konsequenzen

Bei Patienten mit normalem Herzzeitvolumen wird ein Druckgradient über die Pulmonalklappe von bis zu 25 mm Hg als klinisch völlig unbedeutend, von 25–49 mm Hg als leichte, von 50–79 mm Hg als mittelgradige und größer als 80 mm Hg als schwere Klappenstenose definiert. Bei einem Druckgradienten über 80 mm Hg sind die meisten Patienten symptomatisch und bedürfen einer invasiven Therapie. In Verlaufsuntersuchungen konnte festgestellt werden, daß etwa drei Viertel aller Patienten nach Diagnosestellung über die nächsten 4–8 Jahre einen stationären Befund aufweisen, bei der Hälfte der übrigen Patienten verläuft die Klappenstenosierung progredient, bei der anderen Hälfte regredient. Bei leichter und mittelschwerer Pulmonalklappenstenose, bei der die Prognose der Patienten nicht negativ beeinflußt ist, ist also weiteres Zuwarten mit längerfristigen Verlaufskontrollen bei dem offensichtlich langsamen Krankheitsprogreß gerechtfertigt. Bei mittelschwerer Stenosierung scheint eine Endokarditisprophylaxe gerechtfertigt zu sein, wenn das Endokarditisrisiko auch nicht so hoch liegt wie bei valvulärer Aortenstenose, Ventrikelseptumdefekt oder Aortenisthmusstenose.

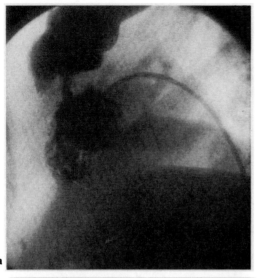

a

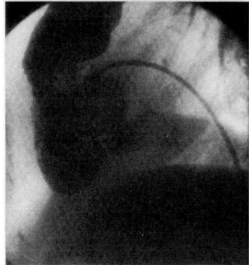

b

Abb. 104a, b. Dextrokardio-
gramm bei infundibulärer Pulmonalstenose; Endsystole (**a**),
Enddiastole (**b**)

a) Indikationen für eine invasive Therapie sind:

– symptomatische Patienten;
– asymptomatische Patienten mit valvulärem Druckgradienten von
  80 mmHg und mehr.

Für Patienten mit kombinierter valvulärer und subvalvulärer Pulmonalstenose kommt nur die chirurgische Valvulotomie mit Resektion der infundibulä-

ren Obstruktion in Betracht. Bei reiner Pulmonalklappenstenose hat sich die perkutane Ballonvalvuloplastie als sichere und effektive Alternative zur Operation herausgebildet.

b) Technik der Ballonvalvuloplastie der Pulmonalklappe

Vor Valvuloplastie wird eine intravenöse Heparin-Bolus-Injektion (100 I.-E./ kg KG) verabreicht. Die Valvuloplastie geschieht unter blutiger arterieller Druckkontrolle. Die rechte V. femoralis wird nach Seldinger-Technik punktiert und ein Swan-Ganz- oder Multipurpose-Katheter in die A. pulmonalis eingeführt. Nach Punktion der linken V. femoralis wird ein Pigtail-Katheter in den rechten Ventrikel vorgeführt, so daß simultan die Druckwerte gemessen werden können und damit der transvalvuläre Gradient bestimmt werden kann. Es folgt eine Dextrokardiographie in posterioranteriorer und lateraler Projektion. Aus dem Angiogramm wird der Durchmesser des Pulmonalklappenrings ermittelt und ein Ballon gewählt, dessen Durchmesser der Ringgröße entspricht bzw. diese um bis zu 2 mm überschreitet. Der Ballonkatheter wird zunächst mit einer Mischung aus Kochsalz und Kontrastmittel im Verhältnis 4:1 gefüllt und sorgfältig entlüftet. Über einen diagnostischen Katheter wird dann der Katheter durch den Ballonkatheter ausgetauscht. Letzterer wird soweit vorgeschoben, bis die Pulmonalklappe in der Mitte des Ballons gelegen ist. Es folgt dann die Ballonentfaltung, bei der charakteristischerweise eine durch die Pulmonalklappenstenose hervorgerufene Taille sichtbar wird. Der Druck wird soweit erhöht, bis der Ballon vollständig entfaltet ist.

Nach der Valvuloplastie werden die Drücke erneut gemessen sowie eine Pulmonalisangiographie und Dextrokardiographie durchgeführt.

Bei nahezu allen Patienten kann der Druckgradient mit Hilfe der Valvuloplastie auf Werte unter 50 mm Hg gesenkt werden. Das Risiko der Entwicklung einer Pulmonalklappeninsuffizienz ist gering, eine Restenosierung wird nach erfolgreicher Valvuloplastie im allgemeinen über die nächsten Jahre hin nicht beobachtet. Die Komplikationsrate ist niedrig, sie besteht in vorübergehender Bradykardie sowie in einer Hypotension, die zum Teil auf die abrupte Reduktion des Herzminutenvolumens zurückzuführen ist, zum Teil auch reflektorisch bedingt sein kann. Häufiger treten ventrikuläre Rhythmusstörungen auf, die jedoch nach Ballondeflation spontan wieder verschwinden.

F. Fallot-Tetralogie

Die Fallot-Tetralogie ist der häufigste zyanotische Herzfehler im Erwachsenenalter. Sie ist gekennzeichnet durch

- eine Obstruktion des rechtsventrikulären Ausflußtrakts;
- einen Ventrikelseptumdefekt;

– eine rechtsventrikuläre Hypertrophie;
– eine Dextroposition (Überreiten) der Aorta.

Die klinischen Symptome der Fallot-Tetralogie werden von der Größe des Ventrikelseptumdefekts und vom Grad der Ausflußtraktobstruktion bestimmt. Sie reichen von der leichten Herzinsuffizienz ohne Zyanose bis zur schweren Herzinsuffizienz mit ausgeprägter Zyanose und hypoxisch bedingten Synkopen. Ein der Fallot-Tetralogie klinisch und hämodynamisch ähnliches Krankheitsbild kann durch eine Reihe anderer kongenitaler Herzfehler verursacht werden; diesen liegt ebenfalls eine Obstruktion des pulmonalen Blutflusses und eine Shuntverbindung zwischen beiden Ventrikeln zugrunde. Unter diesen Anomalien befinden sich

– Transposition der großen Gefäße mit Ventrikelseptumdefekt und Pulmonalstenose:
– *Double-outlet right ventricle* mit Pulmonalstenose;
– korrigierte Transposition mit Ventrikelseptumdefekt und Pulmonalstenose;
– Endokardkissendefekt mit Pulmonalstenose;
– *single ventricle* mit Pulmonalstenose.

Obwohl die klinische Diagnose einer Fallot-Tetralogie unter Zuhilfenahme von EKG, Röntgen-Thorax und Echokardiographie schon mit großer Wahrscheinlichkeit vermutet werden kann, sollte bei allen Patienten mit Verdacht auf diese Erkrankung eine Herzkatheteruntersuchung durchgeführt werden, weil nur so die Abgrenzung gegenüber den oben genannten Anomalien gelingt. Die Herzkatheteruntersuchung hat weiterhin zum Ziel, detaillierte Informationen zu erhalten über

– die Größe des rechten Ventrikels;
– die Konfiguration des rechtsventrikulären Ausflußtrakts;
– das Vorhandensein einer valvulären Pulmonalstenose;
– die Größe des Pulmonalishauptstammes und der Hauptäste der Pulmonalarterie;
– das Vorhandensein von peripheren Pulmonalarterienstenosen;
– die Größe des linken Ventrikels;
– die Anatomie der Kranzarterien;
– den Aortenbogen und die Abgänge der großen Gefäße.

2. Technik

Neben dem Gerinnungsstatus ist die Kenntnis des Hämatokritwertes wichtige Voraussetzung für die Durchführung einer Herzkatheteruntersuchung. Wegen der häufig exzessiv erhöhten Hämatokritwerte sollte vor, während und nach der Untersuchung für eine ausreichende intravenöse Flüssigkeitszufuhr gesorgt werden, um das Thrombembolierisiko zu senken und einer Hypovolämie vorzubeugen. Zur Vermeidung thrombembolischer Komplikationen sollte ferner zu Beginn der Herzkatheteruntersuchung unter Beachtung der Gerinnungsverhältnisse Heparin intravenös verabreicht werden (z. B. 100 I.E./ KG · h) für die Dauer der Untersuchung. Weiterhin ist für eine ausreichende Sedierung zu sorgen.

Eine arterielle und venöse Schleuse werden in der A. bzw. V. femoralis plaziert und der Heparin-Bolus verabreicht. Das weitere Vorgehen ist dann wie folgt:

– Mit dem Swan-Ganz-Katheter werden Druckwerte und O_2-Sättigungen an folgenden Orten bestimmt: V. cava superior, rechter Vorhof, linker Vorhof und Lungenvenen (wenn über Vorhofseptumdefekt oder offenes Foramen ovale möglich), rechter Ventrikel, Pulmonalarterie mit Seitenästen, linker Ventrikel und Aorta, wenn prompte Sondierung über Ventrikelseptumdefekt möglich.
– Vorführen eines Pigtail-Katheters in den rechten Ventrikel zur rechtsventrikulären Angiographie mit Darstellung des rechtsventrikulären Ausflußtrakts, der Pulmonalarterie und ihrer Äste.
– Vorführen eines Pigtail-Katheters retrograd in den linken Ventrikel zur Darstellung des linken Ventrikels, Rückzug in die Aorta ascendens und Übersichts-Aortographie zur Beurteilung der Aortenklappe, der Koronararterien sowie des Aortenbogens und der Ductus arteriosus-Region.

3. Befunde

a) O_2-Sättigung und Shuntbestimmung

Herabgesetzte, meist identische O_2-Sättigungen werden in beiden Hohlvenen, dem rechten Vorhof, rechten Ventrikel und der Pulmonalarterie gemessen. Bei offenem Ductus arteriosus liegt die O_2-Sättigung in der Pulmonalarterie höher als im rechten Ventrikel. Der Vergleich der O_2-Sättigungen im rechten und linken Ventrikel sowie der Aorta gibt Auskunft über das Vorliegen eines Rechts-Links-Shunts über den Ventrikelseptumdefekt. Die O_2-Sättigung in der Aorta ascendens ist höher als die im rechten und niedriger als die in der Spitze des linken Ventrikels (Abb. 105).

Die Größe des Rechts-Links-Shunts wird vom Grad der Pulmonalstenose, der Größe des Ventrikelseptumdefekts und der Höhe des systemischen Gefäßwiderstands bestimmt. (Zur Berechnung der Shuntgröße siehe Appendix.) Bei der oxymetrischen Bestimmung des pulmonalen Blutflusses wird ein Links-Rechts-Shunt über bronchiale Kollateralen nicht mit berücksichtigt. Dadurch wird ein falsch zu hoher Rechts-Links-Shunt ermittelt. Bei Patienten mit milder Pulmonalstenose kann es zu einem bidirektionalen Shunt auf Ventrikel-

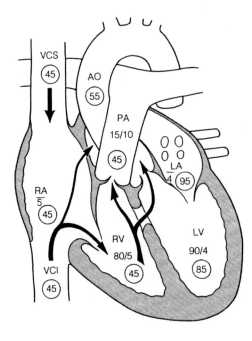

Abb. 105. Beispiel für Druck- und O_2-Sättigungswerte bei Fallotscher Tetralogie. AO = Aorta, PA = Pulmonalarterie, LA = linker Vorhof, LV = linker Ventrikel, RV = rechter Ventrikel, RA = rechter Vorhof, VCI = Vena cava inf., VCS = V. cava superior. Die eingekreisten Zahlen geben die O_2-Sättigungen, die anderen Zahlen die Druckwerte

ebene kommen, der zu unterschiedlichen Phasen des Herzzyklus als Links-Rechts- oder Rechts-Links-Shunt auftreten kann.

b) Druckwerte

Der rechtsventrikuläre Druck bei Fallot-Tetralogie ist meist auf systemische Werte erhöht, der Pulmonalarteriendruck jenseits der Pulmonalstenose erniedrigt mit nur geringer Amplitude. Eine derartig konfigurierte Pulmonalarterien-Druckkurve erlaubt keine Rückschlüsse auf zusätzliche nachgeschaltete Stenosen (Klappenstenose, Stenosen im Bereich der Aufzweigung des Pulmonalarterienstammes). Beim Rückzug des Katheters aus der Pulmonalarterie in den rechten Ventrikel kann es bei gleichzeitigem Vorliegen einer valvulären und einer infundibulären Pulmonalstenose zu einem zweizeitigen Drucksprung kommen. Die Anatomie des rechtsventrikulären Ausflußtrakts und der Pulmonalarterienäste kann jedoch mit der Angiographie weitaus zuverlässiger abgeklärt werden.

c) Angiographie

Bei der Angiographie stellt sich der rechte Ventrikel normal groß und deutlich hypertrophiert dar (Abb. 106). Das Kontrastmittel strömt bei schwerer Pulmonalstenose zum großen Teil in die überreitende Aorta, wo es sich mit dem

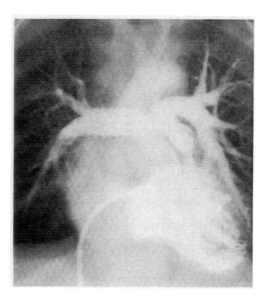

Abb. 106. Rechtsventrikuläre
Angiographie bei Fallotscher
Tetralogie

kontrastmittelfreien Blut aus dem linken Ventrikel vermischt. Die Konfiguration des rechtsventrikulären Ausflußtrakts kann beträchtlich variieren. Er
kann über seine ganze Länge unter Einbeziehung des Klappenrings sowie des
Pulmonalarterienstammes und der beiden Pulmonalarterienäste stenosiert
sein, oder es findet sich nur eine kurzstreckige Obstruktion bei nahezu normal
entwickelten Pulmonalarterien. Selten dominiert die valvuläre Pulmonalstenose, dann ist die Pulmonalarterie poststenotisch dilatiert. Bei Pulmonalklap-
penatresie färbt sich nur der rechtsventrikuläre Ausflußtrakt, nicht aber die
Pulmonalarterie an.

Der linke Ventrikel ist bei der Fallot-Tetralogie normal groß, gelegentlich
im Erwachsenenalter dilatiert und kontraktionseingeschränkt. Bei der Aortographie finden sich ausgeprägte bronchiale Kollateralen. Palliative Shunts
stellen sich als Verbindung zwischen der A. subclavia und A. pulmonalis (Bla-
lock-Taussig-Anastomose), zwischen der Aorta descendens und der Pulmonalarterie (Potts-Anastomose) oder zwischen der Aorta ascendens und der Pulmonalarterie (Waterston-Anastomose) dar.

Angiographische Abgrenzung gegenüber anderen zyanotischen Vitien

Eine Reihe anderer zyanotischer Vitien müssen differentialdiagnostisch in Betracht gezogen werden:

– *Double-outlet right ventricle;* hier liegen Aorta und Pulmonalarterie in der
   Frontalebene nebeneinander, so daß sie sich in der lateralen Projektion
   überlagern. Aorta und Pulmonalarterie befinden sich rechts vom interventrikulären Septum, dadurch ist die Kontinuität zwischen hinterer Aortenwand und Mitralklappe unterbrochen;

Tabelle 12. Differentialdiagnose angeborener zyanotischer Herzfehler

	Angiographische Befunde	Operative Therapiemöglichkeiten
I. Vitien mit gesteigertem pulmonalem Blutfluß		
d-Transposition der großen Arterien	Transponierte anterior gelegene Aorta, die aus dem rechten Ventrikel entspringt; nach posterior verlagerte Pulmonalarterie, die aus dem linken Ventrikel entspringt, Shuntverbindung über Vorhofseptumdefekt, Ventrikelseptumdefekt oder offenen Ductus	Palliativmaßnahme: Ballon-Atrioseptostomie nach Rashkind Korrektur nach Mustard: Exzision des Vorhofseptums und Einnähen eines Perikardpatches so, daß der pulmonalvenöse Blutfluß zur Trikuspidalklappe, der systemvenöse Blutfluß zur Mitralklappe geleitet wird. Neuerdings auch Switch-Operation möglich.
„Korrigierte" oder l-Transposition der großen Arterien	Aorta anterior und links der Pulmonalarterie mit Inversion der beiden Ventrikel einschließlich der AV-Klappen	Behandlung der Begleitanomalie (z. B. Ventrikelseptumdefekt, AV-Block III. Grades, AV-Klappeninsuffizienz)
Truncus arteriosus	Abgang der Pulmonalarterien aus dem Truncus arteriosus, abhängig von Ursprungsort der Pulmonalarterien Unterscheidung in Typ I–IV	Rastelli-Operation (unter Voraussetzung, daß pulmonaler Gefäßwiderstand nicht erhöht ist): Konduit-Interposition zwischen rechtem Ventrikel und dem vom Truncus abgesetzten Pulmonalarterienstamm, Verschluß des Ventrikelseptumdefektes
Vollständige Lungenvenenfehleinmündung	Pulmonalvenen (mit oder oder ohne Obstruktion) sind mit persistierender linker oberer Hohlvene und rechter oberer Hohlvene verbunden, auch Einmündungen von Lungenvenen subdiaphragmal möglich, Shunt meist über Vorhofseptumdefekt	Der Pulmonalvenenhauptstamm wird mit dem linken Vorhof anastomosiert und der Vorhofseptumdefekt verschlossen

II. Vitien mit herabgesetztem pulmonalem Blutfluß

a) *ohne pulmonale Hypertonie*

Fallot-Tetralogie	Hochsitzender Ventrikelseptumdefekt mit Rechts-Links-Shunt, überreitende Aorta, infundibuläre und valvuläre Pulmonalstenose	Beseitigung der infundibulären und valvulären Pulmonalstenose und Verschluß des Ventrikelseptumdefektes
Pulmonalstenose bei intaktem interventrikulärem Septum, offenem Foramen ovale oder Vorhofseptumdefekt	Valvuläre Pulmonalstenose mit ausgeprägter rechtsventrikulärer Hypertrophie, Rechts-Links-Shunt auf Vorhofebene	Beseitigung der Pulmonalstenose und Verschluß des offenen Foramen ovale bzw. des Vorhofseptumdefektes
Trikuspidalklappenatresie	Atresie der Trikuspidalklappe, hypoplastischer rechter Ventrikel, Vorhofseptumdefekt mit Rechts-Links-Shunt; Lungendurchblutung über Ventrikelseptumdefekt bzw. offenen Ductus arteriosus	Fontan-Operation: Verbindung von rechtem Vorhof mit der Pulmonalarterie nach ASD-Verschluß
Ebstein-Anomalie	Trikuspidalklappe distal im rechten Ventrikel, ASD mit Rechts-Links-Shunt, akzessorische Leitungsbahn	Trikuspidalklappenrekonstruktion und ASD-Verschluß, Durchtrennung des akzessorischen Leitungsbündels

b) *mit pulmonaler Hypertonie*

Eisenmenger-Syndrom (Vorhofseptumdefekt, Ventrikelseptumdefekt, aortopulmonale Verbindungen)	Systemische Drücke in der Pulmonalarterie, im rechten Ventrikel; Rechts-Links-Shunt über die Shuntverbindung	Herz-Lungen-Transplantation

- Transposition der großen Gefäße; hier liegt die Pulmonalarterie hinter der
  Aorta. Bei der linksventrikulären Kontrastmittelinjektion färbt sich die
  Pulmonalarterie deutlicher an;
- *single ventricle* mit Pulmonalstenose; hier zeigt die Angiographie den singulären Ventrikel ohne Hinweis auf ein interventrikuläres Septum.

4. Therapeutische Konsequenzen

Die Art der Behandlung der Fallot-Tetralogie ist abhängig vom Alter des
Patienten und der Anatomie des rechtsventrikulären Ausflußtrakts und der
Pulmonalarterien.

Bei Neugeborenen mit schwerer Zyanose wurde vielfach zur Verbesserung
des pulmonalen Blutflusses einer Anastomose zwischen der A. subclavia bzw.
der Aorta und der Pulmonalarterie hergestellt. Diese zwar wirksame, aber
palliative Maßnahme wird zunehmend durch die frühzeitige Totalkorrektur
abgelöst.

Die Totalkorrektur von Fallot-Patienten, die das Erwachsenenalter erreicht haben, kann mit einem relativ geringen Operationsrisiko durchgeführt
werden. Schwierigkeiten bestehen dann, wenn die Pulmonalarterie klein angelegt ist, eine lange infundibuläre Pulmonalstenose vorliegt oder der Septumdefekt groß ist bzw. multiple Defekte bestehen. Zur Beseitigung einer langstreckigen Ausflußbahnobstruktion kann es notwendig sein, den rechtsventrikulären Ausflußtrakt, evtl. auch den Pulmonalklappenring und die Pulmonalarterie plastisch zu erweitern. Die hierdurch entstehende Pulmonalklappeninsuffizienz ist hämodynamisch ohne wesentliche Bedeutung.

Im Falle eines reaperten Ventrikelseptumdefekts oder eines Restdefekts
postoperativ muß eine erneute Herzkatheteruntersuchung vorgenommen werden. Bei großem Links-Rechts-Shunt ist eine Reoperation notwendig, um
einer pulmonalen Hypertonie mit Rechtsherzinsuffizienz vorzubeugen.

Wurde im Kindesalter eine palliative Anastomose angelegt, so ist eine
Totalkorrektur so früh wie möglich erforderlich, weil die Anastomose eine
Hypoplasie des rechtsventrikulären Ausflußtrakts zur Folge haben kann. Dadurch und durch den notwendigen Verschluß der Anastomose ist dieser Eingriff komplizierter als ein Primäreingriff.

G. Ebstein-Anomalie

Dieser angeborene Herzfehler ist selten. Er wird häufig gut toleriert, viele
Patienten erreichen daher das Erwachsenenalter. Die Anomalie besteht in der
Verlagerung der Trikuspidalklappe ventrikelwärts. Die Klappe ist zudem häufig erheblich deformiert und insuffizient. Aufgrund der herabgesetzten Dehnbarkeit des kleinen rechten Ventrikels tritt über den meist vorhandenen Vor-

hofseptumdefekt ein Rechts-Links-Shunt auf. Nicht selten besteht zudem eine akzessorische Leitungsbahn zwischen rechtem Vorhof und rechtem Ventrikel, über die es zu Reentry-Tachykardien kommen kann.

Die Diagnose der Ebstein-Anomalie kann aufgrund des klinischen Untersuchungsbefundes, des Röntgenbildes und der echokardiographischen Untersuchung gestellt werden. Mit Hilfe des Echokardiogramms gelingt oft eine ausreichend genaue Erfassung der anatomischen Veränderungen, in diesen Fällen kann präoperativ auf eine invasive Abklärung verzichtet werden. Ein invasives Vorgehen ist dann nur noch in Form einer elektrophysiologischen Untersuchung zur Abklärung und Lokalisation eines möglichen akzessorischen Leitungsbündels erforderlich.

Die Operation bei Ebstein-Anomalie besteht in einer plastischen Korrektur der Trikuspidalklappe bzw. im Klappenersatz, dem Verschluß des Vorhofseptumdefekts sowie der Durchtrennung der akzessorischen Leitungsbahn. Die Indikation zur Operation ergibt sich

- bei Patienten im klinischen Stadium III und IV,
- in Zentren mit guten Operationsresultaten bei Patienten im klinischen Stadium II, wenn unter Belastung der arterielle O_2-Partialdruck deutlich abfällt (z. B. $pO_2 < 60$ mm Hg).

H. Weitere angeborene Herzfehler mit Zyanose

Das breite Spektrum komplexer zyanotischer Herzfehler wird im Erwachsenenalter nur noch sehr selten angetroffen. Tabelle 12 faßt die häufigeren Vitien, ihre Differentialdiagnose und chirurgische Therapie kurz zusammen.

IX. Erkrankungen der thorakalen Aorta

Bei der Aortographie wird das Lumen der Aorta und der aus ihr entspringenden großen Gefäße dargestellt.

1. Indikationen zur Aortographie

Indikationen sind

- die ätiologische Abklärung einer Erkrankung der Aorta;
- die Feststellung von Art, Ausmaß und Lokalisation der morphologischen Veränderungen;
- Anomalien der Aorta, die angeborene oder erworbene Herzfehler begleiten können (z. B. Ductus arteriosus, Aortenisthmusstenose, Anomalien im Gefäßverlauf).

Es ist denkbar, daß bei einem Teil dieser Erkrankungen die Aortographie durch nichtinvasive Untersuchungsverfahren (Computertomographie, Kernspintomographie, transösophageale Echokardiographie) in Zukunft ersetzt werden kann. Der Stellenwert dieser Verfahren ist jedoch noch nicht eindeutig definiert.

2. Technik

Um eine optimale Darstellung des Aortenlumens zu erzielen, ist eine hohe Injektionsgeschwindigkeit erforderlich. Hierzu ist im allgemeinen ein 7F-Pigtail-Katheter notwendig. Neuere High-flow-Katheter mit größerem Innendurchmesser erlauben es, den Katheterdurchmesser auf 5 bzw. 6 French zu reduzieren.

Der Katheter wird retrograd von der A. femoralis aus in die Aorta vorgeführt. Ein alternativer Zugang ist die rechte A. brachialis, über die der Katheter in die aszendierende Aorta gelangt. Soll er von der A. brachialis aus in den Aortenbogen und die deszendierende Aorta vorgeführt werden, so gelingt dies häufig nur unter Zuhilfenahme eines Führungsdrahts. Es wird eine Schleife über der Aortenklappe zurückgezogen, so daß sie in den Aortenbogen und von hier in die deszendierende thorakale Aorta gelangt.

Unter Verwendung der Cine-Angiographie werden die meisten Veränderungen der thorakalen Aorta am besten in der LAO-45°-70°-Projektion dargestellt. Bei Aortenaneurysmen wird eine 2. Projektion benötigt. Hier erlaubt die anteriorposteriore Projektion den besten Vergleich mit der Röntgen-Thoraxaufnahme. Eine Geschwindigkeit der Kontrastmittelinjektion von 25–30 ml/s ist bei erwachsenen Patienten notwendig. Das Injektionsvolumen liegt zwischen 40–60 ml und ist abhängig vom Grad der Aortendilatation und dem Kontrastmittel-*run-off*, der bei Aorteninsuffizienz oder Links-Rechts-Shunt erhöht ist. Bei Mehrfachinjektionen sollte ein Gesamtkontrastmittelvolumen von 300 ml nicht überschritten werden.

3. Komplikationen

–   Blutdruckabfall infolge der vasodilatierenden Wirkung des Kontrastmittels sowie der negativ inotropen Wirkung von ionischem Kontrastmittel bei Injektion in die Aorta ascendens;
–   fokale neurologische Ausfälle, Synkopen oder Krämpfe bei semiselektiver Injektion eines großen Kontrastmittelvolumens in die Karotiden oder die Vertebralarterien;
–   selektive Injektion in die unteren Interkostalarterien mit dem Risiko einer Rückenmarksschädigung;
–   subintimale Kontrastmittelinjektion durch Plazierung der Katheterspitze zwischen Intima und Media oder durch eine Bewegung der Katheterspitze während der Druckinjektion. Röntgenologisch wird ein Kontrastmitteldepot im Bereich der Aortenwand sichtbar. In diesem Fall sollte der Katheter in die Bauchaorta (infrarenal) zurückgezogen und solange dort belassen werden, bis eine Entscheidung über das weitere therapeutische Vorgehen getroffen ist.

4. Befunde

a) Aortenaneurysma

Unter dem Begriff Aneurysma versteht man eine scharf begrenzte Erweiterung der Aorta. Im Bereich der thorakalen Aorta ist die Arteriosklerose die häufigste Ursache eines Aneurysmas. Luetische, kongenitale und traumatische Aneurysmen sind seltener.

Mögliche Komplikationen bestehen in der Kompression der benachbarten Strukturen, wie etwa der Bronchien oder des N. laryngeus recurrens, sowie in einer Aneurysmaruptur oder einer Erosion benachbarter Organe.

Die Symptome und klinischen Zeichen thorakaler Aneurysmen sind Schmerz: Husten, Heiserkeit, Dysphagie, Stridor, Puls- und Blutdruckdifferenzen zwischen den Extremitäten. Bei Aneurysmen infolge Syphilis sowie auch bei kongenitalen oder erworbenen Aneurysmen des Sinus valsalvae wird häufig eine begleitende Aorteninsuffizienz angetroffen.

Die Diagnose kann echokardiographisch, angiographisch, mittels Computertomographie oder mittels Kernspintomographie gestellt werden. Dabei muß zwischen einer ektatischen Aorta und einem lokalisierten Aneurysma infolge einer pathologischen Veränderung der Aortenwand unterschieden werden. Der Durchmesser der aszendierenden Aorta überschreitet selten 6 cm bei einfacher Ektasie, wohingegen klinisch relevante Aneurysmen häufig einen größeren Innendurchmesser haben.

Das Risiko einer Aneurysmaruptur steigt mit zunehmendem Durchmesser. Bei Aneurysmata, die größer als 6 cm sind, beträgt die Fünfjahresüberlebensrate 50%, die Zehnjahresüberlebensrate 30%. Symptome verursachende Aneurysmen haben ebenfalls eine höhere Rupturwahrscheinlichkeit als asymptomatische. Aufgrund dieser schlechten Prognose bei unbehandelten thorakalen Aortenaneurysmen ist die chirurgische Resektion die Methode der Wahl.

Indikationen zur chirurgischen Therapie des thorakalen Aortenaneurysmas sind

- ein Symptome verursachendes Aneurysma;
- ein sich vergrößerndes Aneurysma;
- ein Aneurysma von mehr als 6 cm im Durchmesser bei gleichzeitig bestehender arterieller Hypertonie;
- ein traumatisch bedingtes Aneurysma.

Beim Marfan-Syndrom ist das Risiko einer Aortendissektion und -ruptur besonders groß, und es wird deswegen eine prophylaktische Operation auch bei asymptomatischen Patienten empfohlen, wenn der Aortendurchmesser mehr als 6 cm beträgt.

b) Aortendissektion

Die Dissektion der Aorta wird durch einen Intimariß mit nachfolgender Penetration von Blut zwischen die Schichten der Gefäßwand hervorgerufen. Die Blutsäule trennt das äußere Drittel von den inneren zwei Dritteln der Media. Dem Intimariß kann eine Hämorrhagie aus den Vasa vasorum in eine Region mit Mediadegenerationen vorausgehen. Das intramurale Hämatom führt zum Einriß der Intima. Diese Läsion ist meist in den proximalen 3 cm der Aorta ascendens, seltener in der Gegend der Insertion des Lig. arteriosum lokalisiert.

Die Dissektion kann nach proximal und distal fortschreiten und sich auf die gesamte Länge der Aorta ausdehnen. Durch Ruptur der Adventitia treten Hämorrhagien in das Perikard, den Pleuraraum, das Retroperitoneum oder das Mediastinum auf. Nicht selten gewinnt das falsche Lumen wieder Anschluß an das wahre. Auch das falsche Lumen kann perfundiert werden oder sich durch Thrombenbildung und Fibrose verschließen. Die Abgänge der Koronar-, Nieren-, Mesenterialarterien und Iliakalgefäße können durch ein Übergreifen der Dissektion teilweise eingeengt werden. Eine Aorteninsuffizienz kann ebenfalls durch die Dissektion hervorgerufen werden.

Das wichtigste Symptom des disseziierenden Aneurysmas ist der plötzlich einsetzende heftige, anhaltende Brustschmerz, der in den Rücken ausstrahlt.

Die übrigen Manifestationen hängen weitgehend von der Einbeziehung abgehender Arterien ab.

Bei der klinischen Untersuchung finden sich ein Aorteninsuffizienzgeräusch, eine asymmetrische Abschwächung der arteriellen Pulse und/oder systolische Strömungsgeräusche über den Regionen, in denen das aortale Lumen eingeengt ist. Der arterielle Blutdruck ist gewöhnlich im Anfangsstadium normal.

Eine Röntgen-Thoraxaufnahme zeigt die Erweiterung der Aorta. Die Echokardiographie läßt eine dilatierte Aorta sowie Doppelechos der aortalen Wand erkennen. Mit Hilfe der Aortographie kann man das falsche Lumen, die Einengung des wahren Lumens und die Obstruktion der großen abgehenden Gefäße nachweisen. Mit der Computertomographie, der Kernspintomographie oder der transösophagealen Echokardiographie kann die Dissektion oft gut erkannt werden. Die Funktion der Aortenklappe und die Anatomie der Kranzgefäße kann nur auf invasivem Wege untersucht werden.

Nach DeBakey wird die Aortendissektion folgendermaßen klassifiziert (Abb. 107):

Typ I: Die Dissektion beginnt in der aszendierenden und reicht bis in die deszendierende Aorta.

Typ II: Die Dissektion ist auf die aszendierende Aorta begrenzt.

Typ III: Der Intimariß liegt in der Region des Abgangs der linken A. subclavia; die Dissektion erstreckt sich nach distal oder selten retrograd in den Aortenbogen.

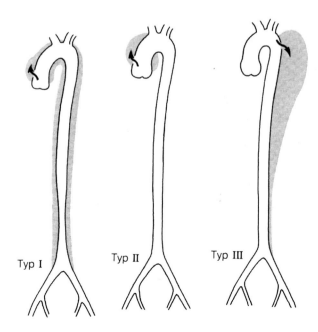

Abb. 107. Die 3 Typen des dissezierenden Aortenaneurysmas

Typ I   Typ II   Typ III

Die Typen I und II (Intimariß in der aszendierenden Aorta) haben eine ähnlich ungünstige Prognose und unterscheiden sich hierin vom Typ III (Intimariß in der deszendierenden Aorta).

Therapeutisches Vorgehen bei Aortendissektion

Initial sollte der Patient mit Verdacht auf Aortendissektion intensivmedizinisch überwacht und medikamentös behandelt werden. Ziele der Therapie sind die Beseitigung des Schmerzes und die Blutdruckkontrolle. Echokardiographie, Computertomographie bzw. Kernspintomographie sind nützliche nichtinvasive Verfahren, um die Diagnose zu bestätigen. Sie sollten unverzüglich einsetzen, sind jedoch oft nicht in der Lage, den proximalen und distalen Intimariß, eine Aorteninsuffizienz oder den Befall der abgehenden Gefäße nachzuweisen. Die thorakale Aortographie ist daher nach wie vor für die definitive Diagnose notwendig und ist die Grundlage für die weitere Therapieplanung. Sie sollte notfallmäßig durchgeführt werden. Es wird allgemein akzeptiert, daß bei Typ I- und Typ II-Dissektionen die chirurgische Therapie der medikamentösen überlegen ist. Die geeignete Therapie der Typ III-Dissektion ist weniger eindeutig anerkannt. Von einigen Autoren wird eine 2- bis 3wöchige medikamentöse Therapie zur Stabilisierung der Dissektion empfohlen, der sich die chirurgische Behandlung anschließt. Andere empfehlen die medikamentöse Langzeittherapie mit regelmäßigen Verlaufsuntersuchungen. Bei Progression der Dissektion oder der Entwicklung eines sacciformen Aneurysmas besteht dann die Indikation zur chirurgischen Therapie. Die Entscheidung für eine medikamentöse oder chirurgische Therapie ist demnach bei unkomplizierter Typ III-Dissektion im Einzelfall zu treffen.

c) Riesenzellaortitis

Die Riesenzellaortitis ist eine entzündliche Erkrankung der Aorta, die im höheren Lebensalter auftritt. Sie wird von ähnlichen Veränderungen in anderen Arterien, besonders der A. temporalis begleitet. Einbeziehung anderer Äste des Carotis-Systems können Blindheit und Störungen des zentralen Nervensystems zur Folge haben. Die Media, insbesondere ihr innerer Anteil, ist durch ein entzündliches Infiltrat aufgelockert. Die Fragmentation der Membrana elastica interna führt zu einer Fremdkörperreaktion mit Riesenzellbildung. Die darüber liegende Intimafibrose kann in kleineren muskulären Arterien, wie der Temporalarterie, zu einer deutlichen Lumeneinengung führen. Die Biopsie der Temporalarterie zeigt diese charakteristischen Veränderungen.

Angiographisch findet sich eine Lumeneinengung der Aorta, eine Obliteration oder Stenosierung ihrer Hauptäste.

Die Therapie besteht in der Gabe von Kortikoiden. Hierunter sind die Gefäßveränderungen im allgemeinen reversibel. Eine weiterhin erhöhte Blutsenkungsgeschwindigkeit spricht für einen progressiven Verlauf, der in einer Dissektion und Ruptur der Aorta enden kann.

d) Luetische Aortitis

Die luetische Aortitis ist heutzutage relativ selten. Sie ist Folge der Spirochäteninfektion der aortalen Media während der Frühphase. Durch den entzündlichen Prozeß und die Fibrose wird die Aortenwand zunehmend geschwächt. Durch die Vernarbung entsteht im Spätstadium eine charakteristische Aufrauhung der inneren Gefäßwand.

Die luetische Aortitis befällt in der Reihenfolge der Häufigkeit die aszendierende Aorta, den Aortenbogen und die deszendierende Aorta. Sie kann bis zur Aortenwurzel reichen und eine Aorteninsuffizienz hervorrufen. Luetisch bedingte Aneurysmen sind in der Regel sacciform und gewöhnlich im Bereich der aszendierenden Aorta lokalisiert.

Für die Diagnose ist der serologische Nachweis einer vorausgegangenen Infektion mit *Treponema pallidum* erforderlich. Die Prognose entspricht der von Aneurysmen anderer Ursachen.

e) Takayasu-Syndrom

Das Takayasu(Aortenbogen)-Syndrom ist hauptsächlich eine Erkrankung jüngerer Frauen, die neben dem Aortenbogen die Ursprünge der großen Gefäße befällt. Die Adventitia ist sklerosiert, die Media vernarbt mit der Ruptur elastischer Elemente und die Intima weist deutliche obliterative Verdickungen auf. Lymphozyten und Plasmazellen infiltrieren die Wand, der sich Thromben aufpfropfen können.

Klinisch ist das Takayasu-Syndrom durch Pulslosigkeit in den Armen und ischämiebedingte Symptome gekennzeichnet, die durch Befall der großen Gefäße des Aortenbogens bedingt sind. Die Diagnose des Takayasu-Syndroms kann durch den angiographischen Nachweis der Lumeneinengung der Aorta sowie der großen brachiozephalen Gefäße gestellt werden.

In der Frühphase der Erkrankung kann die Therapie mit Kortikosteroiden in Kombination mit Acetylsalicylsäure zu einer effektiven Kontrolle der Symptome und Rückkehr der Pulse führen. Im fortgeschrittenen Stadium ist die chirurgische Bypass-Überbrückung von Gefäßstenosen oder -verschlüssen erforderlich, um zerebrale oder periphere Ischämien zu beseitigen. Die besten Ergebnisse der chirurgischen Therapie werden dann erzielt, wenn die Aktivität der Erkrankung unterdrückt ist.

f) Zystische Mediadegeneration

Idiopathisch

Die idiopathische zystische Mediadegeneration befällt die Aorta, nur sehr selten die Pulmonalarterie. Schlitzartige Veränderungen zwischen den Lamellen der Media werden durch ein homogenes mukoides Material aufgefüllt.

Eine Zunahme dieser Veränderungen führt zu Zysten oder Hohlraumbildung, die Muskel- und elastisches Gewebe ersetzen und komprimieren. Eine beträchtliche Dilatation der aszendierenden Aorta und eine Dissektion sind die häufigsten wesentlichen Komplikationen dieser Erkrankung. Die Dilatation der aszendierenden Aorta nimmt häufig eine charakteristische rechteckige Form an.

Marfan-Syndrom

Beim Marfan-Syndrom sind die Veränderungen der Aorta ähnlich denen der idiopathischen Mediadegeneration. Auch hier tritt als häufigste Komplikation die Aortendissektion auf.

X. Pulmonale Hypertonie

Unter einer pulmonalen Hypertonie versteht man eine Erhöhung des mittleren Pulmonalarteriendrucks auf Werte > 25 mm Hg unter Ruhebedingungen bzw. > 30 mm Hg während körperlicher Belastung. Im Anfangsstadium ist der Pulmonalarteriendruck häufig nur bei Belastung erhöht, während die Ruhewerte noch normal sind. Bei fortgeschrittener Erkrankung kann er systemische Werte erreichen oder auch überschreiten.

1. Pathophysiologie

Prinzipiell kann eine pulmonale Hypertonie verursacht sein durch

- einen erhöhten pulmonalen Kapillardruck;
- einen erhöhten pulmonalen Gefäßwiderstand;
- einen großen Links-Rechts-Shunt.

a) Pulmonale Hypertonie bei erhöhtem pulmonalen Kapillardruck

Ein erhöhter pulmonaler Kapillardruck kann im wesentlichen 3 Ursachen haben, nämlich

- eine Erhöhung des linksventrikulären Füllungsdrucks;
- einen erhöhten linksatrialen Druck infolge Behinderung des Blutstroms im Bereich des linken Vorhofs;
- eine angeborene oder erworbene Einengung der Pulmonalvenen, die sehr selten ist. Die diesen Ursachen zugrunde liegenden Erkrankungen sind in Tabelle 13 zusammengefaßt.

Steigt der pulmonale Kapillardruck an, so nimmt der Pulmonalarteriendruck gleichermaßen zu. Diese annähernd lineare Abhängigkeit zwischen beiden Drücken gilt bis zu einem pulmonalen Kapillardruck von etwa 20–30 mm Hg. Oberhalb dieser Werte steigt der Pulmonalarteriendruck ungleich stärker an als der pulmonale Kapillardruck, so daß eine Druckdifferenz zwischen der Pulmonalarterie und dem Lungenkapillarsystem entsteht (Abb. 108). Ursache hierfür ist eine Widerstandserhöhung im Bereich der kleinen Arteriolen. Sie hat zur Folge, daß die Lungendurchblutung abnimmt und so das Kapillarsystem der Lunge vor einer weiteren Druckerhöhung geschützt wird. Die die Widerstandserhöhung auslösenden Faktoren sind nicht bekannt. Die Reversi-

Tabelle 13. Ursachen des erhöhten pulmonalen Kapillardruckes

Ursachen des erhöhten pulmonalen Kapillardrucks

a) erhöhter linksventrikulärer (LV) Füllungsdruck

Vermehrte Füllung
- Beeinträchtigung der Myokardfunktion
                            koronare Herzkrankheit
                            Kardiomyopathie
                            Myokarditis
- LV Volumenbelastung

                            Mitral-, Aortenklappeninsuffizienz
                            periphere AV-Fistel
                            post-trikuspidaler Links-Rechts-Shunt
                            (Ventrikelseptumdefekt, Ductus arteriosus, etc.)

Herabgesetzte LV Dehnbarkeit
- myokardial   LV Hypertrophie
                            (Aortenstenose, arterielle Hypertonie etc.)
                            restriktive Kardiomyopathie
- endokardial   Fibroelastose
- perikardial   Pericarditis constrictiva
                            Perikarderguß, Perikardtamponade

b) erhöhter linksatrialer Druck

Behinderung des Blutstroms im Bereich des linken Vorhofs
                            Mitralstenose
                            Vorhofmyxom
                            Cor triatriatum
Mitralinsuffizienz

c) erhöhter Pulmonalvenendruck
                            Pulmonalvenenstenosen

bilität der pulmonalen Hypertonie nach Mitralklappenersatz und auch die drucksenkende Wirkung von Pharmaka sprechen dafür, daß eine aktive Vasokonstriktion hieran beteiligt ist.

b) Pulmonale Hypertonie bei erhöhtem pulmonalen Gefäßwiderstand

Eine Reihe von Lungenerkrankungen führt zu einer Zunahme des pulmonalen Gefäßwiderstands, wobei jedoch im Unterschied zu den oben genannten Formen der pulmonalen Hypertonie der pulmonale Kapillardruck fast immer normal bleibt. Die wichtigsten Erkrankungen sind in Tabelle 14 zusammengefaßt.

Mehrere anatomische und funktionelle Faktoren sind für die Erhöhung des pulmonalen Gefäßwiderstands verantwortlich. Unter den funktionellen ist die alveoläre Hypoxie der wichtigste Faktor. Sie führt zur pulmonalen Vaso-

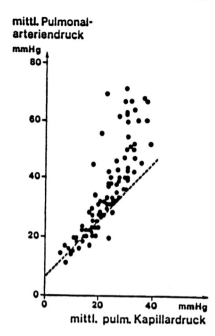

mittl. Pulmonal-
arteriendruck

mmHg

mittl. pulm. Kapillardruck

Abb. 108. Beziehung zwischen mittlerem Pulmonalarteriendruck und mittlerem pulmonalem Kapillardruck bei Patienten mit Mitralklappenstenose

---

Tabelle 14. Pulmonale Hypertonie bei Erkrankungen der Lunge

1. Veränderungen des pulmonalarteriellen Gefäßsystems
   a) primär pulmonale Hypertonie
   b) Lungenembolie
   c) angeborene und postoperativ erworbene Veränderungen
   d) alimentär, medikamenteninduziert
   e) Leberzirrhose
   f) Eisenmenger-Reaktion

2. Alveoläre Hypoxie
   a) pulmonale Hypertonie in großer Höhe
   b) Kyphoskoliose, Pickwick-Syndrom, neuromuskuläre Erkrankungen

3. Lungenparenchymerkrankungen
   a) chronisch-obstruktive Lungenerkrankung
   b) Lungenfibrose (z. B. Sarkoidose)
   c) akute schwere Lungenschädigung (z. B. Schocklunge, diffuse Alveolitis)
   d) Zustand nach Pneumektomie

---

konstriktion und wird häufig von einer sekundären Polyzythämie begleitet, die ihrerseits über eine erhöhte Blutviskosität zum erhöhten pulmonalen Gefäßwiderstand beiträgt. Anatomische Ursachen eines erhöhten pulmonalen Gefäßwiderstands sind die Obliteration, Obstruktioin oder Zerstörung des Lungengefäßbettes. Diese Veränderungen werden wegen der großen Dehnbarkeit der nicht befallenen Gefäßabschnitte lange Zeit kompensiert, bevor sich eine pulmonale Hypertonie einstellt. Je nach der pulmonalen Grunderkrankung tragen diese Faktoren in unterschiedlichem Ausmaß zur Widerstandserhöhung bei. Eine überwiegend anatomisch bedingte Widerstandserhöhung findet sich z. B. bei der primär pulmonalen Hypertonie und der rezidivierenden Lungenembolie. Hauptsächlich funktionell bedingt ist die pulmonale Widerstandserhöhung dagegen bei Zuständen, die mit einer allgemeinen alveolären Hypoventilation ohne Erkrankung der Lunge einhergehen, z. b. bei schwerer Kyphoskoliose, neuromuskulären Erkrankungen, Pickwick-Syndrom. Eine Kombination beider Faktoren findet sich bei der chronisch obstruktiven Bronchitis.

c) Pulmonale Hypertonie bei angeborenen Herzfehlern mit Links-Rechts-Shunt

Angeborene Herzfehler mit Links-Rechts-Shunt können zu einer pulmonalen Hypertonie führen, zu deren Entstehung neben Größe und Lokalisation des Defekts eine Erhöhung des pulmonalen Gefäßwiderstands (hypertensive pulmonale Gefäßerkrankung) beiträgt.

Prätrikuspidaler Links-Rechts-Shunt

Dieser liegt im Bereich des Niederdrucksystems vor der Trikuspidalklappe und kann in einem Vorhofseptumdefekt oder einer partiellen Fehleinmündung von Lungenvenen bestehen. Er verursacht wegen der großen Dehnbarkeit des Lungengefäßsystems lange Zeit keine pulmonale Hypertonie. Erst im mittleren oder höheren Lebensalter, nur in Ausnahmefällen eher, entwickelt sich eine hypertensive pulmonale Gefäßerkrankung, die dann eine schwere pulmonale Hypertonie zur Folge hat.

Posttrikuspidaler Links-Rechts-Shunt

Bei diesen Shunt-Vitien (Ventrikelseptumdefekt, aortopulmonales Fenster, persistierender Truncus arteriosus communis, offener Ductus arteriosus) ist ab einer bestimmten Defektgröße der Pulmonalarteriendruck erhöht, da die Pulmonalarterie über den Defekt mit dem Hochdruckteil des Kreislaufs verbunden ist. Zusätzlich kann eine Volumenbelastung des linken Ventrikels infolge eines erhöhten pulmonalen Kapillardrucks in geringerem Umfang zum Druckanstieg in der Pulmonalarterie beitragen. Sehr viel früher als beim prätrikuspidalen Links-Rechts-Shunt, häufig schon innerhalb des 1. und 2. Lebensjahres, führt der posttrikuspidale Links-Rechts-Shunt zur hypertensiven pulmonalen Gefäßerkrankung, wodurch sich die pulmonale Hypertonie verstärkt und schließlich eine Shunt-Umkehr (Eisenmenger-Reaktion) herbeigeführt wird.

Eisenmenger-Reaktion

Ein dauerhaft bestehende pulmonale Hypertonie bei prä- und posttrikuspidalem Links-Rechts-Shunt hat morphologische Veränderungen an der Pulmonalarterie zur Folge, die man unter dem Begriff hypertensive pulmonale Gefäßerkrankung zusammenfaßt. Diese hat einen stadienhaften Verlauf und führt zu einer progressiven Okklusion des pulmonalen Gefäßbettes. Heath u. Edwards teilen sie in 6 Schweregrade ein. Von ihnen sind Grad I–III reversibel und überwiegend durch eine Hypertrophie der Gefäßmedia und eine Vasokonstriktion gekennzeichnet. Die Stadien IV–VI stellen irreversible Gefäßveränderungen dar, die im Endstadium durch „plexiforme" Läsionen charakterisiert sind. Hierbei handelt es sich um sackartige Erweiterungen von kleinen Pulmonalarterienästen, in die hinein es zu einer geflechtartigen Proliferation von Zellen und dünnwandigen Gefäßen kommt.

Die hypertensive pulmonale Gefäßerkrankung führt zu einem zunehmenden Anstieg des pulmonalen Gefäßwiderstands, der im Endstadium den systemischen Gefäßwiderstand erheblich übersteigen kann. Der Pulmonalarterienmitteldruck beträgt bei den mittleren Schweregraden der Erkrankung zwischen 50–80 mm Hg, bei fortgeschrittenem Krankheitsbild steigt er auf 80–100 mm Hg an. Die Lungendurchblutung nimmt mit zunehmender Obstruktion des Gefäßsystems ab. Reine O_2-Atmung, die in der Regel eine starke Dilatation der Pulmonalarterien bewirkt, kann in den Frühstadien der hypertensiven pulmonalen Gefäßerkrankung eine Normalisierung des pulmonalen Gefäßwiderstands herbeiführen. Mit zunehmender Gefäßobliteration nimmt die O_2-Wirkung auf den pulmonalen Gefäßwiderstand ab und bleibt im Endstadium der Erkrankung ganz aus.

2. Indikationen zum invasiven Vorgehen

Die Drücke im Lungenkreislauf können nur mit Hilfe einer Katheteruntersuchung bestimmt werden. Indikationen hierzu bestehen

- bei Verdacht auf pulmonale Hypertonie aufgrund nichtinvasiver Untersuchungsbefunde;
- wenn der Schweregrad einer pulmonalen Hypertonie ermittelt werden muß;
- um die Ursache der pulmonalen Hypertonie abzuklären;
- um die Reaktion des pulmonalen Gefäßwiderstands auf vasodilatierende Maßnahmen zu untersuchen. Hierzu eignet sich bei Patienten mit Hypoxie die Atmung von reinem Sauerstoff. Zur pharmakologischen Vasodilatation werden Kalziumantagonisten, Nitroprussit, Prostazyklin und andere Substanzen eingesetzt.

3. Technik

a) Herzkatheteruntersuchung

Das Risiko der Herzkatheteruntersuchung steigt mit dem Schweregrad der pulmonalen Hypertonie und besteht u. a. in der Pulmonalarterienruptur, dem

plötzlichen Herztod nach Pulmonalisangiographie und dem Auftreten lebens-
bedrohlicher systemischer Hypotonien infolge pharmakologischer Vasodilatation.

Da die Herzkatheteruntersuchungen im Verlauf der Erkrankung oft mehr-
fach wiederholt werden müssen, empfiehlt sich der Zugang über die V. femoralis unter Verwendung eines 7F-Swan-Ganz-Katheters. Dieser kann mit einem
0,018 inch Führungsdraht versteift werden.

Es werden der Pulmonalarteriendruck, der pulmonale Kapillardruck, der
systemische arterielle Druck und das Herzminutenvolumen gemessen. Soll der
Anteil der funktionellen Widerstandserhöhung ermittelt werden, empfiehlt
sich zunächst der Einsatz kurz wirksamer Substanzen, wie z. B. O_2-Atmung
und PGI_2. In Abhängigkeit von ihrer Wirkung kann dann eine Langzeittherapie durchgeführt werden, die unter stationären Bedingungen eingeleitet wird.
Blutdruck und Pulsfrequenz werden hierbei nichtinvasiv überwacht. Eine län-
gerfristige invasive Überwachung des Pulmonalarteriendrucks hat sich bei
diesen Patienten mit ausgeprägter pulmonaler Hypertonie nicht bewährt.

Bei normalen oder nur wenig erhöhten Pulmonalarteriendrücken können
die Messungen während körperlicher Belastung durchgeführt werden.

Trotz Verdoppelung oder Verdreifachung des Durchflußvolumens steigt
hierbei normalerweise aufgrund der großen Dehnbarkeit der Lungengefäße
der Pulmonalarteriendruck nur gering an. Als obere Grenzwerte bei einer 50
Watt-Belastung im Liegen werden 50 mm Hg systolisch, 20 mm Hg diastolisch
und ein Mitteldruck von 30 mm Hg angesehen. Bei beginnender pulmonaler
Hypertonie sind die Ruhewerte normal und die Belastungswerte erhöht.

b) Pulmonalisangiographie

Die Pulmonalisangiographie wird im wesentlichen zum Ausschluß thrombembolischer Gefäßveränderungen der Lungenstrombahn durchgeführt. Bei
gleicher Gelegenheit können die ipsilaterale Beckenvene und die untere Hohlvene mituntersucht werden. Eine schwere pulmonale Hypertonie (Mitteldruck
> 80 mm Hg) bzw. eine schwere Hypoxämie (pO_2 < 60 mm Hg) stellen relative
Kontraindikationen dar. Die Mortalität der Angiographie liegt bei 0,2%, die
Morbidität (Thrombosen, Embolien, AV-Fistel, arterielle Hypotension, pro-
trahierte Hypoxämie) bei 1%.

4. Befunde

a) Druckwerte

Die Druckwerte in der Pulmonalarterie und im rechten Ventrikel sind erhöht
und können gelegentlich die systemischen Werte überschreiten. Auch der
rechtsatriale Druck kann erhöht sein. Der pulmonale Gefäßwiderstand überschreitet Werte von 200 dyn · s · cm^{-5}. Wenn keine Trikuspidalinsuffizienz

vorhanden ist, ist die a-Welle im rechten Vorhof dominant; wenn sie besteht, ist die v-Welle gleich oder größer als die a-Welle. Liegt die Ursache der pulmonalen Hypertonie in einem erhöhten Gefäßwiderstand, sind der linksatriale und pulmonale Kapillardruck normal. Häufig wird ein offenes Foramen ovale mit kleinem Rechts-Links-Shunt beobachtet.

b) Pulmonalisangiographie

Die Pulmonalisangiographie zeigt bei Patienten mit primärer pulmonaler Hypertonie erweiterte zentrale Pulmonalarterien mit einem Kalibersprung zur Peripherie hin. Verläßliche Zeichen für eine thrombembolisch bedingte pulmonale Hypertonie sind Füllungsdefekte und Gefäßabbrüche. Bei massiver Lungenembolie sind große Gefäßabschnitte verlegt.

Eine Pulmonalisangiographie muß einer eingreifenden Therapie, wie z. B. einer Thrombolysebehandlung, einer Ligatur der unteren Hohlvene oder einer chirurgischen Thrombembolektomie, unbedingt vorausgehen.

5. Therapeutische Konsequenzen

Die Behandlung der pulmonalen Hypertonie hat folgende Ziele:

- Beseitigung der zugrunde liegenden Ursache (z. B. Korrektur einer Mitralstenose oder eines Cor triatriatum, Verschluß einer Shunt-Verbindung);
- Reduktion eines erhöhten linksatrialen bzw. linksventrikulären diastolischen Druckes;
- Senkung des pulmonalen Gefäßwiderstandes durch:
  - pulmonale Vasodilatation (O_2, Hydralazin, Nifedipin);
  - entzündungshemmende Substanzen bei spezifischen Erkrankungen wie Takayasu-Syndrom, systemischem Lupus erythematodes;
  - Antikoagulation bei rezidivierender Lungenembolie;
  - thrombolytische Therapie bei akuter Lungenembolie;
  - Lungentransplantation;
- Senkung der rechtsventrikulären Nachlast bei pulmonaler Hypertonie infolge Erkrankungen der Lunge durch:
  - Verbesserung der alveolären Ventilation und Oxygenierung;
  - Prophylaxe bakterieller Infekte;
  - Gabe von Diuretika und inotropen Substanzen;
  - pulmonale Vasodilatatoren.

XI. Elektrophysiologische Untersuchung

Die elektrophysiologische Katheteruntersuchung dient der intrakardialen Ableitung von elektrischen Potentialen aus verschiedenen Orten des Herzens, um Rhythmusstörungen zu erkennen, die aus dem Oberflächen-EKG nicht eindeutig identifiziert oder eingeordnet werden können. So ist die Differenzierung von tachykarden Herzrhythmusstörungen mit breitem QRS-Komplex oft erst mit Hilfe der elektrophysiologischen Untersuchung möglich. Durch Stimulation über die intrakardialen Elektroden können ferner Arrhythmien induziert und beendet werden. Diese Untersuchung wird als *programmierte elektrische Stimulation* bezeichnet. Ihr liegt die Hypothese zugrunde, daß tachykarde Herzrhythmusstörungen ein pathophysiologisches Substrat haben, bei dessen Vorhandensein durch Stimulation Rhythmusstörungen ausgelöst werden können. Dieses geschieht durch frühzeitig einfallende Extrastimuli, die zum Teil auf noch refraktäres Gewebe stoßen sowie auf Gewebe mit einer Leitung, die langsam genug ist, um die zuvor blockierte Region wieder erregen zu können. So entsteht ein Reentry-Kreis, der die häufigste Ursache von tachykarden Herzrhythmusstörungen ist. Bei Rhythmusstörungen, denen ein Reentry-Mechanismus zugrunde liegt, hat die elektrophysiologische Untersuchung den größten diagnostischen und therapeutischen Stellenwert.

A. Indikationen zur elektrophysiologischen Untersuchung

Bei folgenden Krankheitsbildern kann eine elektrophysiologische Untersuchung indiziert sein:

- Sinusknotendysfunktion;
- erworbenem AV-Block;
- chronischen intraventrikulären Leitungsstörungen;
- Tachykardien mit schmalem QRS-Komplex;
- Tachykardien mit breitem QRS-Komplex;
- verlängertem QT-Intervall;
- Wolff-Parkinson-White-Syndrom;
- ventrikulären Extrasystolen und Couplets;
- Zustand nach Herzstillstand;
- unklaren Palpitationen;
- Auswahl geeigneter Antiarrhythmika.

1. Indikationen bei Sinusknotendysfunktion

Indikationen bei Sinusknotendysfunktion sind

–   symptomatische Patienten mit Synkopen oder Präsynkopen, bei denen eine Sinusknotendysfunktion als Ursache für die Symptome vermutet wird, aber kein kausaler Zusammenhang zwischen einer Sinusbradykardie, einer Sinusknotenpause oder einem sinoatrialen Block und den Symptomen hergestellt werden kann.

Bei folgenden Patienten ist die Indikation nicht eindeutig gesichert, wird die elektrophysiologische Untersuchung aber häufig durchgeführt:

–   bei Patienten vor Schrittmacherimplantation, wenn die antegrade und retrograde AV-Überleitung sowie die Auslösbarkeit atrialer Tachyarrhythmien überprüft werden sollen
–   wenn die Kenntnis über den Schweregrad und den Mechanismus der Sinusknotendysfunktion und über die Wirkung von Antiarrhythmika für die weitere Therapieentscheidung hilfreich ist;
–   bei symptomatischen Patienten mit Sinusknotendysfunktion, bei denen andere Arrhythmien wie etwa ventrikuläre Tachykardien als Ursache der Symptomatik ausgeschlossen werden müssen.

2. Indikationen bei erworbenem AV-Block

Indikationen bei erworbenem AV-Block sind

–   symptomatische Patienten mit Synkopen oder Präsynkopen, bei denen ein infrahissär gelegener Block als Ursache der Symptomatik vermutet wird, ohne daß er im EKG gesichert werden konnte;
–   Patienten mit AV-Block II. oder III. Grades, die nach der Schrittmacherimplantation symptomatisch bleiben und bei denen ventrikuläre Tachyarrhythmien als Ursache der Symptome vermutet werden.

Bei folgenden Patienten ist die Indikation nicht eindeutig gesichert, wird eine elektrophysiologische Untersuchung aber häufig durchgeführt:

–   bei AV-Block II. und III. Grades, wenn die Lokalisation und der Mechanismus des Blocks die weitere Therapieentscheidung beeinflussen oder eine bessere prognostische Abschätzung erlauben;
–   bei Patienten, bei denen als Ursache eines im EKG erscheinenden AV-Blockbildes II. und III. Grades verborgene junktionale Extrasystolen vermutet werden.

3. Indikationen bei chronischen intraventrikulären Leitungsstörungen

Eine solche Indikation liegt vor

- bei symptomatischen Patienten mit Schenkelblock, bei denen ventrikuläre Arrhythmien als Ursache der Symptome vermutet werden.

Bei folgenden Patienten ist die Indikation nicht eindeutig gesichert, wird eine elektrophysiologische Untersuchung aber häufig durchgeführt:

- bei symptomatischen Patienten mit Schenkelblock, bei denen die Kenntnis der Lokalisation und des Schweregrades der Leitungsstörung sowie der Wirkung von Pharmaka für die weitere Therapieentscheidung und die Beurteilung der Prognose von Bedeutung sind.

4. Indikationen bei Tachykardien mit schmalem QRS-Komplex (QRS-Komplex < 0,12 s)

Indikationen liegen vor bei

- Patienten mit häufigen und schwer tolerablen Episoden von Tachykardien, die auf eine antiarrhythmische Therapie nicht ausreichend ansprechen und bei denen eine Information über den Ursprungsort, den Mechanismus und die elektrophysiologischen Eigenschaften der Tachykardiebahnen von entscheidender Bedeutung für die weitere Therapie ist;
- Patienten, die eine ablative Therapie einer pharmakologischen Behandlung vorziehen.

Bei folgenden Patienten ist die Indikation nicht eindeutig gesichert, wird die elektrophysiologische Untersuchung aber häufig durchgeführt:

- bei Patienten mit gering ausgeprägter Symptomatik aber zahlreichen Tachykardieepisoden, die mit Antiarrhythmika behandelt werden müssen, deren Effekt auf den Sinusknoten oder die AV-Knotenüberleitung unerwünscht sind.

5. Indikationen bei Tachykardien mit breitem QRS-Komplex

Eine solche Indikation ergibt sich bei

- Patienten mit anhaltenden und/oder symptomatischen Tachykardien, wenn die genaue Diagnose unklar und ihre Kenntnis für die weitere Therapie wichtig ist.

Bei folgenden Patienten ist die Indikation nicht eindeutig gesichert, wird eine elektrophysiologische Untersuchung aber häufig durchgeführt:

- bei Patienten mit Präexzitationssyndrom und Verdacht auf antidrome Tachykardie, um die Anzahl der akzessorischen Bündel festzustellen.

6. Indikation bei verlängertem QT-Intervall

Es gibt keine eindeutig gesicherten Indikationen.

Eine elektrophysiologische Untersuchung wird aber bei nicht unumstrittener Indikation durchgeführt, um den proarrhythmischen Effekt von antiarrhythmischen Pharmaka bei Patienten zu untersuchen, die erstmals eine Episode von anhaltender ventrikulärer Tachykardie oder einen Herzstillstand unter dieser antiarrhythmischen Therapie erlebt haben.

7. Indikationen beim Wolff-Parkinson-White-Syndrom

Diese Indikation betrifft

– Patienten, die aufgrund von lebensbedrohlichen oder nicht tolerablen Arrhythmien oder Arzneimittelnebenwirkungen für eine nichtpharmakologische Behandlung des akzessorischen Bündels vorgesehen sind.

Bei folgenden Patienten ist die Indikation nicht eindeutig gesichert, wird eine elektrophysiologische Untersuchung aber häufig durchgeführt:

– bei behandlungsbedürftigen Arrhythmien, bei denen die Kenntnis des Typs der Arrhythmie, der Lokalisation, Anzahl und elektrophysiologischen Eigenschaften der akzessorischen Bündel und der Wirkung der antiarrhythmischen Therapie die weitere Behandlungsstrategie beeinflußt;
– bei asymptomatischen Patienten mit einem WPW-typischen EKG; insbesondere berufliche Indikation (z. B. Busfahrer, Hochleistungssportler);
– bei Patienten mit WPW-Syndrom und plötzlichen Todesfällen in der Familie;
– bei Patienten mit WPW-Syndrom, die aus anderen Gründen einer Herz-Operation unterzogen werden müssen.

8. Indikationen bei ventrikulären Extrasystolen und Couplets

Hier gibt es keine eindeutig gesicherten Indikationen.

Eine elektrophysiologische Untersuchung wird bei nicht eindeutig gesicherter Indikation häufig durchgeführt:

– bei Patienten mit ventrikulären Extrasystolen und unklarer Präsynkope oder Synkope.

9. Indikationen zur elektrophysiologischen Untersuchung bei unklarer Synkope

– Patienten mit bekannter oder vermuteter organischer Herzerkrankung.

Eine elektrophysiologische Untersuchung wird bei nicht eindeutig gesicherter Indikation ebenfalls häufig bei Patienten mit unklarer Synkope ohne organische Herzerkrankung durchgeführt.

10. Indikationen bei Überlebenden eines Herzstillstandes

Hier kommen in Betracht

- Patienten ohne Hinweis auf einen akuten Myokardinfarkt;
- Patienten mit Herzstillstand, der mindestens 48 h nach dem akuten Myokardinfarkt aufgetreten ist.

Eine elektrophysiologische Untersuchung wird bei nicht eindeutig gesicherter Indikation ebenfalls häufig bei Patienten mit Herzstillstand als Folge einer Bradyarrhythmie durchgeführt.

11. Indikationen bei unklaren Palpitationen

Indikationen ergeben sich bei

- Patienten, bei denen während der Palpitationen eine Herzfrequenz von mehr als 150/min festgestellt werden konnte und EKG-Aufzeichnungen solcher Episoden fehlen.

Eine elektrophysiologische Untersuchung wird bei nicht unumstrittener Indikation ebenfalls häufig durchgeführt bei Patienten, bei denen klinisch bedeutsame Palpitationen, deren Ursprung als kardial vermutet wird, so sporadisch auftreten, daß auch mit wiederholten Langzeit-EKG-Untersuchungen diese Episoden nicht dokumentiert werden können.

12. Indikationen zur Auswahl einer geeigneten antiarrhythmischen Therapie

Hier kommen für die elektrophysiologische Untersuchung in Frage:

- Patienten mit anhaltenden ventrikulären Tachykardien oder einem Herzstillstand auf dem Boden einer ventrikulären Tachykardie oder eines Kammerflimmerns, die nicht mit einem verlängerten QT-Intervall assoziiert sind und nicht innerhalb von 48 h nach einem akuten Myokardinfarkt auftreten, insbesondere dann, wenn spontane ventrikuläre Exrtasystolen zu selten sind, als daß der Effekt einer antiarrhythmischen Therapie mit Hilfe von Langzeit-EKG-Untersuchungen überprüft werden kann;
- Patienten mit Wolff-Parkinson-White-Syndrom mit Vorhofflimmern und schneller Überleitung auf die Ventrikel, mit kurzer antegrader Refraktärzeit des akzessorischen Bündels, mit Herzstillstand oder mit rezidivierenden symptomatischen Reentry-Tachykardien, die auf eine empirische antiarrhythmische Therapie nicht ansprechen;
- AV-Knoten-Reentry-Tachykardien, die auf eine empirische antiarrhythmische Therapie nicht ansprechen.

Bei folgenden Patienten ist die Indikation nicht eindeutig gesichert, wird eine elektrophysiologische Untersuchung aber häufig durchgeführt:

- bei rezidivierendem symptomatischen paroxysmalen Vorhofflimmern mit schneller Überleitung, das durch eine empirische antiarrhythmische Therapie nicht verhindert werden kann;
- bei rezidivierenden symptomatischen induzierbaren sinoatrialen Reentry-Tachykardien, intraatrialen Reentry-Tachykardien und ektopen atrialen Tachykardien, die auf eine empirische Therapie nicht ansprechen;
- bei rezidivierenden, nichtanhaltenden ventrikulären Tachykardien, die weder mit einem akuten Myokardinfarkt noch mit einem verlängerten QT-Intervall in Beziehung stehen;
- zur Identifikation eines proarrhythmischen Effektes von antiarrhythmischen Pharmaka bei Patienten, bei denen erstmals eine anhaltende ventrikuläre Tachykardie oder ein Herzstillstand unter dieser antiarrhythmischen Therapie aufgetreten ist;
- zur Risikostratifizierung und Beurteilung der Therapie nach Myokardinfarkt bei Patienten mit eingeschränkter linksventrikulärer Funktion, gehäuften ventrikulären Extrasystolen oder Episoden von nichtanhaltender ventrikulärer Tachykardie oder beidem, insbesondere, wenn im EKG Spätpotentiale nachgewiesen werden können.

B. Technik

1. Technische Ausrüstung

Zur technischen Ausrüstung gehört ein Stimulationsgerät, ein Verstärker, ein Oszilloskop, eine Registriereinheit, ein Defibrillator sowie ein Röntgendurchleuchtungsgerät.

Der Stimulator muß in der Lage sein, wenigstens 3 Extrastimuli und eine schnelle *burst*-Stimulation abzugeben. Der Verstärker verarbeitet die intrakardialen Signale, die dann auf das Oszilloskop und die Registriereinheit übertragen werden. Die Elektrogramme werden mit Hilfe eines Schreibers mit einem Papiervorschub von bis zu 500 mm/s registriert.

Die Katheter sind 5–6 F dick und haben bis zu 6 Elektroden (hexapolare Stimulationskatheter) (Abb. 109). Einige Elektrodenkatheter haben einen beweglichen Kern, wodurch schwer zugängliche Areale in den Herzkammern besser erreicht werden können. Andere Elektroden können über einen Führungsdraht plaziert werden, was insbesondere bei elektrophysiologischen Untersuchungen des linken Ventrikels dann von Vorteil ist, wenn die Beckenarterien und die Aorta arteriosklerotisch verändert sind.

Im Labor müssen 2 Defibrillator-Kardioversionsgeräte zur Verfügung stehen. Es empfiehlt sich, die Defibrillatorelektroden vor der Untersuchung auf

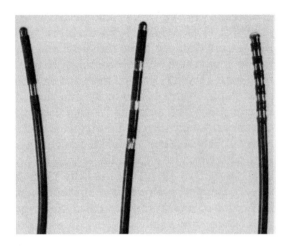

Abb. 109. Verschiedene Elektrodenkatheter zur elektrophysiologischen Untersuchung

Brustkorb (im Bereich der Herzspitze) und Rücken zu fixieren, um während der elektrophysiologischen Untersuchung die Sterilität wahren zu können.

Für das Plazieren der Elektrodenkatheter reicht ein beweglicher C-Bogen zur Durchleuchtung.

2. Technik der Elektrodenplazierung

Gewöhnlich werden die Elektroden über die V. femoralis beidseits eingeführt. Zwei werden über die rechte, 2 über die linke V. femoralis nach Seldinger-Technik eingeführt und hoch ins rechte Atrium, tief ins rechte Atrium, in die Nähe des His-Bündels und in die Spitze oder den Ausflußtrakt des rechten Ventrikels gelegt. Besteht ein akzessorisches Bündel, wird eine zusätzliche Elektrode im Koronarvenensinus plaziert (Abb. 110).

Während der Untersuchung wird der arterielle Blutdruck blutig über eine kleine Kanüle in der A. femoralis überwacht.

3. Technik der Stimulation

Die zur Stimulation abgegebenen Impulse haben gewöhnlich eine Breite von 1–2 ms und eine Stärke, die über dem Doppelten der Stimulationsschwelle liegt.

Die elektrophysiologische Untersuchung wird nach einem festgelegten Protokoll durchgeführt. Zunächst werden die Basisintervalle gemessen (Tabelle 15), dann folgen die Vorhof- und Ventrikelstimulation.

Die **Vorhofstimulation** wird hoch im rechten Atrium durchgeführt. Die programmierte Stimulation besteht aus einer Serie von Stimuli (gewöhnlich 8) mit einer konstanten Zykluslänge (A1), die anfangs zwischen 600–800 ms

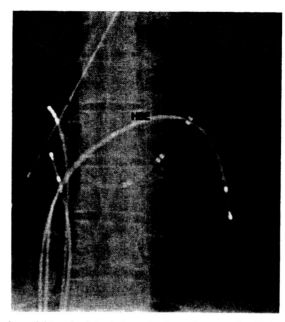

Abb. 110. Durchleuchtungsbild der elektrophysiologischen Untersuchung mit Elektrodenkatheter im oberen rechten Vorhof (HRA), unteren rechten Vorhof (LRA), am His-Bündel (HBE), im Koronarvenensinus (CS) und in der Spitze des rechten Ventrikels (RVA)

Tabelle 15. Normalwerte von intrakardial durch elektrophysiologische Untersuchung abgeleiteten Zeitintervallen

Intervall	Normalwerte (in msec)
Hohes rechtes Atrium bis tiefes rechtes Atrium	10–40 (abhängig von Elektrodenlage)
A-H	55–130
H-V	35–55
H (Dauer)	15–25
QTc	gewöhnlich niedriger als 420–440
Korrigierte Sinusknotenerholungszeit	<550
Sinuatriale Überleitungszeit	50–125
Effektive Refraktärperiode	
Vorhof	180–320
AV-Knoten	230–430
Ventrikel	180–290

A-H = Zeitintervall Atrium – His-Bündel;   H-VB = Zeitintervall His-Bündel – Ventrikel; H = His-Bündel; OT$_c$ = frequenzkorrigierte QT-Zeit

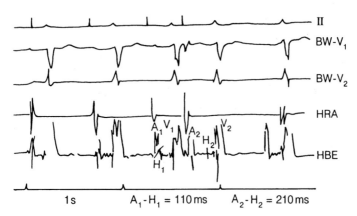

Abb. 111. Beispiel eines atrialen Extrastimulus (A2) bei Vorhofstimulation (A1); HRA = hohes rechtes Atrium, HBE = His-Bündel-Elektrogramm; BW-V$_1$ = Brustwandableitung V$_1$, BW-V$_2$ = Brustwandableitung V$_2$

beträgt. Die basale Stimulation wird gefolgt von einem vorzeitig abgegebenen Stimulus (A2). An A2 schließt sich eine Periode von 4–5 s ohne Stimulation an, in der die Reaktion auf den Stimulus abgewartet wird. Danach wird die Zykluslänge zwischen A1 und A2 weiter verkürzt, bis eine Arrhythmie zu induzieren ist oder die Refraktärperiode des AV-Knotens – fehlende Überleitung zum His-Bündel – und des Vorhofs – ausbleibende Vorhoferregung – erreicht ist (Abb. 111). Es ist notwendig, die Stimulation bis zum Erreichen der effektiven Refraktärperiode des Vorhofs fortzuführen, da innerhalb des AV-Knotens ein sog. *GAP-Phänomen* auftreten kann. In diesem Fall kann die Refraktärzeit des AV-Knotens erreicht sein, aber bei weiterer Verkürzung des A1-/A2-Intervalls erneut eine His-Bündel-Aktivität registriert werden. Diesem GAP-Phänomen liegen unterschiedliche Leitungsbahnen im AV-Knoten zugrunde. Die Stimulation wird dann mit einer Zykluslänge von 500 ms wiederholt. Bei supraventrikulären Arrhythmien, insbesondere bei Verdacht auf akzessorische Bündel, werden bis zu 5 Zykluslängen (400–800 ms) für die Basalstimulation verwendet.

Ist eine Vorhofrhythmusstörung ausgelöst worden, müssen der Typ der Rhythmusstörung (Vorhoftachykardie, Vorhofflattern, Vorhofflimmern), der zugrunde liegende Mechanismus (AV-Knoten-Reentry-Tachykardie, atrioventrikuläre Reentry-Tachykardie, Automatie) und die Möglichkeiten der Initiierung und Beendigung der Tachykardie untersucht werden.

Zur Bestimmung der *Sinusknotenerholungszeit* wird der Vorhof mit einer konstanten Zykluslänge über 30–60 s stimuliert, dann die Stimulation abrupt abgebrochen und das Intervall zwischen der letzten stimulierten Vorhofaktion und der ersten Vorhofeigenaktion gemessen (Abb. 112). Die sog. korrigierte Sinusknotenerholungszeit erhält man durch Subtraktion der Basiszykluslänge von der Sinusknotenerholungszeit. Die korrigierte Sinusknotenerholungszeit sollte 550 ms nicht überschreiten. Sie ist ein Maß für die intrinsische Aktivität

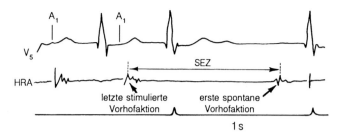

Abb. 112. Bestimmung der Sinusknotenerholungszeit (SEZ), HRA = Ableitung aus dem hohen rechten Atrium

des Sinusknotens und kann in unklaren Fällen zur Klärung der Indikation zur Schrittmacherimplantation beitragen.

Die *sinoatriale Überleitungszeit* wird durch Abgabe eines vorzeitigen Vorhofstimulus, der in den Sinusknoten penetriert und den Rhythmus neu festsetzt, ermittelt. Hierzu wird die Zykluslänge zwischen der vorzeitigen Erregung und dem nachfolgenden Sinusschlag gemessen und hiervon die spontane Zykluslänge subtrahiert; die Differenz ergibt die sinoatriale Überleitungszeit.

Bei der *programmierten ventrikulären Stimulation* werden vorzeitig einfallende Extrastimuli bei simultaner Vorhof- und Ventrikelbasisstimulation abgegeben. Die Stimulation wird in der Spitze des rechten Ventrikels, im rechtsventrikulären Ausflußtrakt und – bei erfolgloser rechtsventrikulärer Stimulation – im linken Ventrikel durchgeführt. Zunächst wird der Ventrikel mit einer konstanten Zykluslänge von beispielsweise 600 ms über 8 Schläge ($V_1 - V_2$) stimuliert, gefolgt von einem frühzeitig einfallenden Extrastimulus (V_2). Die Zykluslänge zwischen V_1 und V_2 wird dann stufenweise um 20 ms verkürzt, bis eine anhaltende Arrhythmie induziert wird oder die Refraktärperiode des Ventrikels erreicht ist. Nach jedem Extrastimulus wird eine Stimulationspause von 4–5 s eingehalten. Wenn auf diese Weise noch keine ventrikulären Tachykardien auslösbar sind, wird nach dem oben beschriebenen Protokoll ein gedoppelter Extrastimulus abgegeben ($V_2 - V_3$). Das Stimulationsintervall $V_1 - V_2$ liegt dann um 50 ms über der effektiven Refraktärperiode des Ventrikels, und das Intervall zwischen V_1 und V_3 wird genau doppelt so groß gewählt. Das Intervall $V_2 - V_3$ wird um jeweils 10 ms verkürzt, bis V_3 nicht mehr übergeleitet wird. Dann wird das Intervall $V_1 - V_2$ in 10-ms-Schritten verkürzt, bis V_3 erneut übergeleitet. Die Stimulation wird dann solange wiederholt, bis V_2 die Refraktärzeit des Ventrikels erreicht (Abb. 113).

Bei einigen Patienten wird ein Triple-Extrastimulus ($V_2 - V_3 - V_4$) angewandt, der zwar die Sensitivität erhöht aber die Spezifität der Methode vermindert. Die Stimulation wird ähnlich wie beim Doppelstimulus begonnen, wobei das Intervall von $V_1 - V_4$ das 3fache des Intervalls von $V_1 - V_2$ beträgt. Die Stimulation wird mit stufenweiser Verkürzung des Intervalls $V_4 - V_3$ begonnen, bis V_4 nicht mehr überleitet. Dann wird das Intervall $V_2 - V_3$ verkürzt, bis V_4 wieder leitet, und die Stimulation solange wiederholt, bis V_2 die Refrak-

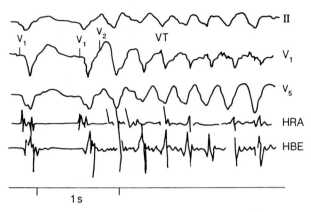

Abb. 113. Auslösung einer ventrikulären Tachykardie (VT) durch ventrikulären Extrastimulus (V2)

tärphase des Ventrikels erreicht hat oder eine anhaltende Tachykardie ausgelöst ist.

Ein anderes routinemäßiges Verfahren besteht in der *burst*-Stimulation, bei der eine Serie von 10 Ventrikelstimuli mit einer konstanten Zykluslänge, gefolgt von einer 4–5 s langen Pause, abgegeben werden. Die Zykluslänge wird in 50–100-ms-Schritten reduziert, bis sie 50 ms vor der zuvor ermittelten effektiven Refraktärphase des Ventrikels liegt. Dann werden die Stimulationsintervalle in 10-ms-Schritten weiter reduziert, bis die Zykluslänge 200 ms erreicht hat bzw. eine anhaltende Tachykardie ausgelöst wurde.

Dieses Stimulationsprotokoll kann unter Isoproterenol-Gabe wiederholt werden.

4. Medikamenten-Testung

Die elektrophysiologische Untersuchung bietet die Möglichkeit, die Wirkung von Antiarrhythmika auf die Auslösbarkeit von Rhythmusstörungen zu überprüfen. Hierzu sind häufig serielle Medikamenten-Testungen notwendig, bei denen die Halbwertszeit der Antiarrhythmika berücksichtigt werden müssen. Bevor ein neues Antiarrhythmikum ausgetestet werden kann, muß die fünffache Halbwertszeit des vorangegangenen Antiarrhythmikums abgewartet werden. Diese Untersuchungen sind sehr zeitaufwendig und erfordern häufig eine stationäre Verweildauer von bis zu 10 Tagen.

5. Katheter-Mapping

Mit Hilfe des Katheter-Mappings wird während einer Tachykardie der Ort der frühesten Erregung identifiziert. Diese Untersuchung wird bei Patienten mit therapiebedürftigen Rhythmusstörungen durchgeführt, bei denen eine antiarrhythmische Therapie erfolglos war und keine Kontraindikationen gegen eine Operation am offenen Herzen bestehen bzw. eine Operation auch aus anderen Gründen, wie schwere koronare Herzkrankheit oder Herzwandaneurysma durchgeführt werden muß. Die Mapping-Untersuchung wird an verschiedenen Orten des linken und rechten Ventrikels während einer ventrikulären Tachykardie, eines Sinusrhythmus oder einer Ventrikelstimulation durchgeführt (Abb. 114). Liegt der Rhythmusstörung eine koronare Herzkrankheit zugrunde, ist häufig der linke Ventrikel der Ursprungsort, bei der arrhythmogenen rechtsventrikulären Dysplasie und anderen spezifischen Erkrankungen kann die Tachykardiezone auch im rechten Ventrikel gelegen sein.

Das Elektrogramm der jeweiligen Region wird während der Tachykardie abgeleitet und mit dem Referenzelektrogramm einer definierten Stelle verglichen. Die Tachykardiezone ist dort gelegen, wo im Vergleich zur Referenzableitung der Ort der frühesten Erregung lokalisiert ist. Mit Hilfe des Mappings kann die Tachykardiezone bis auf ein Gebiet von etwa $2-4\,\mathrm{cm}^2$ eingegrenzt werden. Bei Patienten mit koronarer Herzerkrankung befindet sie sich gewöhnlich in der Periinfarktzone oder am Rand eines Herzwandaneurysmas.

Voraussetzungen für ein präzises Katheter-Mapping sind zum einen, daß eine ventrikuläre Arrhythmie ausgelöst werden kann, zum anderen, daß diese von Patienten hämodynamisch toleriert wird. In den Fällen, in denen diese Voraussetzungen nicht gegeben sind, wird der Versuch unternommen, durch Ventrikelstimulation an verschiedenen Orten eine Tachykardie zu erzeugen, die in der Morphologie der spontanen Tachykardie entspricht (sog. Pace-Mapping). Hierdurch kann die Tachykardiezone jedoch nur ungenau lokalisiert werden.

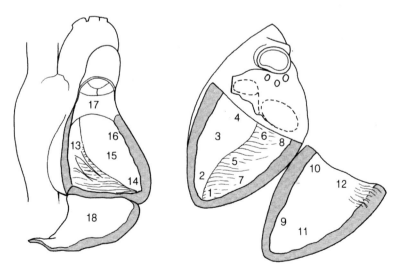

Abb. 114. Ableitpunkte beim Katheter-Mapping; in der linken Bildhälfte ist der rechte Ventrikel eröffnet dargestellt, auf der rechten Bildhälfte der linke Ventrikel

In jedem Fall sollte das Katheter-Mapping durch das intraoperative Mapping im Rahmen der Rhythmusoperation bestätigt werden.

C. Komplikationen

Lebensbedrohliche Rhythmusstörungen werden nicht als Komplikation betrachtet, weil deren Auslösung häufig Bestandteil der elektrophysiologischen Untersuchung ist. Schwerwiegende Komplikationen treten bei etwa 2% der Patienten auf. Die häufigsten Komplikationen sind

- Hämatome an der Punktionsstelle;
- Thrombosen und Embolien; ihre Häufigkeit kann durch eine Heparinisierung der Patienten während der Untersuchung erheblich reduziert werden;
- Infektion;
- Gefäßdissektionen; diese treten vor allem bei arteriosklerotisch veränderten Gefäßen auf. Diese Komplikation läßt sich durch Verwendung von Elektroden mit Innenlumen, die mit einem Führungsdraht eingeführt werden können, weitgehend vermeiden;
- Perikardtamponade.

D. Befunde und therapeutische Konsequenzen

1. Supraventrikuläre Arrhythmien

Mit Hilfe der elektrophysiologischen Untersuchung gelingt es, die supraventrikulären Tachykardien in folgende Gruppen zu differenzieren:

- AV-Knoten-Reentry-Tachykardie;
- atrioventrikuläre Reentry-Tachykardie;
- sinoatriale Reentry-Tachykardie;
- intraatriale Reentry-Tachykardie;
- ektope Vorhoftachykardie;
- junktionale ektope Tachykardie.

Diese Tachykardieformen können nach den in Tabelle 16 aufgeführten elektrophysiologischen Kriterien unterschieden werden.

Besondere Bedeutung kommt der elektrophysiologischen Untersuchung beim Vorliegen von akzessorischen Bündeln zu. Es handelt sich um

- atriohissäre Bündel (James-Fasern; bei Lown-Ganong-Levine-Syndrom);
- atrioventrikuläre Kent-Bündel (beim Wolff-Parkinson-White-Syndrom);
- nodoventrikuläre oder faszikuloventrikuläre Bündel (Mahaim-Fasern);

- und selten die Kombination aus James- und Mahaim-Fasern, die ein WPW-Syndrom vortäuschen können.

Im Oberflächen-EKG gelingt eine grobe Lokalisation der akzessorischen Leitungsbahn (Abb. 115), sofern es sich nicht um multiple akzessorische Bündel handelt. Die häufigste Tachykardieform ist die orthodrome atrioventrikuläre Reentry-Tachykardie mit antegrader Leitung über den AV-Knoten und retrograder Leitung über das akzessorische Bündel. Im Oberflächen-EKG ist die Tachykardie gekennzeichnet durch

- das Fehlen einer Delta-Welle (schmaler QRS-Komplex);
- eine dem QRS-Komplex folgende negative P-Welle in Ableitung II.

Seltener ist die antidrome Reentry-Tachykardie mit breitem QRS-Komplex (Präexzitation).

Tabelle 16. Elektrophysiologische Unterscheidungsmerkmale und Therapiemöglichkeiten bei supraventrikulären Tachykardieformen (SVT)

Tachykardieformen	elektrophysiologische Unterscheidungsmerkmale	Therapie
Sinoatriale Reentry-Tachykardie	Induktion und Terminierung durch Vorhofstimulation	Karotisdruck, Digitalis, β-Blocker, Verapamil, Ia-Antiarrhythmika
Atriale ektope Tachykardie	durch *Overdrive*-pacing oder Extrastimuli nicht terminierbar	Digitalis, β-Blocker, Verapamil, evtl. Ic-Antiarrhythmika oder Amiodarone
AV-Knoten-Reentry-Tachykardie	abrupte Zunahme der AV-Überleitungszeit um mehr als 40–50 msec bei abnehmendem Stimulationsintervall in 10 msec-Schritten	Digitalis, β-Blocker, Verapamil, Ia oder Ic-Antiarrhythmika
Junktionale ektope Tachykardie	Hinweise auf diese Tachykardie sind: – dem QRS-Komplex vorausgehender His-Spike mit normalem HV-Intervall – AV-Dissoziation – irreguläre RR-Intervalle	β-Blocker, evtl. His-Bündel-Ablation
Orthodrome AV-Reentry-Tachykardie	Induktion und Terminierung durch atriale und ventrikuläre Extrastimuli möglich; schmaler QRS-Komplex mit nachfolgender P-Welle	Digitalis, β-Blocker, Verapamil (ausgenommen Vorhofflimmern mit Präexzitation), Ic-Antiarrhythmika Amiodaron evtl. chirurg. oder Katheterablation

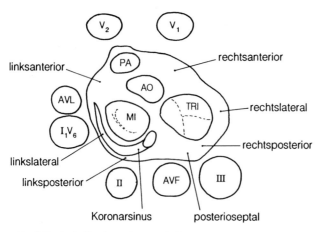

Abb. 115. Lokalisation akzessorischer Bündel bei WPW-Syndrom mit EKG-Ableitungen, in denen eine Delta-Welle registriert werden kann; MI = Mitralklappe, AO = Aorta, PA = Pulmonalarterie, TI-Trikuspidalklappe

Patienten mit symptomatischen Arrhythmien bei Verdacht auf ein akzessorisches Bündel sollten einer elektrophysiologischen Untersuchung unterzogen werden, um

– den Mechanismus der Tachykardie zu identifizieren;
– das oder die akzessorischen Bündel zu lokalisieren;
– das Risiko für einen plötzlichen Herztod zu ermitteln;
– die Therapie festzulegen.

Während der elektrophysiologischen Untersuchung wird die antegrade und retrograde Refraktärzeit des Bündels vor und nach Gabe von Antiarrhythmika überprüft. Die Tachykardie wird durch Vorhof- oder ventrikuläre Überstimulation, durch beides oder durch eine programmierte Stimulation ausgelöst. Wenn eine orthodrome atrioventrikuläre Reentry-Tachykardie ausgelöst werden kann, werden die Vorhöfe im Bereich des Trikuspidalanulus und des Sinus coronarius gemappt, um den Ort der frühesten atrialen Aktivierung zu ermitteln, der der atrialen Insertionsstelle des akzessorischen Bündels entspricht.

Wenn eine orthodrome Tachykardie nicht ausgelöst werden kann, erfolgt das Mapping während der ventrikulären Stimulation. Hierbei kann jedoch die retrograde Überleitung über den AV-Knoten das Mapping stören; in diesem Fall tritt die früheste atriale Aktivierung im septalen Anteil des unteren rechten Vorhofes auf.

Vorhofflimmern wird durch Vorhofstimulation oder Vorhofextrastimuli ausgelöst, um das kürzeste RR-Intervall zu bestimmen. Es werden dann die Effekte einer antiarrhythmischen Behandlung auf die Induzierbarkeit von Tachykardien, Vorhofflimmern und die Wirkung auf die ventrikuläre Frequenz bei Vorhofflimmern überprüft. Ein Antiarrhythmikum wird dann als wirksam angesehen, wenn es die Induktion von atrioventrikulären Reentry-Tachykardien und von Vorhofflimmern verhindert. Ein Antiarrhythmikum, das die Reentry-Tachykardie verlangsamt oder frühzeitig beendet oder die Ventrikelfrequenz bei Vorhofflimmern verlangsamt, kann als partiell wirksam bezeichnet werden.

2. Ventrikuläre Arrhythmien

Durch eine programmierte Elektrostimulation ausgelöste ventrikuläre Rhythmusstörungen werden nach dem Vorschlag der Nordamerikanischen Gesellschaft für Stimulation und Elektrophysiologie wie in Tabelle 17 definiert.

Bei Patienten mit einer spontanen anhaltenden ventrikulären Tachykardie in der Vorgeschichte kann in etwa 25% der Fälle durch einen einzelnen ventrikulären Extrastimulus eine anhaltende ventrikuläre Tachykardie induziert werden, durch einen Doppel-Extrastimulus in 60–80% der Fälle, durch einen Triple-Extrastimulus bzw. einen ventrikulären *burst* in 95% der Fälle. Die Spezifität der elektrophysiologischen Untersuchung nimmt mit steigender Zahl der Extrastimuli ab. Ferner hängen Spezifität und Sensitivität der Untersuchung von der zugrunde liegenden Erkrankung ab. Die größte Aussagekraft hat die programmierte Elektrostimulation bei Vorliegen einer koronaren Herz-

Tabelle 17. Definition von durch programmierte Elektrostimulation ausgelösten ventrikulären Arrhythmien

Anhaltende ventrikuläre Tachykardie	= ventrikuläre Tachykardie, die länger als 30 s anhält oder aus klinischen Gründen frühzeitiger beendet werden muß
Nichtanhaltende ventrikuläre Tachykardie	= ventrikuläre Tachykardie von mehr als 6 Aktionen, die innerhalb von 30 s spontan endet und nicht aus klinischen Gründen frühzeitiger terminiert werden muß
Monomorphe ventrikuläre Tachykardie	= ventrikuläre Tachykardie mit einer konstanten Konfiguration des QRS-Komplexes in wenigstens 3 simultan registrierten EKG-Ableitungen
Multiple monomorphe ventrikuläre Tachykardie	= 2 oder mehr monomorphe ventrikuläre Tachykardien bei demselben Patienten
Polymorphe ventrikuläre Tachykardie	= ventrikuläre Tachykardie mit kontinuierlich wechselnder QRS-Komplex-Konfiguration in jeder EKG-Ableitung
Kammerflimmern	= ventrikuläre Tachyarrhythmie ohne Nachweis klar definierter QRS-Komplexe im Oberflächen-EKG. In einigen Fällen kann das Kammerflimmern nicht von einer anhaltenden polymorphen ventrikulären Tachykardie unterschieden werden.
Einzelne ventrikuläre Antwort	= eine spontane ventrikuläre Aktion als Antwort auf einen oder mehrere frühzeitig abgegebene Ventrikelstimuli
Wiederholte ventrikuläre Antworten	= 2–5 spontane Vertrikelaktionen als Antwort auf ein oder mehrere frühzeitig abgegebene Ventrikelstimuli

krankheit. Patienten mit hypertropher obstruktiver Kardiomyopathie, bei denen eine nichtanhaltende ventrikuläre Tachykardie ausgelöst werden kann, scheinen ein höheres Risiko für einen plötzlichen Herztod zu besitzen. Bei der dilatativen Kardiomyopathie dagegen scheint zwischen der Induzierbarkeit ventrikulärer Tachykardien und der Prognose kein Zusammenhang zu bestehen. Um die Ergebnisse einer elektrophysiologischen Untersuchung interpretieren zu können, ist demnach eine genaue Diagnose der kardiologischen Grundkrankheit notwendig.

Auch der Art der ausgelösten Rhythmusstörungen kommt eine große Bedeutung zu. Kann eine anhaltende monomorphe ventrikuläre Tachykardie induziert werden, die mit der klinischen Arrhythmie identisch ist, hat die Untersuchung die höchste Sensitivität und Spezifität. Die Unterdrückung dieser Rhythmusstörung durch Antiarrhythmika stellt das gewünschte Therapieziel dar. Die Bedeutung nichtanhaltender ventrikulärer Tachykardien wird kontrovers diskutiert. Je länger die Tachykardie anhält, um so größer scheint ihre prognostische Bedeutung zu sein. Ein durch eine elektrophysiologische Stimulation ausgelöstes Kammerflimmern ist dagegen ein unspezifischer Befund.

Induzierte polymorphe ventrikuläre Tachykardien entsprechen häufig nicht der klinischen Arrhythmie und sollten deswegen nicht als Beurteilung für die Wirksamkeit einer antiarrhythmischen Therapie herangezogen werden. Repetitive ventrikuläre Antworten sind als Endpunkt einer elektrophysiologischen Untersuchung ebenfalls inadäquat. Die Leitungsschenkel miteinbeziehende Reentry-Kreise sind physiologische Reentry-Formen, während auf den Ventrikel beschränkte Reentry-Tachykardien pathologische Bedeutung haben.

3. Leitungsstörungen

Bei Patienten mit Verdacht auf einen kranken Sinusknoten kann eine Überprüfung der Sinusknotenerholungszeit sowie der sinoatrialen Überleitungszeit sinnvoll sein, wenn bei klinischer Symptomatik keine entsprechenden EKG-Veränderungen dokumentiert werden konnten.

Bei symptomatischen Patienten mit bifaszikulärem Block kann die Bestimmung der HV-Zeit mit herangezogen werden, um das Risiko der Progression zu einem totalen AV-Block besser abschätzen zu können. Eine Verlängerung der HV-Zeit über Werte von 80–100 ms gilt als eindeutig pathologisch. Ferner kann ein infrahissär gelegener Block durch Vorhofstimulation diagnostiziert werden. Sind diese Befunde bei Patienten mit Schwindel oder Synkopen zu erheben, ist eine Schrittmacherimplantation zu erwägen. Bei Patienten, die während eines akuten Myokardinfarkts einen Schenkelblock mit AV-Block I. Grades entwickeln, ist das Risiko eines totalen AV-Blocks erhöht. In diesen Fällen würde die Bestimmung des HV-Intervalls die Entscheidung zur permanenten Schrittmacherimplantation beeinflussen.

4. Synkope

Bei Patienten mit Synkopen unklarer Ätiologie ist eine elektrophysiologische Untersuchung sinnvoll, wenn alle vorangegangenen Untersuchungen negativ ausgefallen sind. Im Vergleich zum Langzeit-EKG können mit Hilfe der elektrophysiologischen Untersuchung häufiger Befunde erhoben werden, die eine Synkope erklären können. Verläuft die elektrophysiologische Untersuchung negativ, kann eine kardiale Ursache für die Synkope mit größerer Sicherheit ausgeschlossen werden.

5. Medikamenten-Testung

Wird durch die elektrophysiologische Untersuchung eine anhaltende ventrikuläre Tachykardie ausgelöst, kann ein antiarrhythmischer Therapieversuch unternommen werden mit dem Ziel, diese Arrhythmie zu unterdrücken. Besteht eine koronare Herzkrankheit, beträgt die Erfolgsrate einzelner Antiarrhythmika:

- 25–30% bei Typ Ia-Antiarrhythmika;
- etwa 10% bei Lidocain;
- etwa 20% bei Mexitil;
- etwa 10% bei Propanolol.

Bei Kombination verschiedener Antiarrhythmika liegt die Erfolgsrate etwas höher. Stellt sich das Antiarrhythmikum während der elektrophysiologischen Untersuchung als wirksam heraus, kann die Rhythmusstörung bei Langzeitgabe mit einer Wahrscheinlichkeit von 90% unterdrückt werden. Erweist sich das Antiarrhythmikum während der elektrophysiologischen Untersuchung als unwirksam, beträgt die Rezidivrate 50–90%.

Besondes geeignet für die Medikamenten-Testung sind

- Frauen;
- Patienten mit nur gering ausgeprägter koronarer Herzkrankheit;
- Patienten mit nur wenig ausgeprägten Rhythmusstörungen;
- Patienten unterhalb des 45. Lebensjahres;
- Patienten mit einer Ejektionsfraktion über 50% ohne Nachweis von akinetischen oder dyskinetischen Regionen.

Die meisten Patienten mit anhaltenden ventrikulären Tachykardien sind aber ältere Männer mit herabgesetzter Ventrikelfunktion, fortgeschrittener koronarer Herzkrankheit und akinetischen oder aneurysmatischen Myokardbezirken. Kann bei diesen Patienten während der akuten Medikamenten-Testung mit einer Gabe von 1–2,5 g Procainamid die Rhythmusstörung nicht unterdrückt werden, ist der Einsatz von anderen Klasse I-Antiarrhythmika wenig erfolgversprechend. In diesen Fällen können Amiodaron oder Sotalol eingesetzt werden, zwei Pharmaka, deren elektrophysiologische Austestung nicht sinnvoll zu sein scheint. Unter Amiodaron beispielsweise ist nur bei 5–10% der Patienten durch die elektrophysiologische Untersuchung keine Rhythmusstörung mehr auslösbar, dennoch ist die Langzeittherapie bei 50–70% der Patienten effektiv. Ähnliches scheint für Sotalol zu gelten.

Besonders geeignet für eine elektrophysiologische Untersuchung mit Medikamenten-Testung sind ferner Patienten ohne Herzkrankheit mit rechtsschenkelblockartig deformierter, eine Linksachse aufweisende ventrikuläre Tachykardie.

Für eine Medikamenten-Testung eher ungeeignet sind Patienten mit

- polymorphen ventrikulären Tachykardien, ausgenommen solche mit koronarer Herzkrankheit und normalem QT-Intervall;
- nichtanhaltenden ventrikulären Tachykardien;
- repetitiven monomorphen Tachykardien mit Linksschenkelblock und inferiorer Achse.

XII. Katheterablation

In den letzten Jahren wurden für ausgewählte Patienten mit Medikamenten-refraktären Tachykardien die Ablation des AV-Knotens, akzessorischer Bündel oder von Arrhythmieherden mittels Katheter entwickelt.

A. Katheterablation des AV-Knotens

1. Indikationen

Prinzipiell ist der Versuch einer AV-Knotenablation bei allen erheblich symptomatischen therapierefraktären supraventrikulären Tachykardien indiziert, bei denen der AV-Knoten die Leitungsbahn zum Ventrikel darstellt. Hierzu gehören

- Patienten mit therapierefraktären Vorhoftachykardien;
- Patienten mit AV-Knoten-Reentry-Tachykardien;
- Patienten mit atrioventrikulären Tachykardien über akzessorische Bündel; bei letzteren ist es notwendig nachzuweisen, daß der AV-Knoten Bestandteil des für die Tachykardie verantwortlichen Reentry-Kreises ist und daß das akzessorische Bündel keine schnelle Überleitung der Erregung von den Vorhöfen auf die Ventrikel im Falle eines Vorhofflimmerns erlaubt. Bei Vorliegen einer Mahaim-Faser muß insbesondere eine AV-Knoten-Reentry-Tachykardie, an der das akzessorische Bündel selbst nicht beteiligt ist, ausgeschlossen werden;
- jüngere, medikamentös erfolgreich behandelte Patienten, bei denen eine lebenslange antiarrhythmische Therapie vermieden werden soll.

2. Technik

Eine Stimulationselektrode wird transvenös in die Spitze des rechten Ventrikels gelegt, sie dient der Stimulation nach Ablation.

Ein 2. multipolarer Elektrodenkatheter wird im Bereich des His-Bündels so plaziert, daß die größte Amplitude abgeleitet werden kann. Unter intravenöser Kurznarkose werden dann ein oder mehrere Elektroschocks zwischen Katheter und einer Anodenelektrode, die über der rechten Scapula plaziert ist, abgegeben. Unter temporärer Schrittmacherstimulation wird der Patient nach der Prozedur auf der Intensivstation überwacht. Bleibt ein totaler AV-Block über wenigstens 24 h bestehen, wird ein permanenter Schrittmacher implantiert.

3. Ergebnisse

Unmittelbar nach Abgabe des Elektroschocks stellt sich bei 90% der Patienten ein totaler AV-Block ein. Der Ersatzrhythmus hat in der Regel eine Frequenz um 45 Schläge/min. Über einen Beobachtungszeitraum von etwa 1 Jahr verbleiben 63% der Patienten im totalen AV-Block, bei den übrigen Patienten erholt sich die AV-Knoten-Überleitung oft bereits in den ersten Tagen nach dem Eingriff. 10% dieser Patienten verbleiben asymptomatisch, 12% bedürfen einer zusätzlichen antiarrhythmischen Therapie, und bei 15% muß der Eingriff als erfolglos angesehen werden.

4. Komplikationen

Aufgrund der noch begrenzten Erfahrungen kann eine exakte Komplikationsrate nicht angegeben werden. Häufig auftretende Komplikationen sind

-   ventrikuläre Tachykardien oder Kammerflimmern, die bis zu 24 h nach der Prozedur beobachtet werden können;
-   vorübergehender Sinusknotenstillstand, Vorhoftachykardie, Vorhofflattern sowie nichtanhaltende ventrikuläre Tachykardien;
-   Hypotonien, die unmittelbar nach dem Elektroschock auftreten;
-   thrombembolische Komplikationen, in Einzelfällen Thrombenbildung im Bereich des rechten Vorhofs;
-   Komplikationen durch die nachfolgende Schrittmacherimplantation, insbesondere Infektionen.

B. Katheterablation von akzessorischen Leistungsbahnen

Etwa 70% aller akzessorischen Leitungsbahnen verlaufen im Septum oder in der freien Wand des linken Ventrikels. Bei diesen Leitungsbahnen hat sich die chirurgische Ablation als sicher und effektiv herausgestellt.

Eine Indikation zur Katheterablation stellt das posteroseptal gelegene akzessorische Bündel dar.

Über Katheterablationen von akzessorischen Bündeln in der rechtsventrikulären freien Wand liegen zu wenig Erfahrungen vor.

Die Katheterablation von akzessorischen Bündeln in der freien Wand des linken Ventrikels muß über den Koronarvenensinus durchgeführt werden. Wie vorläufige Ergebnisse zeigen, ist eine Katheterablation dieser Leitungsbahn mit einer geringen Erfolgs- und hohen Komplikationsrate verbunden. Es besteht insbesondere das Risiko einer Herzbeuteltamponade, das bei etwa 25% liegt.

1. Technik bei Katheterablation eines posteroseptalen akzessorischen Bündels

Diese Leitungsbahn liegt zwischen dem Ostium des Koronarvenensinus und der AV-Knoten-Verbindung. Der Elektrodenkatheter wird in den Koronarsinus so eingeführt, daß die distal gelegenen Elektroden ihn im Koronarsinus fixieren. Die proximal gelegenen Elektroden werden außerhalb des Koronarsinus an den Bypass-Trakt angelegt. In dieser Position werden die Elektroschocks abgegeben.

2. Befunde

Nach den bisher vorliegenden begrenzten Erfahrungen ist die Ablation von posteroseptal gelegenen akzessorischen Leitungsbahnen mit einer hohen Erfolgs- und geringen Komplikationsrate verbunden. Bestätigen sich diese Befunde, dürfte diese Methode die chirurgische Ablation verdrängen.

C. Katheterablation von ventrikulären Tachykardie-Herden

Die chirurgische Ablation von ventrikulären Tachykardiezonen ist mit einer Mortalitätsrate von 10–15% verbunden, da diese Patienten häufig eine schwere koronare Herzkrankheit mit durchgemachtem Infarkt und schlechter Ventrikelfunktion aufweisen. Mit Hilfe der Katheterablation wird der Versuch unternommen, diesen Eingriff zu vermeiden und damit das Risiko für den Patienten zu senken. Bisher liegen über diese Methode jedoch nur begrenzte Erfahrungen vor.

Vorgegangen wird mit einem endokardialen Mapping, um die Tachykardiezone zu orten. Zur Sicherung des durch Mapping erhobenen Befundes wird ein sog. Pace-Mapping durchgeführt, bei dem die Austrittsstelle des tachykarden Fokus stimuliert wird, um die so erhaltene QRS-Komplexmorphologie mit derjenigen spontan aufgetretener Tachykardie zu vergleichen. Ist die Tachykardiezone gesichert, wird über die endokardiale Elektrode ein Elektroschock zur indifferenten Elektrode, die über dem Brustkorb lokalisiert ist, abgegeben.

Im Falle eines septal gelegenen Fokus kann der Schock zwischen 2 Elektrodenkathetern abgegeben werden, wobei der eine über den rechten, der andere über den linken Ventrikel an den Fokus herangeführt wird.

Nach bisher vorliegenden Befunden kann bei etwa einem Viertel der Patienten durch den Eingriff Symptomfreiheit auch ohne weitere antiarrhythmische Therapie erzielt werden, bei etwa 40% kann die Arrhythmie unter zusätzlicher antiarrhythmischer Therapie kontrolliert werden, bei etwa 35% der Patienten verläuft die Prozedur erfolglos.

Nach den begrenzten Erfahrungen ist die Katheterablation ventrikulärer Foki mit einer hohen Komplikationsrate verbunden. Es sind zu nennen

- Tod im Zusammenhang mit dem Eingriff,
- Hypotension;
- Perikarditis;
- systemische Embolien;
- Myokardinfarkt;
- Ventrikelperforation;
- Sepsis.

Hiernach bleibt die Katheterablation ventrikulärer Tachykardien eine experimentelle Methode, deren Einsatz bei symptomatischen, therapierefraktären ventrikulären Tachykardien dann erwogen werden kann, wenn das Risiko eines direkten chirurgischen Eingriffes für den Patienten nicht mehr akzeptabel erscheint.

XIII. Appendix

A. Intravasale Drücke

Die Drücke im Herzen und in den großen Gefäßen werden gewöhnlich mit einem flüssigkeitsgefüllten Katheter über einen externen Druckwandler gemessen. Dabei ist zu beachten, daß keine Dämpfung der Druckkurve auftritt, wie es z. B. durch Luftblasen im System der Thromben an der Katheterspitze der Fall sein kann.

Alle Drücke werden gegen den atmosphärischen Druck gemessen. Der Nullpunkt wird beim liegenden Patienten zur Messung der intrakardialen Drücke in Höhe des mittleren Thoraxdurchmessers angesetzt. Phasische Druckmessungen werden mit einer Papiergeschwindigkeit von 50 mm/s registriert, Mitteldrücke bei langsamerem Papiervorschub. Am Ende jeder Druckmessung sollte der Nullpunkt aufgezeichnet und eine Kalibrierung registriert werden, um sicherzustellen, daß sich Nullpunkt und Kalibrierung während der Messung nicht verändert haben. Alle Druckmessungen werden am besten in Endexspiration vorgenommen, da die Drücke zu diesem Zeitpunkt von der Atmung am wenigsten beeinflußt werden.

1. Rechtsatrialer Druck

Der rechtsatriale Druck, der dem zentralvenösen Druck entspricht, nimmt während Inspiration ab und während Exspiration zu. Die Kontur der rechtsatrialen Druckkurve ist doppelgipflig, mit einer a-Welle infolge der Vorhofkontraktion und einer kleineren v-Welle während der Ventrikelkontraktion. Der rechtsatriale Mitteldruck liegt zwischen 2–8 mm Hg, die a-Welle bei 2–10, die v-Welle bei 2–10 mm Hg. Die a-Welle ist bei rechtsventrikulärer Hypertrophie und anderen Zuständen mit niedriger rechtsventrikulärer Compliance (z. B. konstriktive Perikarditis) sowie bei Trikuspidalstenose erhöht. Eine erhöhte a-Welle findet sich auch bei AV-Dissoziation, wenn sich der Vorhof bei geschlossener Trikuspidalklappe kontrahiert; hierbei können Druckwerte von 15–25 mm Hg erreicht werden. Die v-Welle ist bei rechtsventrikulären Compliance-Störungen, bei Rechtsherzinsuffizienz und Trikuspidalinsuffizienz erhöht.

Der Druckgradient über die Trikuspidalklappe wird entweder durch Rückzug des Katheters vom rechten Ventrikel zum rechten Vorhof bei gleichem

Meßbereich und in gleicher Atemlage bestimmt oder durch simultane Messung in beiden Herzhöhlen mittels Swan-Ganz-Katheter.

2. Rechtsventrikulärer Druck

Der systolische Druck im rechten Ventrikel beträgt normalerweise 15–30 mm Hg, der enddiastolische Druck (2–8 mm Hg) ist gleich oder nur gering niedriger als die rechtsatriale a-Welle. Der systolische rechtsventrikuläre Druck ist erhöht bei

- pulmonaler Hypertonie;
- Pulmonalstenose;
- Ventrikelseptumdefekt.

Ursachen für einen erhöhten enddiastolischen rechtsventrikulären Druck sind:

- Herzinsuffizienz,
- Obstruktion des rechtsventrikulären Ausflußtrakts;
- herabgesetzte rechtsventrikuläre Compliance (konstriktive Perikarditis, Perikardtamponade).

3. Pulmonalarteriendrücke

Der systolische Pulmonalarteriendruck entspricht dem systolischen Druck im rechten Ventrikel; der diastolische Pulmonalarteriendruck schwankt zwischen 4–12 mm Hg, der Mitteldruck liegt bei 10–18 mm Hg.
   Die Pulmonalarteriendrücke sind erhöht bei

- pulmonaler Gefäßwiderstandserhöhung; erhöhtem Pulmonalvenendruck;
- großen Shuntverbindungen auf Ventrikelebene oder zwischen der Aorta und der Pulmonalarterie.

Eine Pulmonalklappen- oder periphere Pulmonalarterienstenose verändern die Kontur der Druckkurve, hervorgerufen durch das Bernoulli-Phänomen. Sie bestehen in einer Reduktion oder einer Negativierung des systolischen Drucks unmittelbar hinter der Stenose. Dieses Phänomen ist auf die hohe Blutflußgeschwindigkeit durch die Stenose zurückzuführen.

4. Pulmonaler Kapillardruck und linksatrialer Druck

Der mittlere linksatriale Druck schwankt zwischen 2–12 mm Hg mit einer a-Welle von 3–15 mm Hg und einer v-Welle von 3–15 mm Hg. Der mittlere pulmonale Kapillardruck entspricht näherungsweise den Drücken in den Pulmonalvenen und dem linken Vorhof. Die a- und v-Wellen sind gegenüber der direkten Messung im linken Vorhof leicht gedämpft und um 2–3 mm Hg niedriger. Im Gegensatz zum rechtsatrialen Druck dominiert im linken Vorhof die v-Welle. Sie ist bei akuter Mitralinsuffizienz und großem Links-Rechts-Shunt erhöht.

5. Druckdifferenz zwischen dem linken und rechten Vorhof

Gelingt es, mit dem Katheter vom rechten Vorhof über ein offenes Foramen ovale oder einen Vorhofseptumdefekt das interatriale Septum zu passieren, so kann die Druckdifferenz zwischen dem linken und rechten Vorhof gemessen werden. Hierzu wird der Katheter bei Endexspiration vom linken Vorhof in den rechten Vorhof zurückgezogen. Findet sich eine deutliche Druckdifferenz mit einem höheren linksatrialen Druck, so spricht dies gegen einen großen Vorhofseptumdefekt. Bei gleichen Mitteldrücken in beiden Vorhöfen kann entweder ein großer Vorhofseptumdefekt oder eine herabgesetzte rechtsventrikuläre Compliance vorliegen. Die Differenzierung dieser beiden Zustände gelingt durch Registrierung der phasischen Druckkurven, die bei Vorhofseptumdefekt identisch sind.

6. Druckdifferenz zwischen linkem Vorhof und linkem Ventrikel

Eine Differenz zwischen dem Druck im linken Vorhof und dem diastolischen linksventrikulären Druck wird festgestellt bei

- Mitralstenose;
- Mitralinsuffizienz infolge des hohen diastolischen Blutflusses über die Mitralklappe;
- großem Links-Rechts-Shunt.

7. Linksventrikulärer und arterieller Druck

Der linksventrikuläre Druck beträgt systolisch 100–140 mm Hg, diastolisch 3–12 mm Hg, der Druck in der Aorta systolisch 100–140 mm Hg, diastolisch 60–90 mm Hg, im Mittel 70–105 mm Hg.
Der systolische linksventrikuläre Druck ist z. B. erhöht bei

- Obstruktion des linksventrikulären Ausflußtrakts;
- hochgradiger Aorteninsuffizienz;
- arterieller Hypertonie.

Ein erhöhter enddiastolischer Druck findet sich bei

- Linksherzinsuffizienz;
- verminderter linksventrikulärer Compliance;
- linksventrikulärer Ausflußtraktobstruktion;

- Mitralinsuffizienz;
- großem Links-Rechts-Shunt;
- Aorteninsuffizienz.

Die Kontur der Druckkurve in der Aorta ascendens unterscheidet sich von der in der deszendierenden Aorta und den peripheren Arterien. In der Aorta ascendens ist der systolische Druck niedriger und der diastolische höher als in der Peripherie, die Mitteldrücke sind nahezu identisch. Die Zunahme der Druckamplitude zur Peripherie hin ist auf eine Reihe von hämodynamischen Faktoren zurückzuführen. Hierzu gehören die Pulswellentransmission, die Blutflußgeschwindigkeit und die Reflektion der Druckwellen in der Peripherie. Dadurch kann der Druck in der A. femoralis oder brachialis um 20–30 mm Hg höher sein als der in der aszendierenden Aorta. Eine Druckdifferenz über den linksventrikulären Ausflußtrakt muß demnach durch Messung im linken Ventrikel und in der Aorta ascendens ermittelt werden, eine Druckmessung in peripher gelegenen Arterien würde eine Unterschätzung der Druckdifferenz zur Folge haben.

Bei erhöhtem diastolischen Abflußstrom, z. B. bei Aorteninsuffizienz, niedrigem peripheren Gefäßwiderstand, arteriovenöser Fistel, Ductus arteriosus, fällt der diastolische Aortendruck schnell auf niedrigere Werte ab. Bei valvulärer Aortenstenose ist der arterielle Druckanstieg (Pulsanstieg) verzögert und die Amplitude herabgesetzt.

Eine Druckdifferenz zwischen aszendierender und deszendierender Aorta wird bei Aortenisthmusstenose gemessen. Die Druckdifferenz ist unter anderem abhängig vom Ausmaß der Kollateralzirkulation. Bei leichter Aortenisthmusstenose beträgt sie nur 15–20 mm Hg systolisch ohne diastolischen Druckgradienten. Bei schwerer Aortenisthmusstenose mit fehlender oder geringer ausgebildeter Kollateralzirkulation findet sich eine große sowohl systolische als auch diastolische Druckdifferenz.

B. Sauerstoffsättigungen

Die Sauerstoff (O_2)-Sättigung wird als Prozentsatz des an Hämoglobin gebundenen Sauerstoffs von der O_2-Menge, die insgesamt an Hämoglobin gebunden werden kann, ausgedrückt. Sie wird spektrophotometrisch gemessen. Die Messung basiert auf unterschiedlichen Spektralkurven für Oxyhämoglobin und reduziertes Hämoglobin. Bei einer Wellenlänge von 630–660 nm ist die Lichttransmission von Oxy-Hb und Hb unterschiedlich. Bei Wellenlängen um 510 nm und im infraroten Bereich (bei 805 nm) ist die Transmission für die 2 Hämoglobinarten ähnlich. Die Messung bei 650–660 nm gibt das Verhältnis von Oxyhämoglobin zu reduziertem Hämoglobin wieder, die Messung bei 805 nm zeigt die Gesamt-Hämoglobinkonzentration an. Daraus kann der Anteil von Oxyhämoglobin am Gesamt-Hämoglobin errechnet werden.

Unterschiede in der Sauerstoffsättigung zwischen den verschiedenen Herzkammern und den großen Gefäßen zeigen einen Shunt an und ermöglichen die Bestimmung der Shuntgröße. Hierzu müssen die Blutproben möglichst gleichzeitig entnommen werden, da sich die Sauerstoffsättigungen etwa durch Änderungen des Blutflusses und der Atmung rasch verändern können. Um methodische Fehler klein zu halten, sollten jeweils 2 Proben entnommen werden.

1. O$_2$-Sättigung in der V. cava

Da das rechtsatriale Blut während der Vorhofsystole in die obere und untere Hohlvene zurückfließt, sollten Proben vorhoffern, d. h. in der V. cava superior dicht unterhalb der Einmündung der V. brachiocephalica und in der unteren Hohlvene unterhalb der Einmündung der Lebervenen entnommen werden.

Die O$_2$-Sättigung in der oberen Hohlvene liegt zwischen 70–75%. Die O$_2$-Sättigung in der unteren Hohlvene kann in Abhängigkeit von der Katheterlage zur Einmündung der Nieren- bzw. Lebervenen stark variieren. Wenn die Sauerstoffsättigung im rechten Vorhof diejenige in der oberen Hohlvene übersteigt, kann entweder ein Links-Rechts-Shunt auf Vorhofebene oder eine hohe Sauerstoffsättigung in der unteren Hohlvene vorliegen.

2. O$_2$-Sättigung im rechten Vorhof

Die O$_2$-Sättigung ist in den verschiedenen Teilen des rechten Vorhofes infolge unzureichender Durchmischung des Blutes aus der unteren Hohlvene, der oberen Hohlvene und aus dem Koronarsinus unterschiedlich. Die rechtsatriale O$_2$-Sättigung kann erhöht sein bei

- Vorhofseptumdefekt,
- partieller Fehleinmündung von Lungenvenen in den rechten Vorhof oder den Koronarsinus;
- Shunt vom linken Ventrikel zum rechten Vorhof;
- Perforation eines Sinus valsalvae-Aneurysmas in den rechten Vorhof;
- Koronarfistel, die in den rechten Vorhof drainiert.

3. Rechtsventrikuläre O$_2$-Sättigung

Diese ist in der Regel gering niedriger als die im rechten Vorhof, möglicherweise als Folge der Zufuhr von Koronarsinusblut, das eine niedrige O$_2$-Sättigung (30–40%) hat und zum Teil direkt über die Trikuspidalklappe in den rechten Ventrikel einströmt. Ein Sauerstoffsättigungssprung zwischen rechtem Vorhof und rechtem Ventrikel ist als signifikant anzusehen, wenn er 5% übersteigt. Meist liegt ihm ein Ventrikelseptumdefekt zugrunde. Nicht selten wird auch eine Zunahme der rechtsventrikulären O$_2$-Sättigung bei Patienten mit tiefliegendem Vorhofseptumdefekt angetroffen, weil das Shuntblut direkt in den rechten Ventrikel gelangen kann.

Bei Patienten mit hochsitzendem Ventrikelseptumdefekt, besonders bei supracristalem Defekt, nimmt die O_2-Sättigung im Cavum des rechten Ventrikels nur gering und erst im rechtsventrikulären Ausflußtrakt deutlich zu.

4. O_2-Sättigung in der Pulmonalarterie

Da das venöse Blut bei Erreichen der Pulmonalarterie gut durchmischt ist, kann eine Zunahme der O_2-Sättigung zwischen rechtem Ventrikel und Pulmonalarterie um mehr als 3% bereits Ausdruck eines Links-Rechts-Shunts sein. Es handelt sich dann meist um einen offenen Ductus arteriosus, seltener um ein aortopulmonales Fenster, eine Koronararterienfistel oder einen abnormen Ursprung der linken Koronararterie aus der Pulmonalarterie. Nicht selten ist die Zunahme der O_2-Sättigung in der Pulmonalarterie auf einen unmittelbar unterhalb der Pulmonalklappe lokalisierten Ventrikelseptumdefekt zurückzuführen.

Im Hauptstamm und in den beiden Hauptästen der Pulmonalarterie ist die O_2-Sättigung normalerweise gleich hoch. Unterschiede können beim offenen Ductus arteriosus auftreten. Eine dem pulmonalvenösen Blut vergleichbar hohe O_2-Sättigung wird im pulmonalen Kapillargebiet angetroffen.

5. O_2-Sättigung in den Pulmonalvenen und im linken Vorhof

Die pulmonalvenöse O_2-Sättigung liegt zwischen 97–100%. Identische Werte werden im linken Vorhof gemessen. Eine niedrigere O_2-Sättigung im linken Vorhof ist im allgemeinen Folge eines Rechts-Links-Shunts über einen Vorhofseptumdefekt oder ein offenes Foramen ovale.

6. O_2-Sättigung im linken Ventrikel

Auch diese ist mit der Sättigung in den Pulmonalvenen und im linken Vorhof identisch. Eine Abnahme der O_2-Sättigung im linken Ventrikel tritt bei Rechts-Links-Shunt über einen Ventrikelseptumdefekt auf.

7. Arterielle O_2-Sättigung

Die arterielle O_2-Sättigung liegt etwa 1–2% unter der des linken Vorhofs und Ventrikels, was möglicherweise auf die Drainage der Vv. thebesiae in den linken Ventrikel zurückzuführen ist. Eine reduzierte arterielle O_2-Sättigung kann eine pulmonale Ursache haben oder Folge eines Rechts-Links-Shunts sein.

C. Berechnung von Herzminutenvolumen und Shuntvolumen nach dem Fick-Prinzip

Die normale physiologische Aufnahme von Sauerstoff wird als Indikator benutzt. Das Herzminutenvolumen berechnet sich als

$$\text{Herzminutenvolumen (l/min)} = \frac{VO_2\,(ml/min)}{C\,AO_2\,(ml/min) - C\,VO_2\,(ml/min)}.$$

Dabei sind VO_2 die Sauerstoffaufnahme in ml/min, CAO_2 der arterielle Sauerstoffgehalt und CVO_2 der gemischt-venöse Sauerstoffgehalt. Das arterielle Blut wird aus einer beliebigen Arterie, das venöse aus der Pulmonalarterie entnommen.

Im Falle eines Shunts innerhalb des Herzens oder zwischen den großen Gefäßen besteht eine Differenz zwischen pulmonalem und systemischem Blutfluß. Beide werden nach folgenden Formeln berechnet:

$$\text{Pulmonaler Blutfluß (QP)} = \frac{VO_2}{C\,PVO_2 - C\,PAO_2}$$

$$\text{Systemischer Blutfluß (QS)} = \frac{VO_2}{C\,SAO_2 - C\,MVO_2}$$

$C\,PVO_2$, $C\,PAO_2$ = Saucrstoffgehalt des pulmonalvenösen bzw. pulmonal-arteriellen Blutes.

$C\,SAO_2$, $C\,MVO_2$ = Sauerstoffgehalt des systemarteriellen bzw. gemischt-venösen Blutes.

Hieraus erfolgt die Shuntberechnung. Beim Links-Rechts-Shunt mischt sich arterielles mit venösem Blut. Der pulmonale Blutfluß ist um das Shuntvolumen erhöht:

$$QP = QS + QL \rightarrow R \quad \text{oder der Links-Rechts-Shunt} \quad QL \rightarrow R = QP - QS.$$

Umgekehrt addiert sich beim Rechts-Links-Shunt das Shuntvolumen zum pulmonalen Blutfluß hinzu:

$$QS = QP + QR \rightarrow L \quad \text{oder} \quad QR \rightarrow L = QS - QP.$$

Das Verhältnis pulmonaler : systematischer Blutfluß kann aus den Sättigungen des pulmonalvenösen, pulmonalarteriellen, systemarteriellen und gemischt-venösen Blut bestimmt werden.

$$\frac{QP}{QS} = - \frac{VO_2}{C\,PVO_2 - C\,PAO_2} : \frac{C\,SAO_2 - C\,MVO_2}{VO_2}$$

Der O_2-Gehalt (CO_2) = O_2-Sättigung

$$(SO_2) \cdot O_2\text{-Kapazität (CAP)} + \text{physikalisch gelöster } O_2.$$

Da der Anteil des gelösten Sauerstoffs nur sehr gering ist, kann er vernachlässigt werden. Dann gilt

$$\frac{QP}{QS} = \frac{SO_2\,SA \cdot CAP - SO_2\,MV \cdot CAP}{SO_2\,PV \cdot CAP - SO_2\,PA \cdot CAP}$$

oder

$$\frac{QP}{QS} = \frac{SO_2\,SA - SO_2\,MV}{SO_2\,PV - SO_2\,PA}.$$

Wenn kein Rechts-Links-Shunt vorliegt

$$\frac{QP}{QS} = \frac{SO_2\,SA - SO_2\,MV}{SO_2\,SA - SO_2\,PA}.$$

Ein QP:QS-Verhältnis von 1:1 zeigt an, daß kein Shunt oder aber ein bidirektionaler Shunt gleicher Größenordnung vorliegt. Ein $\frac{QP}{QS}$-Verhältnis von 2:1 bedeutet, daß ein Links-Rechts-Shunt in Höhe des systemischen Blutflusses besteht, also der Shuntanteil am pulmonalen Blutfluß 50% beträgt. Ein $\frac{QP}{QS} = 3:1$ bedeutet, daß der Links-Rechts-Shunt 2mal so groß ist wie der systemische Blutfluß. Ein $\frac{QP}{QS}$-Verhältnis von weniger als 1:1 zeigt einen Rechts-Links-Shunt an, z. B. ein $\frac{QP}{QS}$-Verhältnis von 0,7:1, daß der pulmonale Blutfluß 30% unter dem systemischen Blutfluß liegt (Rechts-Links-Shunt = 30%).

D. Berechnung von systemischem und pulmonalem Gefäßwiderstand

a) Systemischer Gefäßwiderstand (SVR)

$$SVR\,(Dyn \cdot s \cdot cm^{-5}) =$$

$$= \frac{art.\ Mitteldruck\,(mm\,Hg) - rechtsatrialer\ Mitteldruck\,(mm\,Hg) \cdot 80}{Herzminutenvolumen\,(1/min)}$$

Normalwert $= 700-1600\ Dyn \cdot s \cdot cm^{-5}$.

Der systemische Gefäßwiderstand ist von der sympathischen Aktivität, dem Grad der Sedierung, von Medikamenten, Kontrastmitteln und anderen Faktoren abhängig.

b) Pulmonaler Gefäßwiderstand (PVR)

$$\text{PVR (Dyn} \cdot \text{s} \cdot \text{cm}^{-5}) = \frac{R = PPA \text{ mean} - PPV \text{ oder LA mean}}{QP}$$

$$\frac{\text{mittl. Pulmonalarteriendruck (mm Hg)} - \text{linksatrialer Mitteldruck (mm Hg)} \cdot 80}{\text{Herzminutenvolumen (1/min)}}$$

Normalwert = 20–130 Dyn $\cdot$ s $\cdot$ cm^{-5}.

Für den pulmonalen Gefäßwiderstand ist eine Angabe in Einheiten gebräuchlicher. Man erhält sie, wenn man auf die Multiplikation mit dem Faktor 80 verzichtet. Normal sind Werte unter 2 Einheiten.

Eine Erhöhung des pulmonalen Gefäßwiderstands kann funktionell durch Vasokonstriktion oder organisch durch Gefäßverschluß bzw. Gefäßzerstörung bedingt sein.

E. Berechnung der Klappenöffnungsfläche

Bei einer Klappenstenose ist der Druck, der notwendig ist, um einen Blutfluß über die Klappe zu gewährleisten, vom Schweregrad der Obstruktion und der Höhe des Blutflusses abhängig. Mit Hilfe der Gorlin-Formel, die auf Beobachtungen an isolierten Herzen basiert, läßt sich die Klappenöffnungsfläche (KÖ) näherungsweise berechnen

$$K\ddot{O} = \frac{Q}{K \cdot \Delta P}.$$

Dabei ist Q der Blutfluß, K eine Konstante und ΔP der mittlere Druckgradient über die Klappe. Für die Aortenklappe findet der Blutfluß nur während der Systole statt. Es wird daher der mittlere systolische Blutfluß in die Formel eingesetzt. Dies geschieht nach folgendem Prinzip: die Zeit des Herzzyklus, während der die Aortenklappe geöffnet ist, wird anhand der aortalen Druckkurve gemessen. Diese Zeitspanne ist die systolische Austreibungszeit. Sie wird mit der Herzfrequenz multipliziert, um zur systolischen Austreibungsperiode zu gelangen, die das Zeitintervall darstellt, während dem die Klappe geöffnet ist. Das Herzminutenvolumen in ml/min wird durch diese Zahl dividiert, um den mittleren systolischen Blutfluß zu erhalten. Der mittlere systolische Druckgradient wird aus den Druckkurven im linken Ventrikel und in der Aorta berechnet. Die Konstante K für die Aortenklappe beträgt 44,5. Ein Beispiel für die Berechnung der Aortenklappenöffnungsfläche ist in Abb. 116 gegeben.

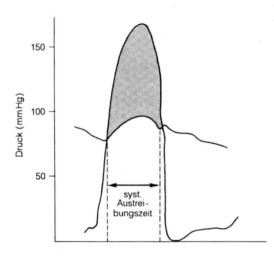

Abb. 116. Beispiel für die Berechnung der Aortenklappenöffnungsfläche

Im Falle der Mitralklappe beträgt die Konstante K 31,5. Im übrigen wird die Berechnung nach demselben Prinzip durchgeführt. Die diastolische Einstromzeit wird aus der linksventrikulären Druckkurve ermittelt. Auf methodische Probleme bei Anwendung der Formel wird auf S. 162 hingewiesen.

Sachverzeichnis

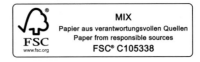

MIX
Papier aus verantwortungsvollen Quellen
Paper from responsible sources
FSC® C105338

FSC
www.fsc.org

Printed by Books on Demand, Germany